航天科工出版基金资助出版

脑科学技术发展与应用

谭立忠　吴　勤　张丽平　主编

中国宇航出版社

·北京·

图书在版编目（CIP）数据

脑科学技术发展与应用 / 谭立忠，吴勤，张丽平主编. -- 北京 ：中国宇航出版社，2018.12

ISBN 978-7-5159-1551-7

Ⅰ. ①脑… Ⅱ. ①谭… ②吴… ③张… Ⅲ. ①脑科学 Ⅳ. ①R338.2

中国版本图书馆 CIP 数据核字（2018）第 269874 号

责任编辑　赵宏颖　　**封面设计**　宇星文化

出版发行　中国宇航出版社

社　址　北京市阜成路 8 号　**邮　编**　100830

(010)60286808　(010)68768548

网　址　www.caphbook.com

发行部　(010)60286888　(010)68371900

(010)60286887　(010)60286804(传真)

零售店　读者服务部

(010)68371105

承　印　河北画中画印刷科技有限公司

版　次　2018 年 12 月第 1 版

2018 年 12 月第 1 次印刷

规　格　787×1092

开　本　1/16

印　张　15.75　**彩　插**　2 面

字　数　380 千字

书　号　ISBN 978-7-5159-1551-7

定　价　98.00 元

本书如有印装质量问题，可与发行部联系调换

前言

20世纪90年代被称为“脑的十年”，美国、欧洲、日本等国家和地区掀起了脑科学研究的热潮；步入21世纪，探索大脑活动的高级功能、模拟大脑智能成为人类最重要的科学活动之一，是当前各国科学家们正在角逐的前沿热点。

脑科学是以大脑作为研究对象的多学科交叉汇合而成的新兴研究领域，它融合了神经科学、认知科学、心理学、人工智能、信息科学、计算机科学等学科，重点研究大脑的结构和功能，神经元及神经活动，大脑与行为、大脑与思维的关系；研究脑疾病与防治；研究大脑机能模拟与应用。

本书系统地介绍了脑科学的基本概念、研究内容与发展历程，全面总结了国内外脑科学领域相关技术发展与应用的最新进展，梳理了国内外典型的脑科学发展计划。在内容结构方面，本书分为7章。其中，第1章为脑科学概述，重点介绍了人脑的生理构造与特征、脑科学的概念和内涵、研究内容、发展历程以及全球脑科学发展态势；第2章为脑科学关键技术发展现状，重点介绍了脑信息获取技术、脑信息交互技术、脑信息控制技术的最新发展；第3章为脑科学应用发展现状，重点介绍了“仿脑”“脑控”和“控脑”三个应用方向的最新发展；第4章为脑科学带来的影响，重点介绍了脑科学发展对军事作战、社会治理、伦理道德、生理健康、文化意识产生的影响；第5章为国内外推进脑科学发展的主要做法，重点总结了在战略布局、领域突破、协同创新、重点应用、风险防范等方面的做法；第6章为全球脑科学计划概览，重点介绍了国际“人类大脑计划”和美国、欧洲、日本相关脑科学发展计划，以及中国脑科学发展政策情况；第7章为展望与建议，重点总结了脑科学发展的前景与趋势，并对我国脑科学的发展提出了相关建议。

本书由北京航天情报与信息研究所组织编写，是集体劳动的结晶。谭立忠承担了第2章、第3章内容的编写以及全书统稿工作；吴勤承担了第5章、第7章内容的编写；张丽平承担了第6章内容的编写；郭宇东承担了第1章、第4章内容的编写。

在本书编写过程中，得到了中国航天科工集团有限公司刘石泉、陈国瑛、寇志华、刘陈等领导和专家的指导。中国航天科工防御技术研究院、北京航天情报与信息研究所相关领导和专家为本书编写提供了充分的支持和帮助，中国航天科工图书出版基金为本书出版提供了资助，中国宇航出版社为本书出版提供了大力支持，在此一并表示感谢。此外，本书参考和引用的一些相关教材、论著等，均列入最后的参考文献中，但未在文中一一标注，在此谨向相关作者表示衷心的感谢。

尽管编写人员在本书编写过程中，查阅了大量的文献资料，并进行了认真整理、核对、分析、提炼和加工，但由于资料来源不同，加之时间、水平与条件所限，本书难免存在错误之处，敬请广大读者批评指正。

编者

2017年12月

目 录

第 1 章　脑科学概述

大脑是人体的“司令部”，控制着身体各个部分精密、复杂而又有条不紊地运转。人类大脑虽然体积不大，重量只占人体体重的 2%～3%，但它的复杂性远远超出了人类目前的认知，是人体中最复杂、最神秘，也是最难研究的部分。因此，探索大脑的奥秘也成为当前科学领域的前沿热点之一。

在当代生命科学发展过程中，脑科学的发展令人瞩目。人类智慧对自然的征服，在 20 世纪已达到极高的程度，但对于作为智慧源泉的人脑的认识，还尚不深刻。迄今为止，对于人脑产生的很多行为，还不能从机能学和形态学上进行全面解释；作为人类智慧的集中表现，人的思想的产生过程和机制也还是“未解之迷”。因此，人类对脑的研究在今后相当长的一段时间里仍将处于科学前沿地位。

1.1　人脑的生理构造与特征

人脑是人体中枢神经系统的主要部分，位于颅腔内，由约 860 亿个神经细胞（神经元）以及千亿计的胶质细胞组成。每一个神经元通常拥有几百个以至几千个突触联结，人脑的全部突触数约有 10^{15} 个之多。成年人脑的重量约为 1.2～1.6 kg，主要成分是血液，其占脑总重的 80%。虽然脑只占人体体重的 2%～3%，但其耗氧量却占全身耗氧量的 25%，血流量占心脏输出血量的 15%，一天内流经脑的血液多达 2 000 L。若用电功率来计算，脑所消耗的能量功率大约为 25 W。

脑是人体内结构和功能最复杂的组织，是接受外界信号、产生感觉、形成意识、进行逻辑思维、发出指令、驱动行为的“指挥部”。从解剖学角度来看，人脑主要由四个部分组成，分别为脑干、小脑、间脑、端脑（亦称大脑）。其中，间脑和端脑又合称为前脑。人脑的生理结构如图 1-1 所示。

（1）脑干

脑干（brainstem）上承大脑半球，下连脊髓，呈不规则的柱状形。经由脊髓传至脑的神经冲动，呈交叉方式传入：来自脊髓右边的冲动，先传至脑干的左边，然后再传到大脑；来自脊髓左边的冲动，先传至脑干的右边，再传到大脑。脑干的功能主要是维持个体生命。心跳、呼吸、消化、体温、睡眠等重要生理功能均与脑干的功能有关。

脑干包括四个重要构造（见图 1-2）：一是延髓，居于脑的最下部，与脊髓相连，其主要功能为控制呼吸、心跳、消化等；二是脑桥，位于中脑与延髓之间，其白质神经纤维贯通小脑皮质，可将神经冲动自小脑的一个半球传至另一个半球，使之发挥协调身体两侧肌肉活动的功能；三是中脑，位于脑桥之上，是视觉与听觉的反射中枢，瞳孔、眼球、肌

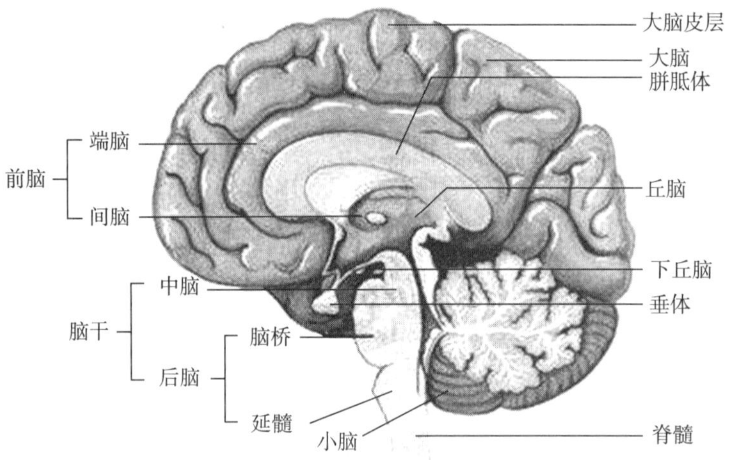

图 1-1 人脑的生理结构

肉等活动均受中脑的控制；四是网状系统，居于脑干的中央，是由许多错综复杂的神经元集合而成的网状结构，其主要功能是控制觉醒、注意、睡眠等不同层次的意识状态。

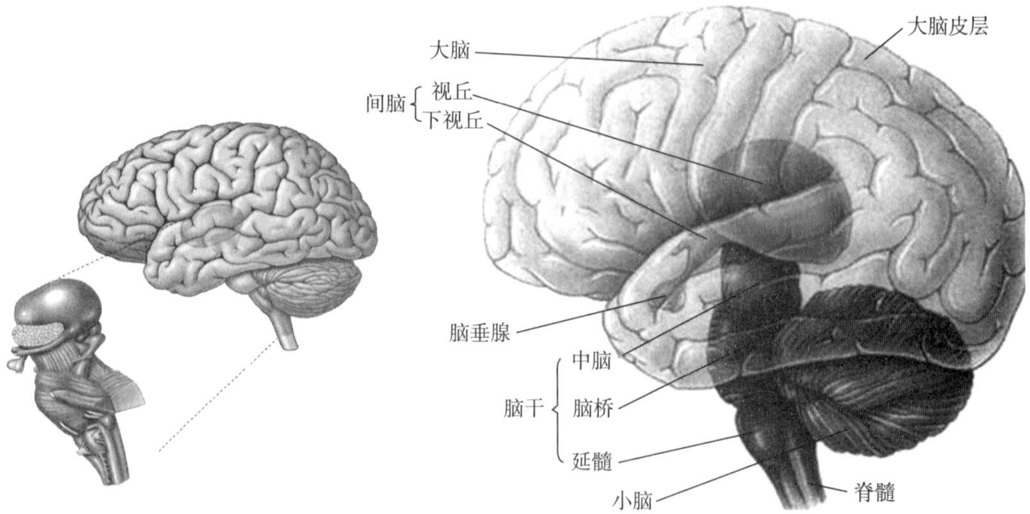

图 1-2 脑干示意图、结构与位置

(2) 小脑

小脑（cerebellum）位于大脑的后下方，颅后窝内，延髓和脑桥的背面，是脑的第二大部分（见图 1-3）。小脑由左右两个半球所构成，其表面有许多大致平行的浅沟，沟间为一个叶片。表面的灰质为小脑皮层，深部为白质，也称髓质。白质内有数对核团，称为中央核。小脑是运动的重要调节中枢，有大量的神经冲动传入和传出联系。大脑皮质发向肌肉的运动信息和执行运动时来自肌肉和关节等的信息，都可传入小脑。小脑负责对这两种传来的神经冲动进行整合，并通过传出纤维调整和纠正各有关肌肉的运动，使各类运动保持协调。此外，小脑在维持身体平衡方面也起着重要作用。它接受来自前庭器官的信息，通过传出联系，改变躯体不同部分肌肉的张力，使肌体在重力作用下，做加速或旋转运动时保持姿势平衡。

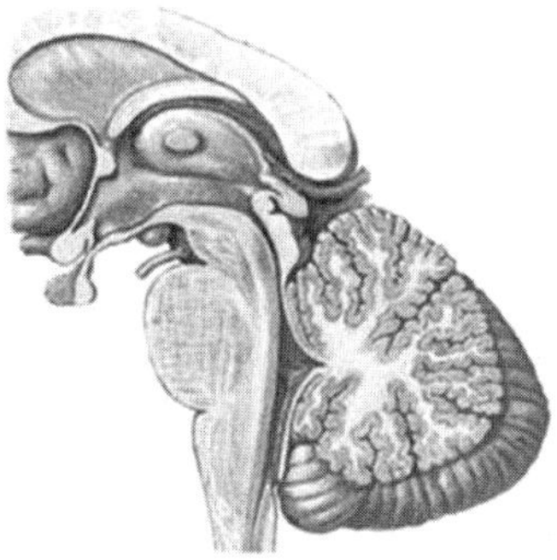

(a) 小脑示意图

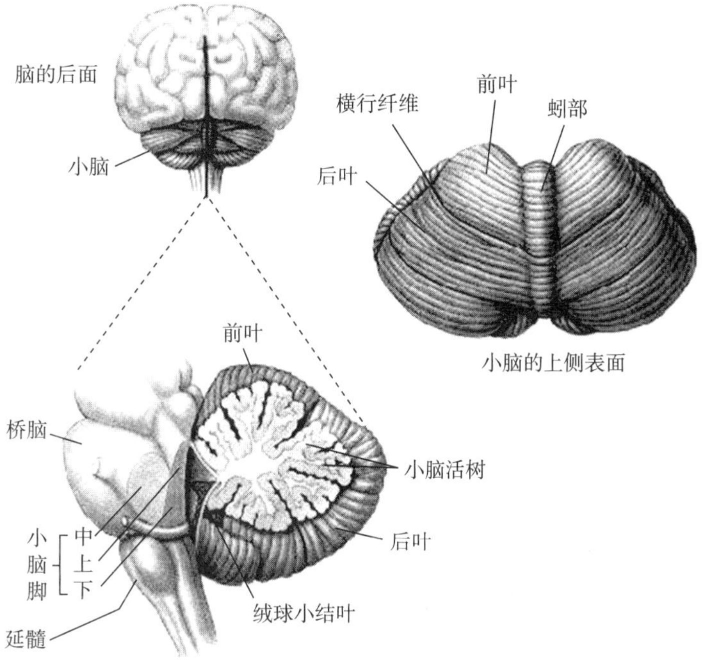

(b) 小脑结构与位置

图 1-3　小脑示意图、结构与位置

(3) 间脑

间脑（diencephalon）位于脑干和端脑之间，其体积不到中枢神经系统的 2%，但结构和功能十分复杂，仅次于大脑皮质。间脑的两侧和背面被大脑半球所掩盖，仅腹侧部的视交叉、视束、灰结节、漏斗、垂体和乳头体外露于脑底。间脑分为 5 部分：背侧丘脑、上丘脑、下丘脑、后丘脑和底丘脑。

(4) 端脑

端脑（telencephalon）与间脑同自前脑发展而来，在医学及解剖学上，多用大脑一词来指代端脑。端脑是脑的最高级部位，由两侧大脑半球借胼胝体连接而成。端脑两半球主要由灰质表层、白质和皮下神经节构成，各有称为侧脑室的腔隙。侧脑室与间脑的第三脑室以及小脑和延脑及脑桥之间的第四脑室之间有孔道连通。脑室中的脉络丛产生脑的液体称为脑脊液。端脑可以分为大脑皮质、大脑髓质和基底核三个部分。大脑皮质是覆盖在端脑表面的灰质，主要由神经元的胞体构成。大脑皮质的深部由神经纤维形成的髓质或白质构成。髓质中含有灰质团块即基底核，其主要部分是纹状体。

大脑皮质是高级神经活动的物质基础，人的大脑皮质最为发达，是产生思维的器官，主导机体内一切活动过程，并调节机体与周围环境的平衡。大脑皮质厚度约为 2～3 mm，具有 6 层构造，总表面积约为 0.22 m^2，集中了约 140 亿个神经元。左右半球大脑皮质表面呈现不同的沟或裂。沟、裂之间隆起的部分称为脑回。大脑半球借沟和裂分为 5 叶，即额叶、颞叶、顶叶、枕叶和岛叶，它们各有一定的机能分工。

额叶位于中央沟前，与推理、计划、情感、问题解决以及部分的言语和运动（运动皮质）有关；颞叶位于侧间沟的下面，与感知、辨认听觉刺激（听觉）和记忆有关；顶叶位于中央沟后，与触觉、压力、温度和疼痛的感知有关；枕叶在脑的后部，顶叶和颞叶的后面，与视觉有关；岛叶位于外侧沟深部，被额叶、顶叶和颞叶所掩盖，影响脑干的自主功能，同时还处理味觉信息。脑叶与功能区的对应关系如图 1－4 所示。

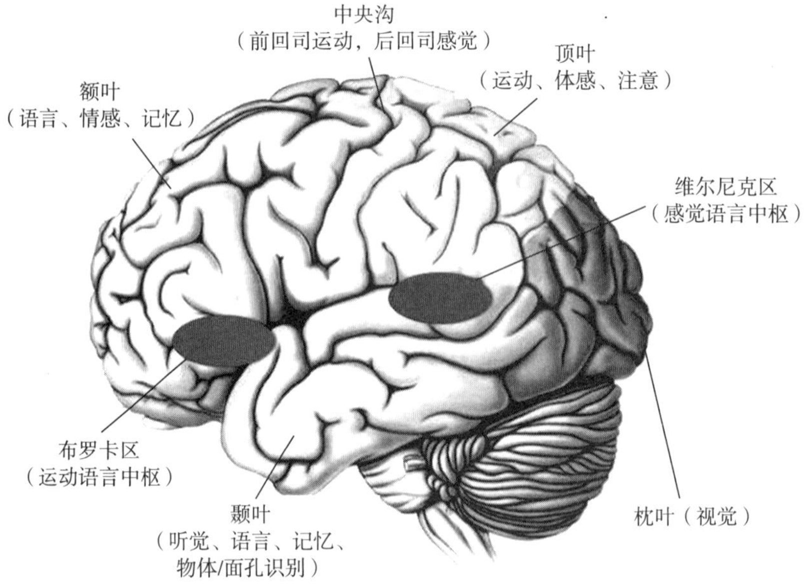

图 1－4　脑叶与功能区的对应关系

综上所述，人脑作为一个巨大的自调控、自组织、自学习的神经网络系统，其构造及功能极其复杂。鉴于人脑的复杂性与神秘性，以脑为研究对象的脑科学成为当今科学研究领域最令人瞩目、最具挑战性的学科之一。

1.2　脑科学的概念和内涵

脑科学的概念和内涵可以分为狭义和广义两个层面。

1.2.1　狭义的脑科学概念——神经科学

狭义而言，脑科学就是神经科学。神经科学是研究神经系统内分子水平、细胞水平、细胞间的变化过程，以及这些过程在中枢功能控制系统内的整合作用而产生的学科群。在人脑结构和功能研究层面，神经科学研究的关键是要实现对神经元集群活动的实时观察，通过追踪神经活动中的信息轨迹和能量轨迹，研究其对脑功能的充分性和必要性，在全脑尺度上解析神经环路的功能和结构，进而解析和理解脑运动。

1.2.1.1　神经科学的研究基础

神经元与神经元之间的连接与传递过程是神经科学研究的基础。神经元又名神经原或神经细胞，是构成神经系统结构和功能的基本单位。神经元是具有长突触（轴突）的细胞，由细胞体和细胞突起构成。在长轴突上套有一层鞘，组成神经纤维，它的末端细小分支叫做神经末梢。细胞体位于脑、脊髓和神经节中，是细胞含核的部分，其形状大小有很大差别，直径约 4～120 μm。细胞质内有斑块状的核外染色质，还有许多神经元纤维。细胞突起是由细胞体延伸出来的细长部分，又可分为树突和轴突。每个神经元可以有一或多个树突，可以接受刺激并将兴奋传入细胞体。每个神经元只有一个轴突，可以把兴奋从胞体传送到另一个神经元或其他组织，如肌肉或腺体。神经元结构如图 1－5 所示。

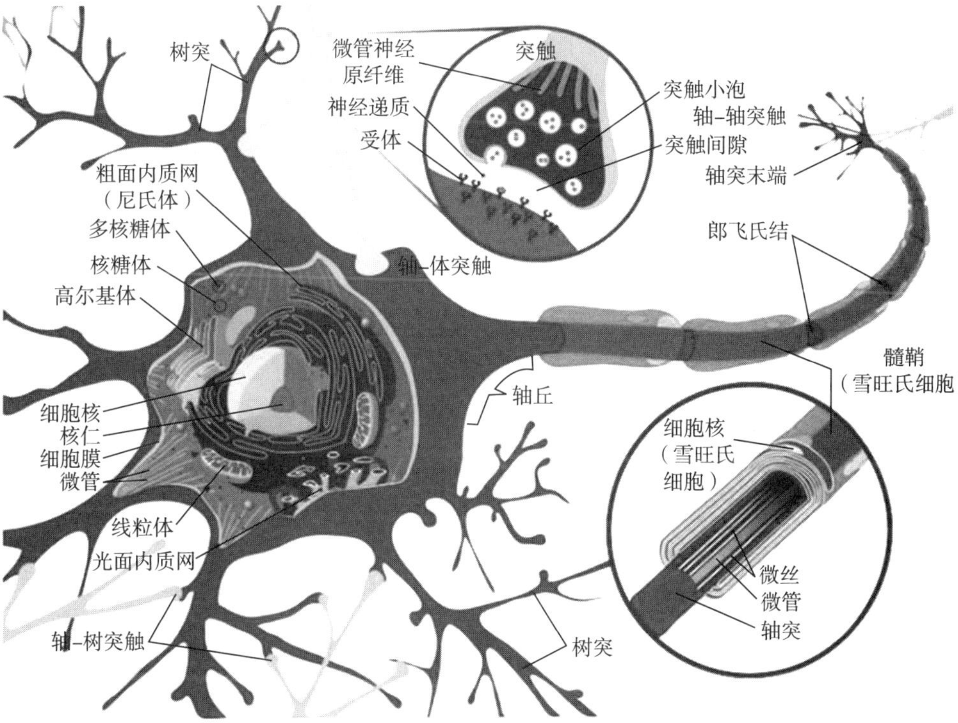

图 1－5　神经元的结构

神经元间的联系方式是互相接触，在接触部位的特化结构称为突触，通常是一个神经元的轴突与另一个神经元的树突或胞体借突触发生机能上的联系，神经冲动由一个神经元通过突触传递到另一个神经元。当神经末梢有神经冲动传来时，突触前膜内的突触小泡受到刺激，就会释放一种化学物质——神经递质。神经递质经扩散通过突触间隙后，与突触后膜（另一个神经元）上的特异性受体结合，引发突触后膜电位变化，即引发一次新的神经冲动。这样一来，兴奋就从一个神经元通过突触传递到了另一个神经元。神经元之间的连接与传递过程如图 1－6 所示

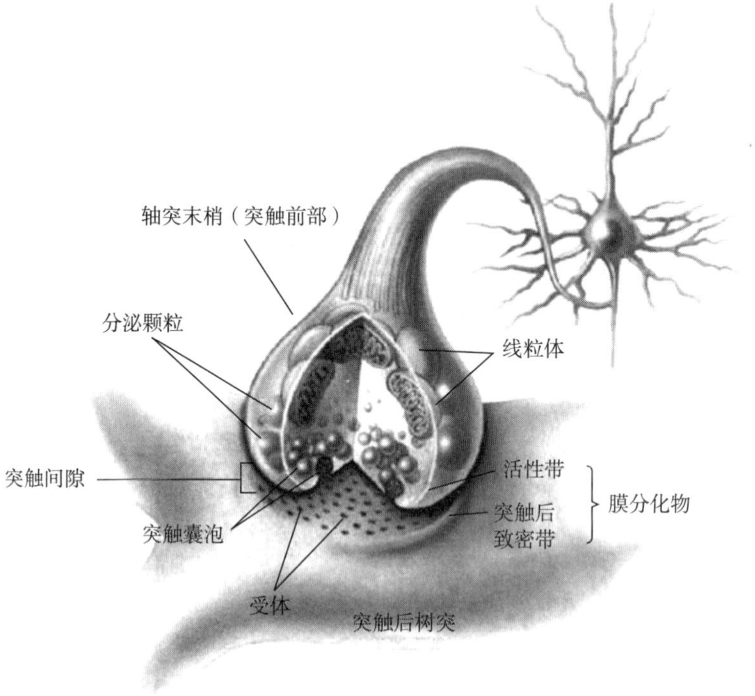

图 1 - 6　神经元的连接与传递

1.2.1.2　神经科学的研究范畴

一般意义上，神经科学可以分为两大类：临床类和实验类。与人类神经系统相关的医学领域主要包括：神经内科学、精神病学、神经外科学和神经病理学（见表 1 - 1）。临床研究常用的研究方式是通过脑损伤引起的行为缺陷来推测脑不同部位的功能。

表 1 - 1　临床类神经科学分类

临床类神经科学	研究范畴
神经内科学	研究和治疗神经系统疾病
精神病学	研究和治疗情绪和性格疾病
神经外科学	研究脑和脊髓外科手术理论
神经病理学	研究导致疾病的神经组织病变原理

实验类神经科学是神经系统研究的重要基础。用于研究脑的实验方法十分广泛，实验类神经科学也存在诸多分支（见表 1 - 2），例如神经解剖学是运用显微镜研究脑内神经细胞的相互联系的学科；神经生理学是使用电极、放大器和示波器观测脑的电活动的学科；神经药理学是运用药物研究脑功能的化学性质的学科；分子神经生物学是研究神经元的遗传物质的学科等。

表 1-2　实验类神经科学分类

实验类神经科学	研究范畴
发育神经生物学	分析脑的发育和成熟
分子神经生物学	研究神经元的遗传物质
神经解剖学	研究神经系统的结构
神经化学	研究神经系统的化学性质
神经生态学	研究自然环境下，物种特异性动物行为的神经基础
神经药理学	运用药物研究脑功能的化学性质
神经生理学	研究神经系统的电活动
神经心理学	研究人类行为的神经基础

1.2.2　广义的脑科学概念——新兴交叉学科

广义上讲，脑科学不仅仅包含神经科学，还包括与神经系统的结构及功能有关的所有知识和学科。全球权威的脑与神经系统研究组织——美国神经科学学会（Society for Neuroscience，SFN）曾定义脑科学是研究脑的结构与功能的交叉学科。从目前看，现代脑科学已经演变为多学科交叉汇合而成的新兴研究领域，其融合了神经生理学、生物化学、神经解剖学、组织胚胎学、药理学、精神病学，甚至心理学、伦理学、认知科学、计算机科学等各种学科，其研究对象包含了从分子层面、突触层面（亚细胞）、细胞层面（神经元）、神经网络层面（脑区）、大型神经系统层面（系统）、全脑层面、整体行为层面到社会层面等各种层次。脑科学与其他学科交叉研究情况如表 1-3 所示。

表 1-3　与脑科学交叉的学科领域

交叉学科名称	研究领域	交叉研究内容
分子神经生物学	从基因和生物大分子的角度，对神经活动基本过程的分子调控机制进行探索	神经活动过程研究
神经信息科学	一是对脑的结构和功能以及细胞、分子、基因等各层次的数据进行分析、加工、处理、整合及数学模拟，建立各层次研究的数据库；二是从信息及信息处理的观点研究脑，包括神经系统信息的载体形式，神经信息的产生、传输与加工，神经信息的编码、存储与提取机理	神经系统信息处理研究
临床医学	根据病人的临床表现，从整体出发结合研究各类疾病（包括脑疾病）的病因、发病机理和病理过程，进而确定诊断和直接实施治疗的科学	脑的疾病与防治
认知科学	研究人认识和适应周围世界的过程，以及与认知过程有关的神经关系及大脑的机理，涉及智能、思维、记忆、感情、意识等精神世界现象	感觉、思维、记忆等脑的高级功能研究
心理生理学	研究大脑内部构造与人的行为及内心世界的关系	大脑结构研究
心理物理学	定量测量并以数学公式描述感觉强度与刺激强度的关系，进而推断大脑思考问题的过程	思维等脑的高级功能研究
认知心理学	利用心理物理学、计算建模和脑成像技术等手段开展研究，通过客观的、定量或半定量的描述推测大脑活动中发生的过程，回答行为、认知加工过程和神经机制之间的关系问题，是一种“自上而下”的研究	感觉、知觉、学习、推理和记忆等脑的高级功能研究

续表

交叉学科名称	研究领域	交叉研究内容
认知神经科学	认为特定的脑部区域负责特定的认知功能。通过了解大脑及神经系统的内部结构，进一步认识神经元的构造及反应过程，研究大脑活动和心理活动的相关性，阐明心理活动、认知过程以及智力、性格等的脑机制，进而解释精神现象，是一种“自下而上”的研究	知觉、行动、记忆、语言、选择性注意等脑的高级功能研究
发展认知神经科学	研究认知发展的神经机制、脑发育与行为能力和认知发展之间的关系，关注知觉、记忆、语言等认知活动在人生不同时期的特征，以及促使认知发展变化的神经机制	知觉、记忆、语言等认知活动研究
计算神经科学	研究动作电位数值化问题	脑的神经活动研究
仿生学	研究生物系统的结构和性质以为工程技术提供新的设计思想及工作原理的科学，包括力学仿生、分子仿生、能量仿生、信息与控制仿生。其中，信息与控制仿生是指研究与模拟感觉器官、神经元和神经网络等方面生物体内的信息处理过程	脑的神经活动研究
人工智能	用计算机模拟人的某些思维过程和智能行为（如学习、思考、推理、规划等）的学科	语言和思维以及意识等认知功能研究

综上所述，对人脑的研究与整个自然科学，甚至与社会学、经济学、法学等社会科学都是密不可分的。因此，脑科学的研究对象不只局限于大脑本身。结合现今脑科学的研究现状来看，脑科学并不仅仅单纯研究人脑的结构与功能，其研究范围已经超出了传统的神经生理与解剖学的范畴，几乎涵盖到自然与社会科学的所有研究领域。目前，脑科学这一领域已形成了百家争鸣、百花齐放的局面：哲学家试图从整体上阐述脑的思维能力；物理学家试图从物理学上解释脑；计算机专家试图研究大脑的计算或者智能的大脑；医学家试图研究脑的疾病，保持脑的健康；生物学家试图从生物科学层面上理解脑，了解脑的构造、功能；军事学家试图利用脑科学技术给军事武器装备的智能化带来突破。

1.3 脑科学的研究内容

脑的结构是怎样的？脑是如何感知事物的？脑神经活动的内在机理是什么？如何模拟脑和应用脑？了解这些基本问题，对认识人类自身，对弄清楚精神与物质的关系，对推动人类社会的发展，都具有十分重要的意义。

当前科学界普遍认为脑自身研究、脑疾病研究、脑应用研究是脑科学研究的三大内容。脑自身研究重点关注人脑结构和功能的研究，特别是脑的高级功能，其重点是解释阐明神经系统和神经活动；脑疾病研究重点关注脑疾病的发病机制与诊断治疗；脑应用研究重点关注人脑功能的模拟和应用，特别是开发能够模拟人脑功能的计算机软件和硬件。与研究内容相照应，脑科学研究的目标也是一个由近及远的过程，即脑自身研究是学科基础，脑疾病研究是实务需求，脑应用研究则是终极挑战。

1.3.1　脑自身研究——揭示与阐明脑的本质

脑自身研究旨在认识脑的结构和功能，揭示脑功能的本质，研究内容基本覆盖了神经科学内容。此外，脑自身研究更加关注解析脑的功能和它处理信息的独特性，如识别、学习、智能、语言、感情、思考、记忆、意志、意识、控制运动等机理，最终阐明各种机理背后的联系，剖析自我意识和社会意识的根源，从而进一步拓展脑科学在教育、社会心理、产业心理和灾害心理等方面的应用。

为了获取系统化的实验分析，神经科学家们采用了化整为零的方法，使复杂问题简单化，将脑自身研究对象的尺度按照复杂性的递增排序，这些尺度依次为：分子、细胞、突触、神经环路、系统、行为和认知。基于此，脑自身研究的内容大致可以概括为四个层次，即分子、突触和细胞层面，神经环路层面，神经系统发育、再生和可塑性层面，脑整体功能层面。

1.3.1.1　分子、突触和细胞层面的研究

在分子层面上，脑作为世界上最复杂的物质结构之一，其组成物质中包含着许多奇特的分子，而且其中一大部分分子只存在于神经系统之中。这些不同的分子在脑功能运行的过程中，发挥着不同却又同样至关重要的作用，包括使神经元彼此之间可以相互通讯联系，控制不同的物质进出神经元，协调神经元的生长等。对脑的这些最基本成分的研究也被称为分子神经科学。

在突触层面上，神经信号的发生、传导、突触传递等是在神经系统活动中存在着一些具有普遍意义的基本过程。人们对于神经递质存贮、保持、释放、调节过程，目前已经有了一定的了解，其中的一些精细过程可以清晰地阐明。由于脑中所有的信息处理均涉及突触，因而神经递质受体的分子特性、递质和受体的相互作用在脑科学研究中占据关键的地位。

在细胞层面上，细胞神经科学致力于研究脑内分子是如何协同工作，从而使神经元具有一些特殊性质的。这个层次需要解决的问题包括：有多少不同种类的神经元？它们的功能差异在哪里？不同神经元是如何相互影响的？在胚胎发育过程中，神经元是如何相互联系形成网络的？神经元是如何实现计算功能的？

1.3.1.2　神经环路层面的研究

人类大脑由近千亿个神经细胞组成，可粗略地分为感觉、运动和整合系统，每个系统又可分为若干子系统。如感觉中的视觉、听觉、嗅觉、躯体感觉等，其功能的实施依赖于不同类型、处于神经系统不同部位的细胞之间形成的精确联系。这种具有明确功能意义的、神经细胞之间的纤维联系就是神经环路或神经网络。

近 20 年来，神经科学在分子和细胞水平上均取得了突飞猛进的发展，在系统水平上的整合研究也取得了许多重要进展。然而，人们却不能对神经系统的工作原理进行有效描述。其根本原因之一，是尚未建立从微观分子、细胞水平研究到宏观整体研究的密切联系，而神经环路正是联系分子细胞功能与整体行为功能之间的桥梁。目前，缺乏对功能特

定的神经环路的形成与修饰、信息编码、加工与处理及其与行为之间关系的深入了解，从根本上阻碍了对大脑工作原理的深层次理解。正因如此，神经环路的研究成为了近年来脑科学领域的一个热点课题。

1.3.1.3　神经系统发育、再生和可塑性层面的研究

（1）神经系统的发育

多细胞生物体的细胞不是简单的堆积，每一个细胞均是细胞社会的一分子，彼此间通过物质、能量和信息的交流而相互影响。以脑为代表的神经系统如同生命本身一样，经历一个从最初的简单形式到复杂的种族进化和个体发育的过程。

神经系统发育相关研究内容主要包括：神经细胞的发育和突触的构成、神经元发育环境的调控因子、脊髓的发育、脑的发育、后天实践对中枢神经系统发育的影响、遗传和环境在认知发育过程中的作用等方面。神经细胞发育如图 1－7 所示。

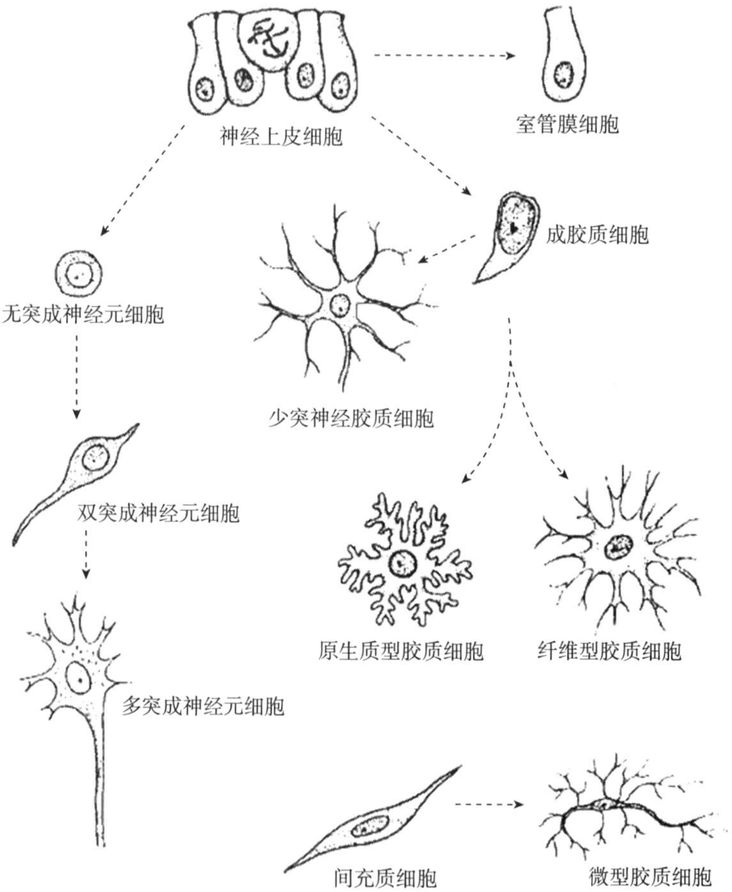

图 1－7　神经细胞的发育

（2）神经系统的再生

在神经系统再生方面，科学界对于成熟的中枢神经系统再生的开关机制目前还只有粗浅的了解，还只能局限于进行实验性尝试去克服妨碍其再生的因素。当前，神经再生的研

究热点是如何通过适当激活、分化和成熟中枢神经系统中的神经干细胞（Neural Stem Cell，NSC），建立起新神经网络，进而将其整合到受损神经环路中达到修复功能的目的。

（3）神经系统的可塑性与修复

神经系统作为机体最重要的调节体系，在使机体不断适应内外环境的变化时，其自身的结构和功能也不断地修饰和重组，保持着可调节或可塑的状态。神经系统可塑性的一个重要意义是它可以对脑损伤进行机能修复或代偿。

神经系统可塑性机理是一个重点研究方向。当前研究指出，脑机能的可塑源于结构的重组。脑损伤后机能的修复涉及不同脑区的不同层次的可塑性改变，如相关脑区或核团的网络结构、细胞内结构和突触水平的改变。当今科学界对中枢神经系统的可塑性机理和影响因素已经有了初步认识，其中最主要的概念是“替代”与“重获”。“替代”指神经系统利用剩余的或其他的感觉传入或信息处理过程或运动模式替换已被损毁的部分，从而使功能得到恢复，反映了神经网络机能的变通性；“重获”指通过启用解剖上多余的结构使被破坏的功能再次获得，如突触去压制后机能性的再现、同缘性突触或受体的生芽和再塑等，反映了神经网络的再生机能。

此外，影响神经系统可塑性的因素也是主要研究方向之一。研究发现，许多因素影响脑损伤后机能修复的程度、速度和质量，如物种、年龄、损伤性质及药物影响等。

1.3.1.4　脑整体功能层面的研究

脑功能的研究是多层次的。不论是感觉、运动等基本功能，还是脑的高级功能（如学习、记忆、情绪等）都是神经系统活动的整体表现，从整体性的观点出发有助于引导结构研究与功能研究紧密结合。此领域研究涉及两个脑功能研究层次——脑的基本功能研究与脑的高级功能研究。

（1）脑的基本功能研究

脑的基本功能是指脑的感觉与运动控制功能，其主要研究身体调节、节律、睡眠、梦、性、运动控制、触觉、嗅觉、味觉、视觉、通感、压力反应等脑影响躯体的机制。

心率、血压、呼吸及消化是如何调节的？生物钟是如何形成的？梦起源于脑的哪一个部分？进食与食欲是如何调节的？哪些神经环路支配了性别特异性行为？脑是如何控制复杂运动的？感觉信息如何整合起来用以感知外部世界？一种感官是如何激发另一种感官的？在面对威胁时压力反应是如何产生的？神经系统是怎样一起工作，从而产生协调的行为的？这些问题都是脑的基本功能研究的核心内容。

（2）脑的高级功能研究

脑的高级功能研究或许是脑自身研究面临的最大挑战。认知神经科学是脑的高级功能研究的代表学科，其将神经科学的方法用以研究人类的高级认知机能，主要研究学习与记忆、情绪、语言与注意、创造力、自我意识、思维和动机、想象、逻辑等涉及人类心智和精神的高级功能。

突触可塑性与学习和记忆形成、记忆检索等功能的关系是怎样的？情绪如何同时影响人们的精神和肉体？语言的中枢表象是什么？创造力形成的生理基础是什么？自我意识如何被控制？心智的起源及其与大脑的关系是什么？脑是如何创造精神的？这些问题都是脑的高级功能研究的核心内容。

1.3.2 脑疾病研究——预防与治疗脑的疾病

脑疾病研究旨在通过解析脑细胞功能和信息传输的生物化学机制，来明确外伤、中风、感染、脑的老化、智力发展障碍、新陈代谢异常、遗传性疾病等多种神经和精神疾病的发病原因，并根据其原理开发根本性的预防和治疗方法，保护脑不受伤害，最终达到有效防治脑疾病、控制人类衰老等目的。

随着全球人口老龄化时代的到来，一些常见的脑功能障碍疾病，如自闭症、阿尔茨海默综合征、帕金森综合征及亨廷顿综合征等神经衰退性疾病日益威胁着人类的健康。脑疾病将成为脑科学的研究重点，其研究的目标主要有两个方面，一是神经性和精神性疾病的诊断和治疗；二是控制脑衰老的过程。

1.3.2.1 神经性和精神性疾病的诊断和治疗

据世界卫生组织估计，全球各类疾病给社会造成的负担中，脑疾病占28%，已超过心血管疾病或癌症。脑的疾病种类繁多，表现多样，其发病原因、表现、治疗途径也非常复杂。脑疾病包括基本神经功能病变引起的疾病和高级神经功能病变引起的疾病两类。其中，基本神经功能病变引起的脑疾病包括运动功能障碍、疼痛、脑血管病、睡眠障碍、癫痫、脑炎和脑膜炎、脑肿瘤、脑外伤、昏迷等；高级神经功能病变引起的脑疾病包括阿尔茨海默综合征、精神分裂症、焦虑症、情感障碍（抑郁症和躁狂症）、药物依赖与吸毒、儿童多动症等。常见的神经系统疾病如表1－4所示。

表1－4 常见的神经系统疾病

神经系统疾病	描述
自闭症	表现为人际交往、情感、语言交流等方面的先天性障碍
阿尔茨海默综合征	脑的进行性退变病，患者表现出痴呆，并最终死亡
脑性麻痹	出生时大脑损伤所引起的运动疾病
抑郁症	严重的情绪性疾病，患者表现失眠、厌食和情绪低落
癫痫	表现为周期性脑电活动的紊乱，从而引起抽搐、意识丧失和感知紊乱
多发性硬化	影响神经传导的进行性疾病，患者表现为软弱、行动失调和语言障碍
帕金森病	脑的进行性病变，导致随意运动发起困难
精神分裂	表现为错觉、幻觉和奇怪行为的严重精神疾病
脊髓损伤	脊髓受伤引起的感觉和运动丧失
中风	由于血液供应不足引起的脑功能损伤，通常导致永久性感觉、运动或认知障碍
朊病毒病	朊病毒引起的退行性神经系统疾病

神经系统疾病的诊断和治疗需要了解正常的脑功能，而这恰是脑科学研究的目的。当前，脑科学已经通过强有力的手段介入神经系统疾病的诊断和治疗。一方面，了解基本神经功能病变和高级神经功能病变引起的各类脑疾病的发病机理，研究疾病的诊断、治疗方

法、技术等；另一方面，运用基因定位技术，确定是否存在某种特定的基因引起脑疾病。之后，对这些基因引起病症的机制进行探索。当前，神经系统疾病的病因愈发清晰，新的治疗手段层出不穷。随着脑科学的发展，一些困扰人类已久的脑疾病，如自闭症、心理障碍、抑郁症、毒品成瘾及神经衰退性疾病、阿尔茨海默综合征及帕金森病等最终都有望被攻克。

1.3.2.2　控制脑衰老的过程

随着人年龄的增长，脑内各种神经生长因子及其受体变性，继而引起突触前神经递质的合成下降、传递功能下降、神经元功能下降、正常神经代谢活动下降及认知能力下降等系列改变。这种改变是缓慢发展、逐步产生的，于是一个如何增强和保护老年人的智力、延缓衰老的课题摆在了科学家面前。自然选择偏重生殖细胞而忽略体细胞、偏重繁殖后代而忽略个体寿命的特性决定了生、老、病、死是人生不可逆转的趋势。人不能长生不老，但在一定范围内可以推迟衰老。随着科学技术进步，人类正在通过自身大脑的创造力改造客观世界，高质量的生活使人类开始追求生命的延长。

现代脑科学在控制、延缓脑衰老方面进行着不懈的探索，研究成果正在不断涌现。例如，研究发现即便是老年人的大脑也具有一定的可塑性，老年人早期树突呈现的净增长是对周围随年龄增加而死亡的神经细胞的弥补。又如，近年来研究发现，成年哺乳动物脑内的神经元在损伤或死亡后都可能再生新的神经元。传统观念认为，中枢神经系统损伤后发生的功能代偿机制是感觉的“替代”和网络的“重组”，并没有新神经元的“增殖”。这些发现可能突破脑科学传统的对脑损伤后机能修复与神经可塑性的理解，为中枢神经系统可塑性的研究和脑科学临床的实践提供了新的理论。

1.3.3　脑应用研究——模仿与应用脑的功能

脑应用研究是脑科学研究领域的一个焦点，其旨在模拟脑功能并深化应用。主要方向是在解析人类神经系统结构与功能以及人类行为与心理活动的物质基础的同时，利用信息科学、计算机科学等方法和手段模拟大脑的相关功能，开发脑执行各种基本或高级功能的算法、模型等，进一步推动与神经科学交叉的人工智能、仿生学及机器人学等应用科学的发展。与脑应用研究相关的脑科学及其交叉学科热点领域包括人工神经网络、类脑人工智能、类脑计算机以及类脑机器人等。

1.3.3.1　人工神经网络

人工神经网络（Artificial Neural Network，ANN）是模拟生物神经网络系统机制而兴起的一种新型信息处理方法，是从信息处理角度对人脑神经元网络进行抽象、建立某种简单模型、按不同的连接方式组成的网络。简单而言，神经网络是一种运算模型，由大量的节点（或称神经元）之间相互联接构成，具有智能化处理信息的功能，可以模仿人类进行学习、联想和记忆。

人工神经网络模型主要包括网络连接的拓扑结构、神经元的特征和学习规则等组成要素。目前，已研究开发出近40种神经网络模型，包括反传网络、感知机、自组织映射、

Hopfield 网络、玻耳兹曼机及适应谐振理论等。近年来发展起来的深度神经网络（Deep Neural Network，DNN）模型模拟了人脑在脑区尺度进行层次化信息处理的机制。其中，脉冲神经网络（Spiking Neural Network，SNN）是近年来研发出的另一种新型神经网络，其神经元以电脉冲的形式对信息进行编码，能够很好地编码时间信息，更接近真实神经元对信息的编码方式，被认为是最能接近仿生机制的神经网络模型。

经过几十年的发展，神经网络理论在模式识别、自动控制、信号处理、辅助决策、人工智能等众多研究领域取得了广泛的成功。例如，在经济领域，利用人工神经网络进行价格预测有着传统方法无法相比的优势，该方法从市场价格的确定机制出发，依据影响商品价格的家庭户数、人均可支配收入、贷款利率、城市化水平等复杂、多变的因素，通过建立较为准确可靠的模型，对商品价格的变动趋势进行科学预测。在心理学领域，人工神经网络模型已经成为探讨社会认知、记忆、学习等高级心理过程机制的不可或缺的工具，同时人工神经网络模型还可以对脑损伤病人的认知缺陷进行研究，对传统的认知定位机制提出了挑战。

虽然人工神经网络已经取得了一定的进步，但是还存在许多不足，例如应用面不够宽广、结果不够精确、现有模型算法的训练速度不够快、算法的集成度不够高等。科学家希望结合对生物神经元系统进行更加深入的研究，进而不断丰富人们对人脑神经的认识，从而在理论上寻找新的突破点，进一步建立新的通用模型和算法。

1.3.3.2 类脑人工智能

人工智能（Artificial Intelligence，AI）是研究、开发用于模拟、延伸和扩展人的智能的理论、方法、技术及应用系统的一门新兴科学。人工智能的目的是了解智能的实质，并对人的意识、思维的信息过程进行模拟。从技术的实质和目的来看，人工智能脱离不开对人脑结构和功能的深层次研究，即人工智能与脑科学研究之间存在牢不可破的共生关系。

“类脑”是人工智能发展的重要途径。人脑是自然界几亿年进化的高级智能产物，研究、借鉴、模仿人脑信息处理机制必将有力推动人工智能实现跨越式发展，进一步完备人工智能技术体系。当今，随着神经科学与计算机科学的深度融合，人工神经网络算法不断创新，类脑人工智能的发展路线也逐渐清晰。深度学习（Deep Learning）是类脑人工智能最成功的案例。深度学习植根于对大脑视觉系统的研究。视觉系统由很多“层”神经网络组成。神经信号经第一层处理后送至第二层，经第二层进一步处理后送至第三层，以此类推。层与层之间的网络连接是通过学习训练而形成的。深度学习系统在语言识别、图像识别、自然语言处理和专家系统等领域具有明显的应用优势，在完成某些任务上，比如二维物体识别方面，已接近人类的能力。

目前，类脑人工智能的发展还面临着脑机理认知不清楚、类脑计算模型和算法不精确、计算架构和能力受制约三大瓶颈。但随着人们对视觉注意力、决策、学习等认知功能的大脑神经网络机制研究的不断深入，三大瓶颈问题将被一一化解。推进脑科学基础研究，终将促进深度学习等类脑人工智能技术的蓬勃发展。

1.3.3.3　类脑计算机

类脑计算机是按照生物神经网络机理、采用神经形态器件构造的智能机器，其利用微纳器件模拟生物神经元和突触的信息处理功能，采用大脑皮层神经网络结构作为基础体系，通过多传感器接收环境刺激以及和其他主体的交互进而获得和发展智能。

人脑的脑细胞既是计算单元又是存储单元，而经典架构 CPU 只是计算单元，不是存储单元。经典架构，即冯·诺依曼结构的典型特征就是计算单元和存储单元分离，使得经典电子计算机的计算复杂度呈指数增长。类脑架构计算机就是把计算单元和存储单元统一为一个类脑单元、由若干类脑单元相互联系共同完成计算和存储任务的电子计算机。

类脑计算机的“类”是从结构层次仿真入手，即采用光电微纳器件模拟生物神经元以及神经突触的信息处理功能，网络结构仿照大脑神经网络。在仿真精度达到一定范围后，类脑计算机将具备与生物大脑类似的信息处理功能和系统行为，包括“灵感涌现”等高级智能。简言之，类脑计算机不是等待理解智能或心智的机理后再行模拟，而是绕过这一难题、通过结构仿真等工程技术手段间接达到功能模拟目的。

与经典计算机系统相比，类脑计算机系统具有三大特点：一是低功耗，类脑计算机系统通过在体系结构上借鉴生物大脑而大幅度降低能耗，人脑功耗仅约 25 W，而据 IBM 公司测算，实时模拟人脑则需要 300 多台天河 2 号同时工作；二是高集成度和高容错，类脑计算机的基本元器件是模拟生物神经元和突触的神经形态器件，其特征尺寸与生物对应物相当或更小，不仅可比晶体管更小，而且部分器件出错不会影响到系统基本功能；三是经典计算机实现类脑功能主要靠复杂的人工编程和计算模型，类脑计算机主要采用通过环境刺激和交互训练实现感知认知等基础性智能，其效率更高，获得的智能也更能适应复杂环境。

1.3.3.4　类脑智能机器人

类脑智能机器人是融合了运动、感觉和思考等能力的综合智能机器人。相比于传统意义上的机器人，类脑智能机器人在仿生运动、感知融合和智能增长三个方面具有鲜明的特征。

首先，类脑智能机器人将具备更为精巧仿生机构和仿生运动能力。仿肌肉驱动器是其中的重要部分，可以省却齿轮、轴承等机构，避免复杂的结构，同时减轻重量，具有更好的应用效果。其次，类脑智能机器人还以神经科学的研究为基础，使机器人以类脑的方式实现对外界的感知和自身的控制。人的运动系统由骨骼、关节和肌肉组成，相关的肌肉收缩或舒张由中枢神经系统与外周神经系统协同控制。以类脑的方式，借助多传感器信息融合实现感知与控制的一体化，使得智能机器人能够模仿外周神经系统感知、中枢神经系统的输出与多层级反馈回路，实现智能机器人从感知外界信息到自身运动的快速性和准确性。最后，类脑智能机器人最核心的课题是从根本上提升机器人的智能。随着人工智能技术和新材料技术的快速发展，智能机器人将是未来脑科学研究的重要方向。在实际的应用场景中，新一代智能机器人或者新型人工智能必定具有通过交互从外界获得知识并以智能增长的方式进一步了解外部世界的能力。建立基于交互的从零学习及智能生长的认知模型，可使类脑机器人能够像婴儿一样，在与人的交互过程中进行错误纠正与知识积累，实现模仿人类认识外部世界的智能增长。

类脑智能机器人不但是未来人工智能研究重要的外显载体，而且未来其在服务业、智能家居、医疗、国防与社会安全等领域都具有极其广泛的应用前景。

综上所述，脑科学研究意义深远，不仅关乎人类的健康和福祉，而且关乎生产力发展。脑科学研究不但可以揭开大脑高智能、高效率、低能耗之谜，提升人类健康水平，其研究成果还将为下一轮新技术革命的深入推进提供重要支撑。

1.4 脑科学的发展历程

人类对脑的研究从古代直至今日已有了数千年的历史，其研究方式和手段也在不断地进步，从最初对脑的主观臆断到中期的哲学认识，再到现代的实证研究，无不说明脑科学在各个时代都是最具吸引力的研究领域，众多学者为探求人脑的奥秘付出了坚持不懈的努力。

1.4.1 17 世纪以前——对脑的臆断及脑结构初探

考古学证据显示，100 万年前甚至更早，人类的祖先已经意识到了脑在生命活动中的重要地位。7000 年前，史前人类认为在头颅上钻一个洞，即施行一种被称为“环钻术”的手术，能够治愈疾病（见图 1-8）。在世界各地，如法国、德国、新西兰、北非、南美等国家和地区都发现了被钻孔的头骨化石。尤其在秘鲁，“环钻术”更为盛行，在那里发现的头颅骨上通常会有 4～5 个洞。从某些头颅骨上已经愈合的洞可以推测，他们中的一些人在手术后竟然活了下来，并且生存了一段时间。作为人类历史上最早的神经外科手术，“环钻术”施行了数千年，直至中世纪。

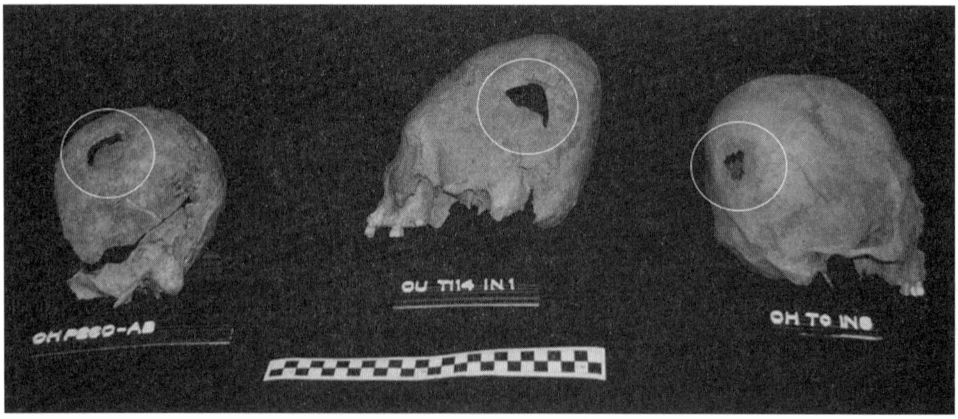

图 1-8 接受“环钻术”的人类头骨

从复原 5000 年前古埃及内科医生的诊疗记录来看，古埃及人已经清楚地认识到了许多脑损伤症状，但他们并没有将脑视为思维的根源和灵魂的居所。在木乃伊制作的过程中尸体往往保存完好，但脑却是从鼻腔中被取出丢弃的事实证明了这一点。

早在我国先秦时期，《黄帝内经》中就有“心为君之官”的记载，明确了神经系统在机体中的“统帅”地位。

公元前 4 世纪，被誉为“西方医学之父”的古希腊医学家希波克拉底（Hippocrates，公元前 460—公元前 370 年，见图 1－9）根据其多年的医疗实践，提出脑是精神活动的器官，脑不仅参与对环境的感知，而且更是智慧发祥之地。正如他所说：“由于脑，我们思考、理解、听见，知道丑和美、善和恶、愉快和不愉快。”尽管这些关于大脑的认识在如今看来还很肤浅，同时包含了许多思辨的成分，但可以说明人类对脑的研究古已有之。

但是，希波克拉底的观点并未得到普遍认可，公元前 3 世纪最具权威地位的古希腊哲学家亚里士多德（Aristotle，公元前 384—公元前 322 年，见图 1－9）对脑的认识与前人相比似乎是一种倒退，他认为心是人体中心，是感官之长，而大脑只不过是一个空气调节器，其功用在于冷却过热的血液，以协调心脏的生理性活动。

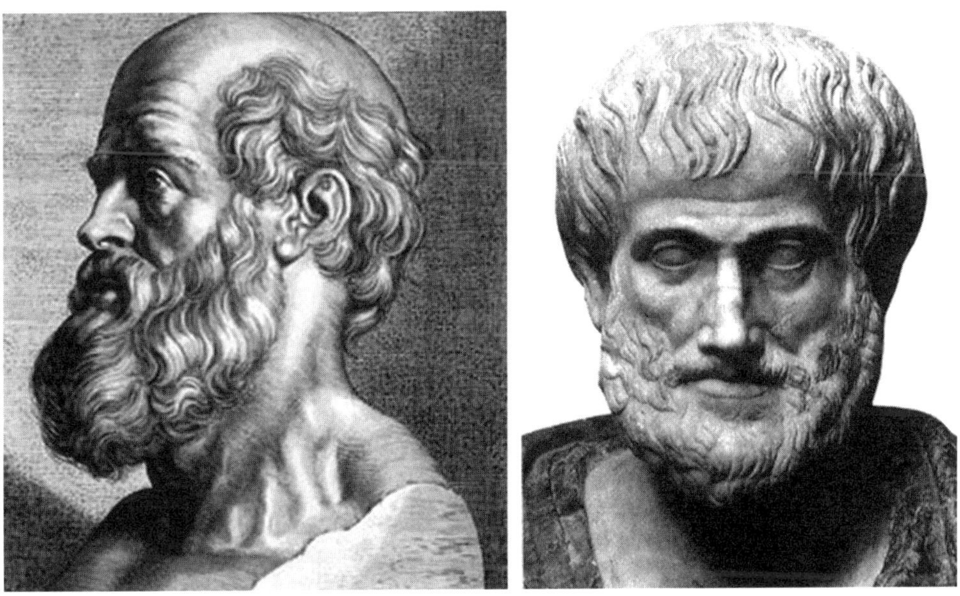

图 1－9　希波克拉底（左）与亚里士多德（右）

公元 2 世纪，古罗马时代医生盖伦（Galen，129—199 年）对脑的研究最具权威且最为深入。盖伦开展了有史以来第一次人和动物脑的解剖实验。他与其学生发现，脑和脊髓的神经运动引起了肌肉运动，从而提出了脊髓的运动神经概念。以发现羊脑内空腔为契机，盖伦推测脑内空腔内的液体——脊液，是脑的核心功能物质，从而创立了“脑室说”。“脑室说”极好地迎合了当时流行的理论，即人的健康和疾病取决于红色的血液、黑色的胆汁、黄色的胆汁和白色的黏液四种体液的分布和变化。因此，“脑室说”被宗教奉为权威，统治了接下来的 1500 年。

公元 390 年前后，叙利亚主教尼梅修斯（Nemesius）不认同盖伦的理论，他认为所有的心理功能都与大脑中的某些位置一一对应，这可能是最早的脑定位学说。由于尼梅修斯而兴起的脑室定位学说在15世纪至16世纪的意大利十分流行。文艺复兴时期，达·芬奇(Leonardo da Vinci，1452—1519年)首先用蛙做实验，研究脊髓的作用，但他并没有开展观测脑作用的实验。其手绘人脑解剖研究如图1-10所示。

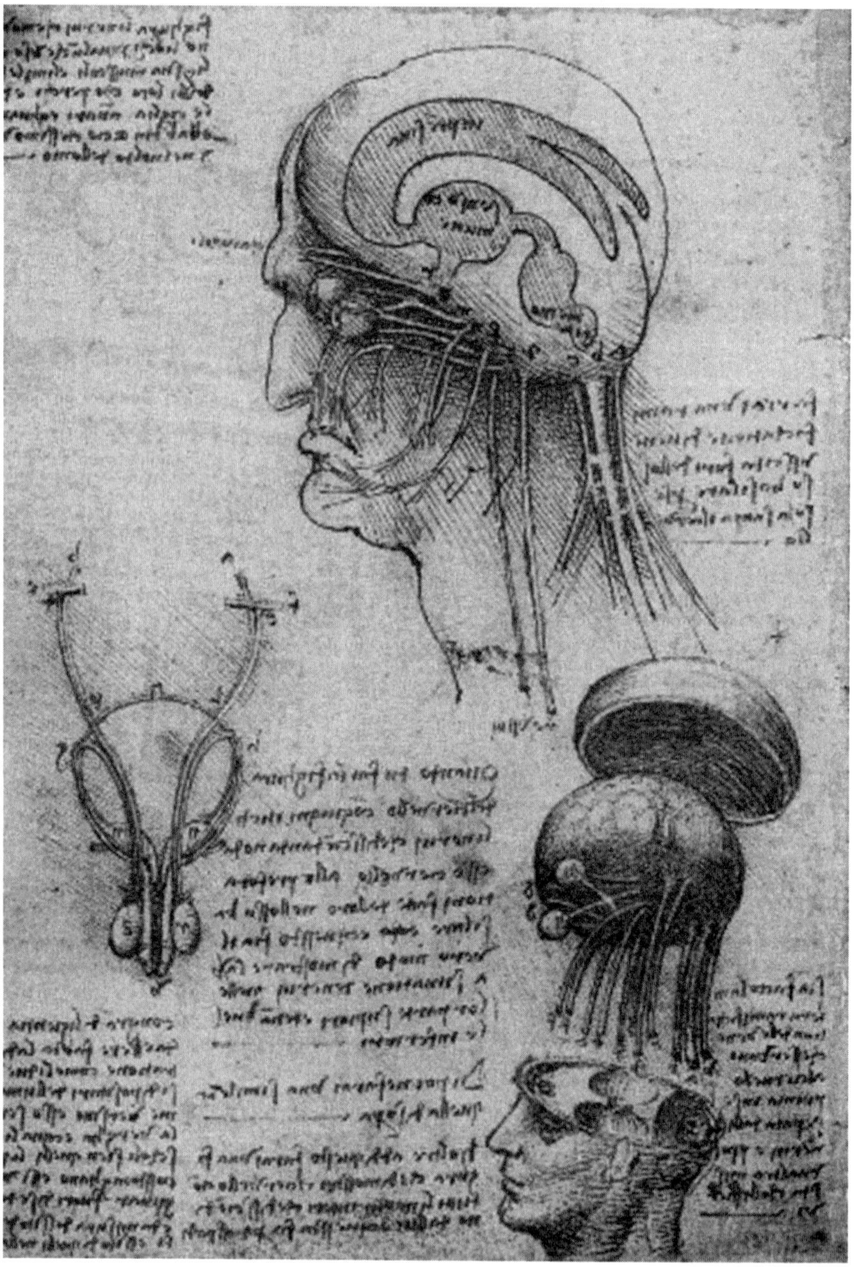

图1-10 达·芬奇手绘人脑解剖研究图

1543年，人体解剖学创始人——比利时解剖学家安德列斯·维萨留斯(Andreas Vesalius，1514—1564年)在《人体结构》一书中首次详细绘制了人类的脑室(见图1-11)。这一创举标志着神经生理学和神经解剖学概念的诞生。

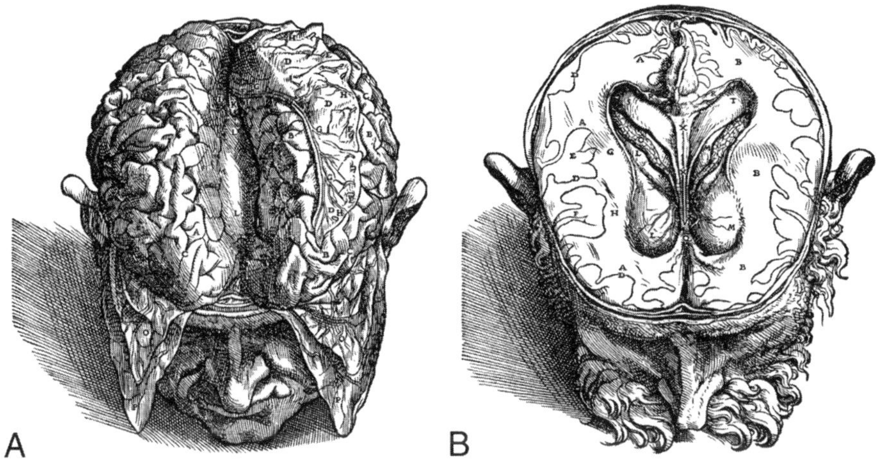

图 1-11　维萨留斯绘制的人脑解剖图

综上所述，人类对脑的研究古已有之，在此过程中人们对脑形成了一些粗浅的看法，对脑的认识在某种程度上具有一定的合理性，但由于当时总体科学水平的低下以及宗教神学思想的束缚，人们不可能真正了解大脑的结构和功能。

1.4.2　17 至 18 世纪——对脑从哲学认知到实证研究的转变

由于生产力水平限制以及宗教神学思想的束缚，中世纪对脑的研究基本上处于停滞状态。在盖伦之后的 1 500 多年里，除零星的科学家之外，很少有其他科学家采用实证方法进行脑的研究。此时大多数学者对脑的认识和思考主要是从哲学角度展开的。

17 世纪，法国著名哲学家、科学家笛卡尔（René Descartes，1596—1650 年）认为人和动物的有机体是一种机械。脑是由自动对外界刺激发生反应的反射机构部件组成的（见图 1-12），神经是管样结构。当感觉器官受到刺激时，管样结构中有髓纤维的运动打开脑的阀门，把神经液送入肌肉，从而发动运动。脑仅仅是一个“喷液器或阀门控制器”，控制着“灵液”的开和放。然而，笛卡尔又相信，与其他动物相区别，人体中有灵魂的存在，人体这架机器是受一个位于松果体中的理性灵魂的主宰。由此，笛卡尔提出了他的经典心身二元论，即心身相互作用论。

1665 年，英国物理学家胡克（Robert Hook，1635—1703 年）发明的显微镜极大地开阔了人类的眼界。显微解剖学的奠基人——意大利解剖学家马尔比基（Malpighi，1628—1694 年）在大脑皮层中看见了锥体细胞。他认为锥体细胞有分泌物质入脑室，构成所谓的“灵液”。但他仍然没有看重脑的作用，只认为脑在机体执行功能中处在一个“中间环节”的地位。

17 世纪下半叶，牛津大学托马斯·威廉斯（Thomas Willis，1621—1675 年）开展了许多摘除动物脑的实验研究。他在《脑的解剖学——兼述神经及其功能》一书中对神经系统进行了完整、精确的描述，并认为脑对于生命是极其重要的，精神病是脑的疾病，从而创立了“神经病学”（neurology）的术语。他把脑分成不同功能区域，如本能定位在中

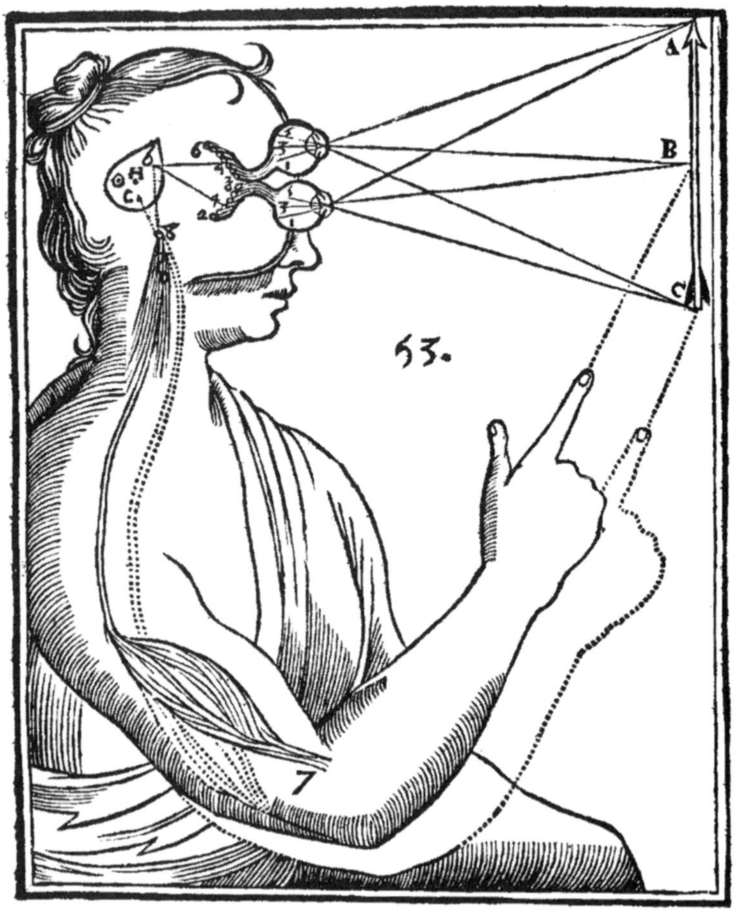

图 1－12　笛卡尔在 1622 年著作中描绘的脑

脑，记忆在大脑。他还描述了以其名命名的围绕脑底的动脉——“Willis 环”。

18 世纪上半叶，英国医生、经验主义哲学心理学家大卫·哈特莱（David Hartley，1705—1757 年）将牛顿振动理论用于解释神经传导作用，并提出观念是由脑神经的振动产生的。在他看来，生理作用影响心理作用，但心理作用产生后又与生理作用无必然的关联。哈特莱因此成为了利用唯物主义观点建立联想主义心理学理论的第一人。

1740 年，瑞典科学家伊曼纽·史威登堡（Emanuel Swedenborg，1688—1772 年）对生理学和人体解剖学进行了认真的研究，特别着重研究了血液和大脑，提出人的灵魂位于大脑，特别是位于大脑皮层和基底神经核。至此，人们对于思维器官的认识完全从心转到了脑。

18 世纪，生物学家和近代实验生理学之父——瑞士生理学家阿尔布雷希特·冯·哈勒（Albrecht von Haller，1708—1777 年）在其《人体生理学原理》和人体解剖图中指出：“感知是神经的特性，它们在脑髓中有一个共同的汇合点。”他发现刺激神经比刺激肌肉本身更易引起肌肉的收缩，而切除特定组织的神经后，该组织便丧失其反应功能，这是有关神经系统功能的第一个决定性事件。

18 世纪末，德国解剖学家弗朗兹·约瑟夫·加尔（Franz Joseph Gall，1758—1828 年）和他的学生施普茨姆（Johann Spurzheim，1776—1832 年）在他们合著的《神经系统解剖学和生理学》一书中提出了一种新理论，其主要内容是：脑是心理的器官，脑中存在着许多独立的功能区域，支配和控制着相应的心理功能和行为。脑的发育会引起颅骨的突起，颅骨的外形和大脑皮层的轮廓是一致的，任何心理功能的过度发展都与脑内相应器官的加大有关。颅骨的某部分隆起，与此部分相应的心理功能就发达；反之，颅骨某部分下陷，则与此部分相应的心理功能就不足。因此，从个体颅骨某一部位的外形特点就可以了解该部位脑的发展情况，从而推断出与之相应的心理功能。由此可见，加尔初步建立了脑不同部位与不同功能的对应关系，借此创立了所谓的“颅相学”（见图 1 - 13）。但由于其理论中存在太多玄虚之处、充满了迷信的色彩，从今天的观点看来，“颅相学”是一门伪科学。虽然“颅相学”最后被否认，但它促进了脑功能定位学派的建立和发展。

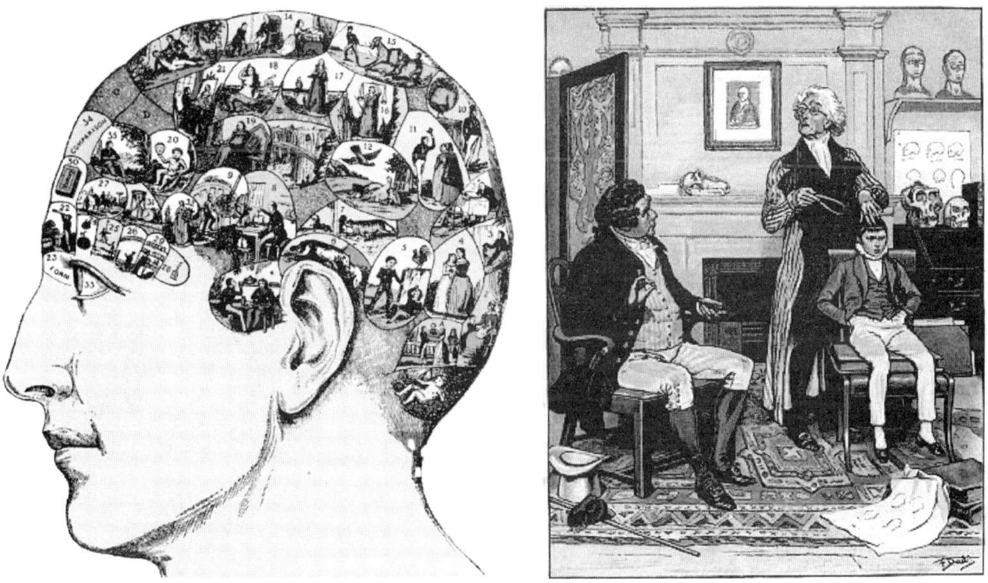

图 1 - 13　“颅相学”示意图

综上所述，17 至 18 世纪，脑科学处于一个哲学认知与实证研究并存、并且由哲学认识向实证研究不断转变的发展阶段。

1.4.3　19 世纪——四大基本理论奠定后续发展的坚实基础

如果说 19 世纪前人们对脑的认识是处于一种“哲学时代”，那么自从 19 世纪开始，人们对脑的认识和研究则具有鲜明的实证特征和科学色彩。在 19 世纪这 100 年中，人类对脑功能的理解远远超过了此前有记载的所有知识的总和。综合来看，四大方面的关键性进展为 20 世纪脑科学的发展奠定了坚实的基础。

1.4.3.1　脑功能定位学说

正是由于“颅相学”中非科学的、荒谬的观点，促使科学家们对脑进行更深入、更细致的研究。脑功能定位学说是关于大脑皮层结构与功能关系的学说。大脑皮层各部位在机能上有着不同的分工，即机体各种功能活动的最高中枢在皮层上有定位关系，这是脑研究早期的伟大见解之一，也是脑科学的重要基本理论之一。该学说萌芽于 19 世纪对大脑皮层的研究，于 20 世纪逐步得到完善。

1861 年，法国外科医生保尔·布罗卡（Paul Broca，1824—1880 年）对失语症病人的大脑进行了研究，此类病人能够理解别人的语言，但自己却无法说话。通过对失语症病人大脑的解剖，布罗卡发现其大脑前左额叶上存在损伤。在通过对数例样本研究后，他推断这一脑区具体负责语言的形成，就是大脑皮层语言区。布罗卡在其论文《我们用大脑左半球说话》中指出，脑是语言的生成和指挥器官。这一论断体现了大脑皮层的不同部位有着不同的分工，为脑功能定位学说奠定了基础。此后，许多学者纷纷发表文章，支持布罗卡的观点，并把人类语言运动中枢所在地称为布罗卡氏区（见图 1 - 14）。

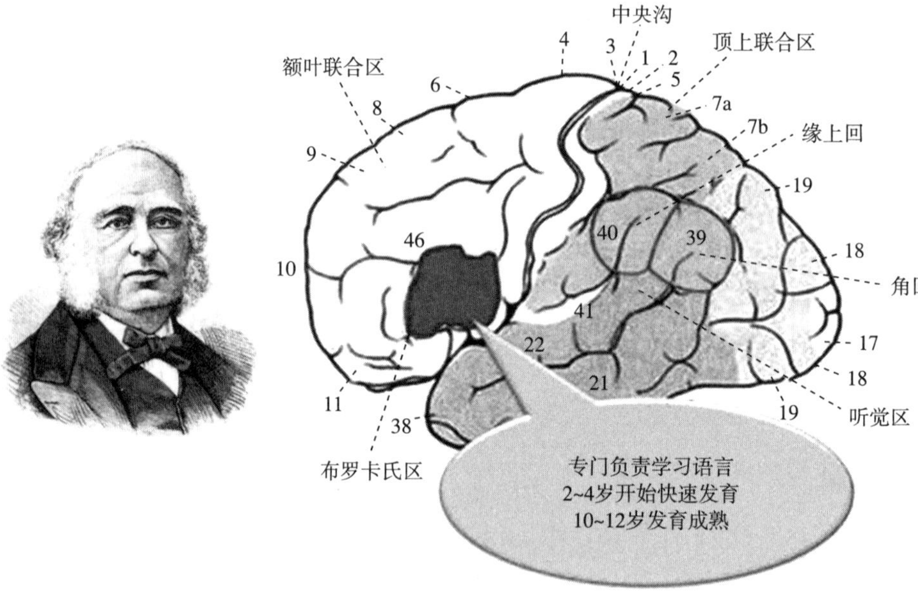

图 1 - 14　保尔·布罗卡与布罗卡氏区

1874 年，德国神经学者卡尔·威尔尼克（Carl Wernicke，1848—1905 年）发现了一个损伤后可干扰语言的理解能力的脑区，这个区域后来被称为威尔尼克区（见图 1 - 15）。

直至 1950 年，加拿大神经外科专家潘菲尔德（Wilder Graves Penfield，1891—1976 年）与拉斯穆森（Theodore Brown Rasmussen，1910—2002 年）根据 20 年间所积累的大量研究资料和临床案例，共同绘制了一幅人类感觉区和运动区的大脑皮质机能定位图（见图 1 - 16），最终确立了脑功能定位学说。随着实证方法在脑科学研究中的推广应用，与早期对脑的臆断相比，此时期人们对脑的认识更加纵深化、精确化。

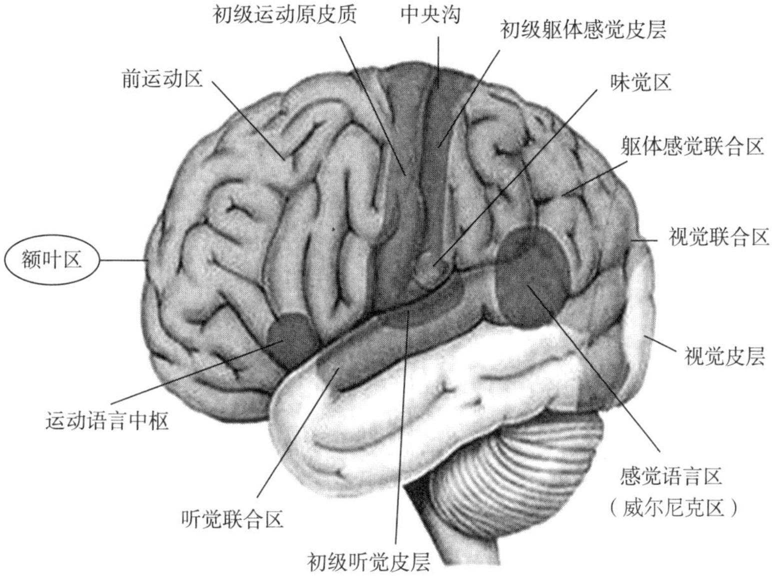

图 1-15　威尔尼克区在大脑中的位置

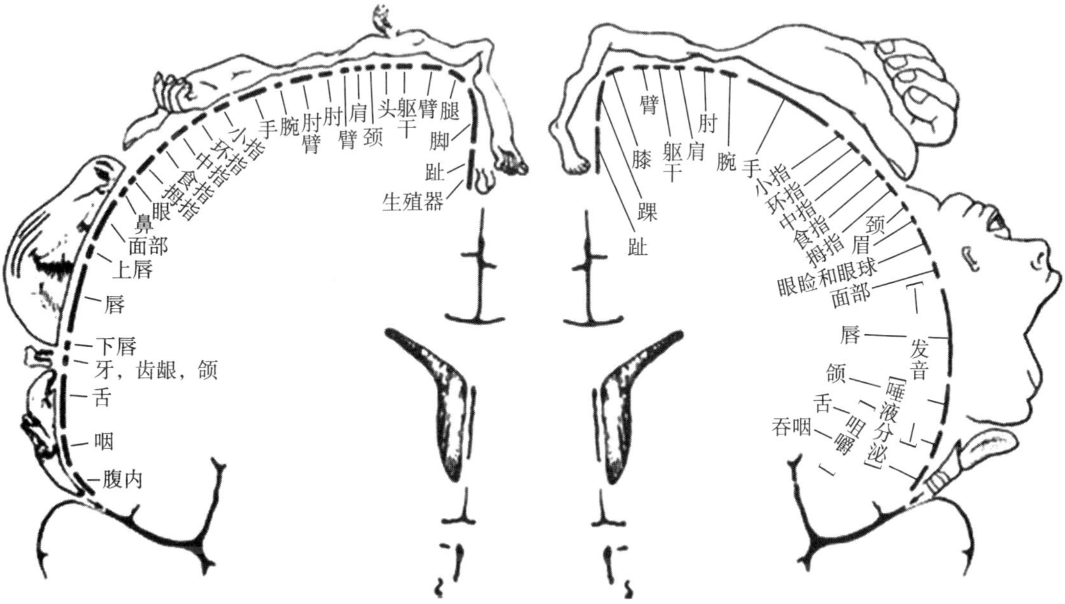

图 1-16　感觉区和运动区的大脑皮质机能定位图

1.4.3.2　神经电传导方式

18 世纪与 19 世纪之交，意大利科学家伽伐尼（Luigi Galvani，1737—1798 年）和德国生物学家杜布瓦·雷蒙（Emil du Bois-Reymond，1818—1896 年）证明神经受到电刺激时会引起肌肉的颤动，同时脑本身也能产生电流。一系列研究指出，神经是一些“电缆”，它们将电信号传入和传出脑。神经通过生物电进行信息传导的概念最终取代了“神经通过液体的流动而与脑相联系”的观点。但是，当时未能解决的问题是：引起肌肉运动的信号和来自皮肤的感觉信号经过的是否是同一根神经“电缆”。

到 1810 年前后，这一问题得到了解决。英国医生和解剖学家贝尔（Charles Bell，1774—1842 年）开展了对脊髓神经前根与运动机能之间关系的研究。随后，法国生理学家麦根第（François Magendie，1783—1855 年）用动物实验的方法精确地证明了脊髓神经前、后根机能的不同，脊髓神经前根只包含运动纤维，而脊髓神经后根只包含感觉纤维，以及神经冲动在神经中的运动是单向的，这就是著名的贝-麦定律（见图 1－17）。

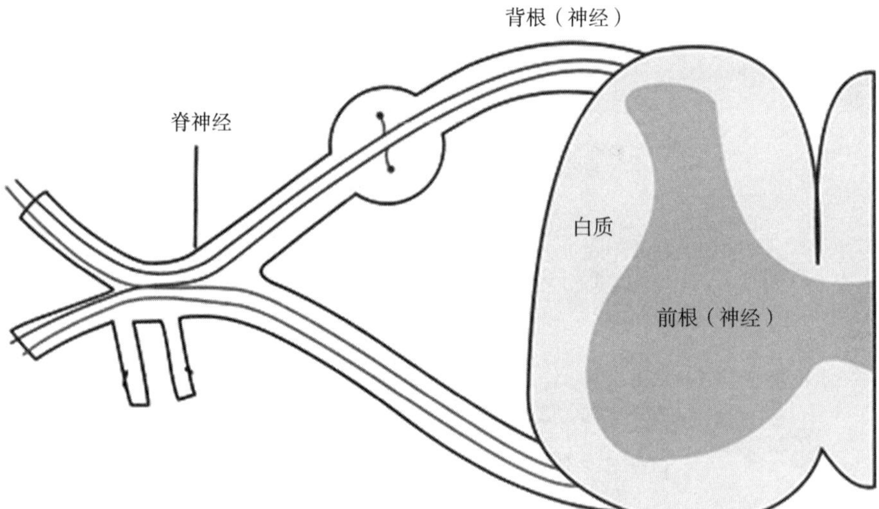

图 1－17　贝-麦定律示意图

1.4.3.3　神经系统进化论

1859 年，英国生物学家查尔斯·达尔文（Charles Darwin，1809—1882 年）出版了《物种起源》（The Origin of Species）一书（见图 1－18）。在这本进化论巨著中，达尔文阐述了进化的理论：所有生物都起源于同一祖先，生物进化都遵循同一过程与法则。这一理论的提出极大地推动了生物科学的发展。

当今，分子遗传学的大量科学研究都完全佐证了进化论提出的自然选择观点。研究指出：神经系统是随着动物进化而不断进化发展的，可以说动物的进化程度越高，神经系统的分化程度就越高。在不同阶段神经系统都有不同的特点，在进化过程中有几次突跃，最终进化为人类的高级神经系统。人脑是自然物种不断适应环境、长期进化的产物。

根据进化论，不同物种的神经系统进化源于共同的祖先，而且不同物种的神经系统具有共同的作用机制，这一思想为将动物实验的结果运用于人类神经系统研究提供了理论基础。因此，从枪乌贼巨大轴突上获得的神经电冲动传导的知识同样适用于人类。另一方面，某一物种的许多行为性状与该物种的局部生活环境有高度的特异性，每一物种脑的结

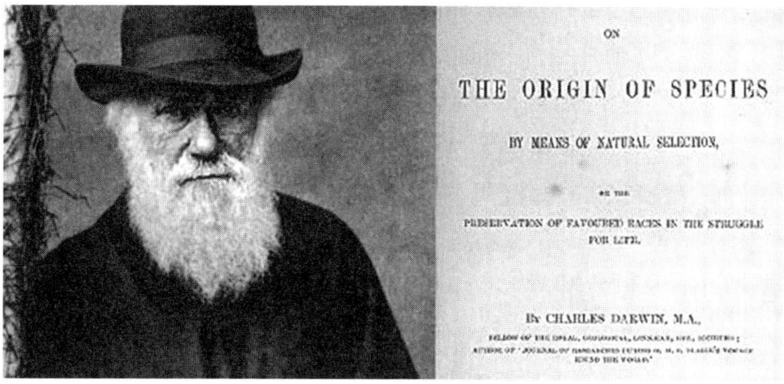

图 1-18　达尔文与《物种起源》原本

构和功能均反映了它们对环境的适应。通过比较不同物种脑的异同点，神经科学家可以研究不同的脑区所具有的特定行为功能。

1.4.3.4　神经元学说

由于大脑组织没有色差且质地绵软，因此如何识别单个脑细胞成为困扰神经科学家的一大难题。而细胞染色法，即可选择性地为脑组织内的部分细胞染色则是 19 世纪神经解剖学的一大突破。

1872 年，意大利神经解剖学家卡米洛·高尔基（Camillo Golgi，1843—1926 年）将脑组织浸泡在一种被称为高尔基染色液的铬酸银溶液中，通过几个星期的浸泡，脑组织中出现了一种复杂的图案，在网状的缠结中悬浮着黑色的斑点（见图 1-19）。根据分析，他于 1873 年首次提出黑色斑点就是被完整染成黑色的脑细胞的观点。今天，人们知道这些黑色斑点就是脑组织最基本的组成成分——神经元。这一染色方法也被称为“高尔基染色”(Golgi Stain)。

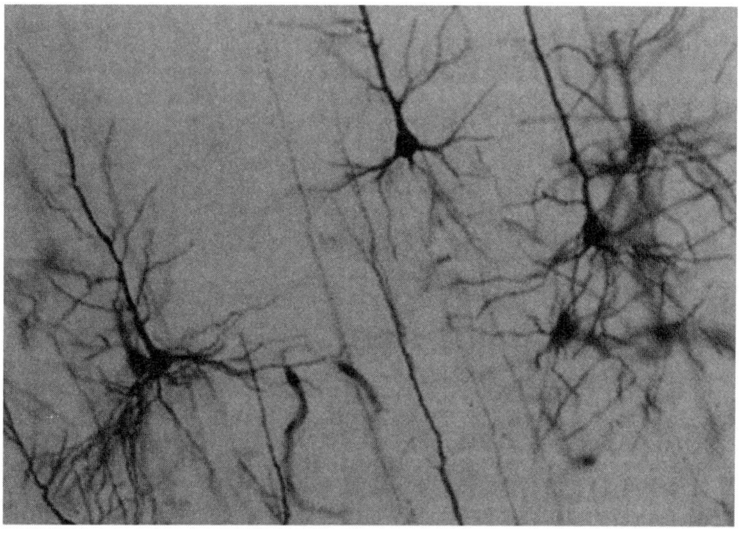

图 1-19　高尔基染色后的神经元

西班牙神经解剖学家圣地亚哥·拉蒙·卡哈尔（Santiago Ramony Cajal，1852—1934年）于1888年开始学习并使用高尔基的实验方法，在之后的25年间，他致力于从事脑细胞染色研究，并发现了一些神经环路。1903年，卡哈尔将照相技术引入染色研究中，创立了还原硝酸银染色法，进一步提出了“神经元学说”（Neuronism），认为神经组织由神经元组成，神经元间存在间隙，并通过特殊的接点相连。而高尔基的观点与其正好相反，他提出了“神经网络学说”（Reticularism），认为神经组织由神经元组成，但神经元是连续的，神经元通过神经丝相连并交织成一张神经网络。虽然高尔基和卡哈尔分享了1906年的诺贝尔奖，但两种学派的争论一直延续至20世纪50年代电子显微镜应用于脑科学研究。卡哈尔“神经元学说”的被证实奠定了脑科学发展的结构基础。

1897年，英国神经学家查尔斯·谢灵顿（Charles Sherrington，1857—1952年，见图1-20）在卡哈尔创立的神经元学说基础上，提出使用突触（synapse）这个术语来描述一个神经元与另一个神经元之间的接触部位，并认为神经元与神经元之间在这个部位进行信息沟通。

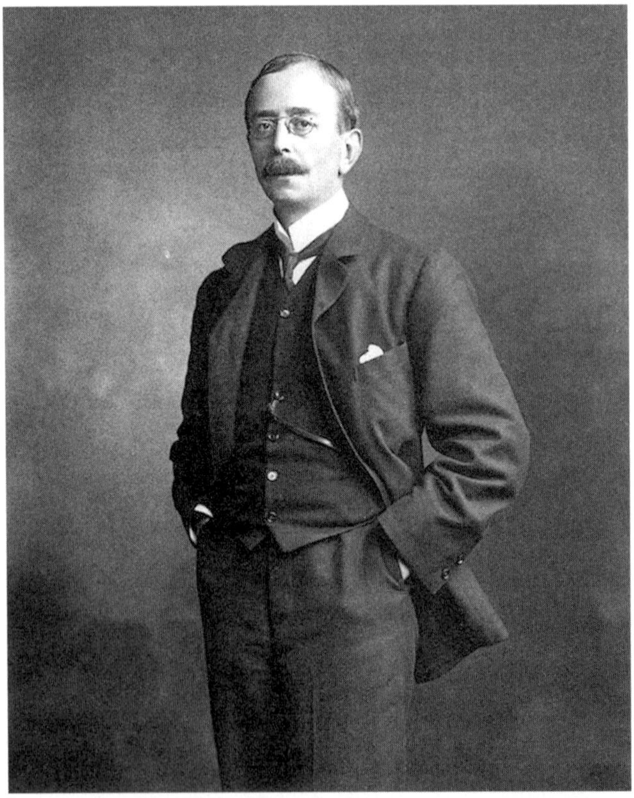

图1-20　诺贝尔奖获得者英国神经学家查尔斯·谢灵顿

1.4.4　20世纪至今——现代脑科学研究开启黄金时代

19世纪末至20世纪初，科学家对神经元、神经环路、生物电、脊髓反射弧、脑功能定位等脑科学基础理论领域开展了更为深入的研究，同时也产生了如突触、条件反射、情绪调节等重要的研究萌芽。但在第一次世界大战及第二次世界大战期间，脑科学研究进程突然“减速”，甚至出现了停滞。20 世纪中叶以后，现代脑科学迅速发展，随着实验技术的不断革新，世界各国科学家在前人的研究成果基础上，对脑的结构和功能进行了更加细致入微的研究，脑科学研究逐渐趋向研究对象和研究方法的多元化，脑科学研究层次也更为细化。20 世纪末，脑科学研究迎来了黄金时代，特别是 20 世纪 90 年代被称为“脑的十年”，随着新概念、新技术和新方法的不断涌现，脑科学在更广范围、更高层次、更深程度上与各类学科交叉融合，实现了跨越式的发展。

总体来看，20 世纪脑科学在研究手段、脑微观结构研究、脑的功能研究、多学科交叉融合等方面取得了里程碑式的进展。

1.4.4.1　脑科学研究手段更为丰富

20 世纪，脑科学的研究手段日趋丰富，脑显示成像、脑电信号检测、神经示踪、全脑图谱等新技术新手段的深度应用为脑科学研究提供了多元化的新途径。

(1) 脑显示成像技术

20 世纪中期开始，借助电子显微镜，人们可以观测到神经细胞之间突触联结的精细结构，从而理解神经信息传递的化学本质。可以说，电子显微镜及超薄切片技术的应用开拓了脑超微结构的视界。1955 年，美国细胞生物学家斯坦福·帕莱（Sanford Palay，1918—2002 年）和乔治·帕拉德（George Palade，1912—2008 年）得到突触的电子显微镜图像（见图 1－21），为神经元学说提供了有力的支持。

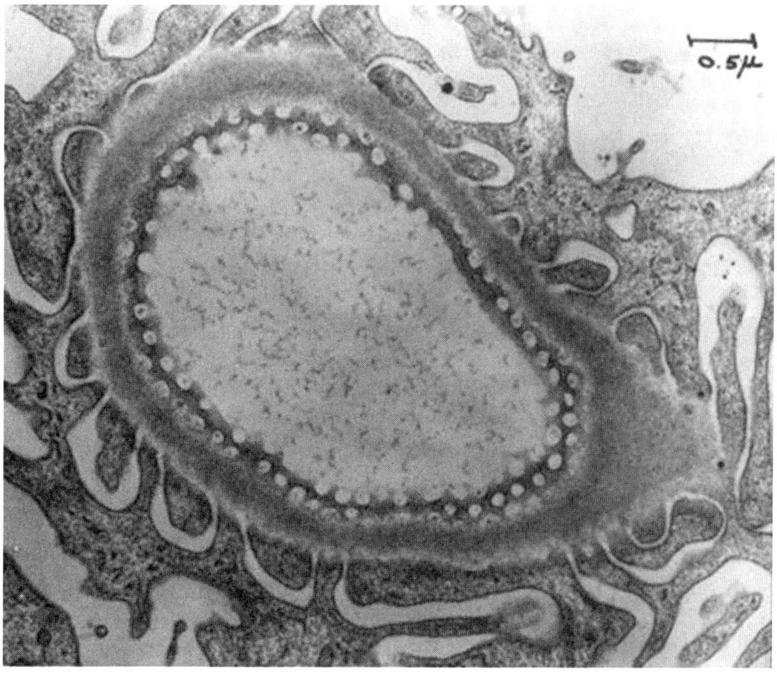

图 1－21　斯坦福·帕莱与乔治·帕拉德得到突触的电子显微镜图像

1959年，英国神经科学家爱德华·格林（Edward George Gray，1924—1999年）根据突触膜及囊泡的超微结构，将突触分为Gray Ⅰ型（兴奋性突触）和Gray Ⅱ型（抑制性突触）两大类，这为兴奋性突触后电位（EPSP）及抑制性突触后电位（IPSP）提供了形态学依据。

20世纪60年代末，伴随放射医学和计算机技术的逐渐成熟，电子计算机断层扫描（CT扫描）、正电子发射断层扫描术（PET）、磁共振成像（MRI）、功能磁共振成像（fMRI）、血管造影等脑成像技术迎来蓬勃的发展。1973年，英国电子工程师纽博尔德（Hounsfield Godfrey Newbold，1919—2004年）用电子计算机断层成像技术首次在活体条件下观察到人脑的内部结构。1975年，美国科学家菲尔普斯（Michael E. Phelps，1939—）与波戈希安（Michel M. Ter Pogossian，1925—1996年）和霍夫曼（Edward J. Hoffman，1942—2004年）建立的PET成像技术能在正常条件下显示出人脑在不同功能活动状态时脑内各种活性物质（氧、葡萄糖等）的代谢变化过程，这是脑功能定位成像的重大突破，为研究人的心理及智能活动奠定了基础。脑成像技术使得神经科学家可以“看到活体脑的内部”，帮助他们研究大脑组织中大量神经元如何相互连接形成神经环路、理解脑特定区域与其功能之间的关系。

（2）脑电信号检测

脑电信号是脑神经细胞电生理活动在大脑皮层或头皮表面的总体反映，对其进行检测是进行大脑功能研究和脑部疾病诊断的重要手段。脑电信号大致分为三类：神经元细胞内记录和细胞外记录信号、脑电图信号（包括头皮脑电、皮层脑电和核团脑电信号）和脑诱发电位信号。

单细胞记录是记录神经元细胞内记录和细胞外记录信号最有效的方法，是指精细地记录单个细胞元的活动情况，一般使用直径约为万分之一毫米的微电极，插进动物大脑以记录细胞膜外电位。单细胞记录的研究手段对于研究脑皮层功能以及对于突触传递电信号有着非常重要的意义，它提供了脑功能在神经元水平上的具体活动信息。1925年，英国剑桥大学生理学教授艾德里安（E. D. Adrian，1889—1977年）利用弦线电流计首次在单根神经纤维上记录神经元电活动，开创了电生理学的研究新领域。1951年，澳大利亚神经科学家约翰·埃克尔斯（John Eccles，1903—1997年）利用玻璃微电极新技术来研究哺乳动物中枢神经系统（CNS）的突触传递。1952年，英国生理学家霍奇金（Alan Lloyd Hodgkin，1914—1998年）和赫胥黎（Andrew Fielding Huxley，1917—2012年）利用电压钳技术记录了枪乌贼巨大轴突的动作电位，首次提出了神经兴奋与传导过程的离子通道理论，还推算出描述神经冲动的经典数学模型（见图1-22）。为了表彰他们研究神经控制机制和神经细胞间联系的基本过程方面的工作，霍奇金、赫胥黎和埃克尔斯一起分享了1963年诺贝尔生理学奖。

脑电图信号和脑诱发电位信号则是用粗电极记录的大量神经元的综合电活动。它们分别从不同方面反映了大脑的生理状态和活动规律，是揭示大脑功能本质和信息传递处理方式的主要手段。早在1875年，英国神经学家理查德·卡顿（Richard Caton，1842—1926年）就

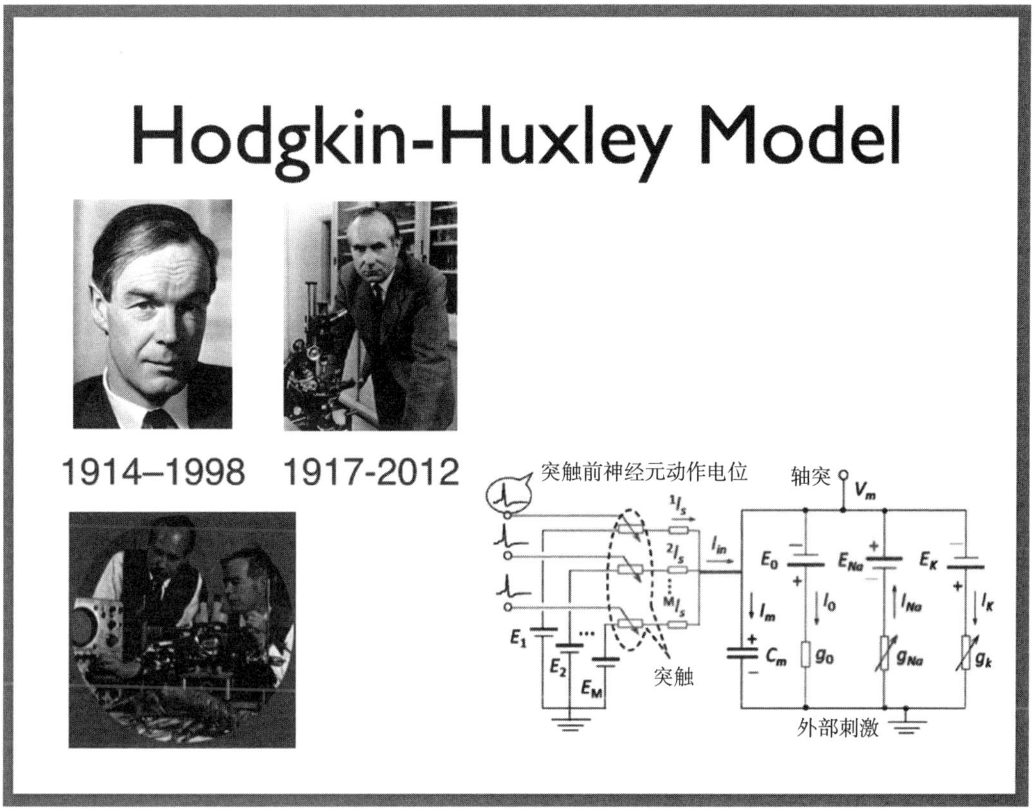

图 1 - 22　霍奇金-赫胥黎模型

在动物脑中发现电活动。1924 年，德国科学家约翰尼斯·博格（Johannes Berger，1842—1926 年）首先发现了人脑电活动，第一次提出脑电图（electroencephalogram，EEG）概念。从脑电图应用到 20 世纪 90 年代脑磁图（magneto - encephalography，MEG）诞生，神经综合电记录技术为研究正常人在不同功能活动状态时脑的电磁活动规律奠定了基础。

（3）神经示踪技术

神经环路的复杂性是由神经细胞种类的复杂、不同种类神经细胞电生理特征的复杂和不同脑区不同种类神经细胞连接模式的复杂决定的。因此，如果希望在细胞层次上研究和认识脑功能，就必须结合分子标记和示踪、细胞操纵和干扰等方法针对特定细胞给予标记。20 世纪 70 年代，HRP 示踪技术、荧光素示踪技术与同位素示踪技术三大神经示踪技术应运而生，为神经解剖学提供了大量的形态学资料，引发了里程碑式的进展。

辣根过氧化物酶（horseradish peroxidase，HRP）是从辣根中提取出来的一种过氧化物酶，广泛用于临床检验（见图 1 - 23）。1971 年，瑞典神经学家克里斯特森（Kristensson）与奥卢森（Olsson）等将 HRP 溶液注射到神经元末梢部，待 HRP 被末梢摄入并通过轴浆逆向运输到胞体后，用呈色反应显示出胞体。1972 年，拉威尔（LaVail）等将 HRP 用于中枢神经系统的神经元示踪。1978 年，美国神经学家马塞尔·美苏拉姆（Marsel Mesulam）创造了 HRP 跨越神经节标记技术。

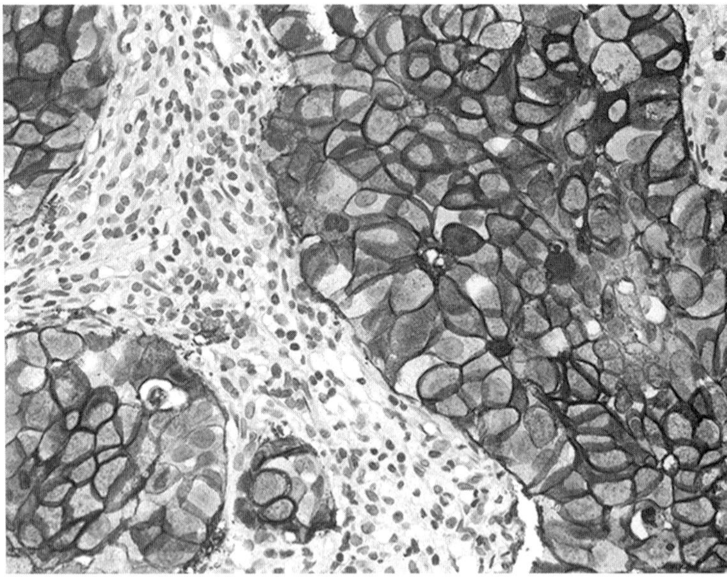

图 1－23 HRP 染色技术

1977 年，荷兰神经解剖学家汉斯·古柏（Hans Kuypers，1925—1989 年）创立荧光素示踪技术，该技术原理是利用神经末梢摄取荧光化合物，通过轴突逆行运输到胞体内，进而可以在荧光显微镜下观察胞体。

同位素示踪技术是利用神经元轴浆运输现象进行放射性示踪剂标记，并用放射自显影方法显示神经元与神经元之间联系的方法。最常用的标记物质为 3H 标记的亮氨酸、脯氨酸和赖氨酸等。1972 年，威廉·考恩（William Maxwell Cowan，1931—2002 年）等首先将同位素示踪技术用于中枢神经系统的研究。此后，同位素示踪技术在神经解剖学研究领域得到了广泛的应用。

1.4.4.2 *脑结构研究层次更为微观*

20 世纪，脑的结构研究完成了由细胞层面向亚细胞（突触）层面及分子层面的转变。这一转变主要体现在突触传递机制和神经递质系统研究领域的拓展。

追溯到 19 世纪末，科学家认识到神经元间存在某些用以互相传递信息的特殊接触位点，这些位点被称为突触。在突触处发生的信息传递过程被称为突触传递（synaptic transmission）。突触传递分为两种基本方式：电突触和化学突触。

1959 年，哈佛大学生理学家爱德文·福斯潘（Edwin Furshpan）和大卫·波特（David Potter）首先证实了电突触（electrical synapse）的存在。电突触传递可以发生在中枢神经系统的细胞之间、平滑肌细胞之间、心肌细胞之间、感受器细胞和感觉轴突之间。而在成年哺乳动物的神经元中，电突触相对稀少，人类脑中的大部分突触都是化学突触（chemical synapse）。

化学突触是指通过化学神经递质完成神经元间信息相互传递的位点。1901 年，英国生理学家约翰·兰里（John. N. Langley，1852—1925 年）发现肾上腺素的效应与刺激交感神经系统的效应十分相似，他的学生艾略特（T. R. Elliott）甚至指出，肾上腺素可能是外周神经释放的化学刺激物。1921 年，德国药理学家奥托·洛伊维（Otto Loewi，1873—1961 年）首次证实神经递质的存在，发现迷走神经在心脏里释放了一种“迷走物质”。后来，英国科学家亨利·戴尔（Henry. H. Dale，1875—1968 年）证明此物质是乙酰胆碱（见图 1-24)，并开始了神经递质的研究，二人共同获得 1936 年诺贝尔奖。20 世纪 40 年代前后，英国生理学家伯纳德·卡茨（Bernard Katz，1911—2003 年）确切地证实了运动神经元轴突和骨骼肌间突触的快速传递是化学传导的。卡茨与美国生理学家朱丽叶斯·阿克塞尔罗德（Julius Axelrod，1912—2004 年)、瑞典生理学家乌尔夫·冯·奥伊勒（Ulf Svante von Euler，1905—1983 年）因发现神经末梢中的体液性传递物质及其贮存、释放和抑制机理，分享了 1970 年诺贝尔奖。

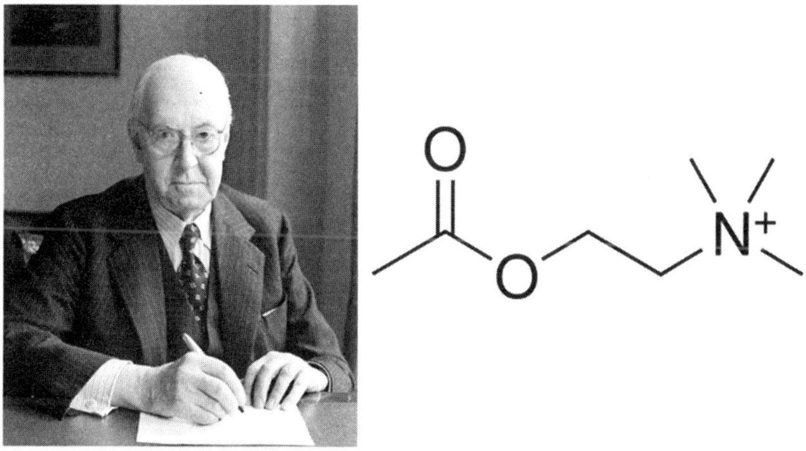

图 1-24　亨利·戴尔与乙酰胆碱

20 世纪 50 年代以来，神经递质、调质及其对应受体的研究工作取得重大进展。单胺类递质（NA、DA、5HT 等）及其受体、氨基酸类递质（Glu、Asp、Gly、GABA 等）及其受体、吗啡类物质（内啡肽、脑啡肽和强啡肽等）及其受体、神经肽类物质（NPY、生长抑素等）陆续被发现并被确定其功能与受体亚型。神经递质与受体的研究还促进了神经药理学的进展，一批受体激动剂和抑制剂现已成为重要的治疗用药物。1998 年美国科学家费里德·穆拉德（Ferid Murad，1936—）等人关于神经系统逆信使——一氧化氮功能的研究，获得当年诺贝尔医学生理学奖。2000 年，瑞典生理学家阿尔维德·卡尔森（Arvid Carlsson，1923—）因其在 20 世纪 50 年代发现重要的神经递质多巴胺，并证明多巴胺缺乏与帕金森病和精神分裂症的联系，而获得该年度诺贝尔奖。

1.4.4.3　脑功能研究思考更为深入

除了对于神经元结构及其工作机制的研究，还有一部分科学家致力于从整体研究大脑的功能。对于脑功能的解读，不得不提及大脑皮层分类这一概念。不同部位的大脑皮层有不同的生理功能，通常分为三类：感觉皮层、运动皮层和联合皮层。人类的感觉皮层和运动皮层所占面积相对较小，而其余绝大部分皮层被称之为联合皮层（大约占大脑皮层总面积的 75%）。20 世纪脑科学研究发现，脑的许多重要高级功能，如知觉、表象、概念的形成，分析、综合、联想、判断、推理等思维过程的进行都与联合皮层密切相关。因此，脑功能研究可以按功能-结构对应分为脑的基本功能研究和脑的高级功能研究两类。

（1）脑的基本功能研究

20 世纪，脑的基本功能研究在感觉系统研究方面取得了一系列重要突破。下面以诺贝尔生理学或医学奖成就为线索，简要介绍大脑感觉系统的相关研究进展。

1911 年，瑞典生理学家阿瓦尔·古尔斯特兰德（Allvar Gullstrand，1862—1930 年）通过眼屈光度的研究确定了视觉成像定律，并获得该年度诺贝尔奖。

1914 年，奥地利儿科医生罗伯特·巴拉尼（Robert Barany，1876—1936 年）对人体前庭器官进行了生理与病理学的研究，探明前庭器官功能及其疾病的诊断方法，因而获得了该年度诺贝尔奖。

1961 年，哈佛大学贝凯西（Georg von Bekesy，1899—1972 年）因其在耳蜗刺激（听力）的物理机制研究方面做出了卓越贡献而获得该年度诺贝尔奖。

1967 年，美国科学家乔治·沃尔德（George Wald，1906—1997 年）、芬兰科学家拉格纳·格拉尼特（Ragnar Arthur Granit，1900—1991 年）、美国生理学家哈特兰（Haldan Keffer Hartline，1903—1983 年）三位科学家因发现眼睛的初级生理及化学视觉过程，而分享了该年度诺贝尔奖。

1981 年，加拿大神经科学家大卫·休伯尔（David Hunter Hubel，1926—2013 年）和瑞典经科学家托尔顿·维厄瑟尔（Torsten Nils Wiesel，1924—）发现视觉系统的信号分析和最初视觉印象形成过程，共同获得该年度诺贝尔奖。

1991 年，哥伦比亚大学琳达·巴克（Linda B. Buck，1947—）和理查德·阿克塞尔（Richard Axel，1946—）共同发现了包含鼻子里的气味感受器的基因图谱。他们在《细胞》上联合发表了具有里程碑意义的论文，宣布发现了包括约 1 000 种不同基因的一个基因大家族，以及这些基因对应着的相同数目的气味受体种类。鉴于两人在气味受体和嗅觉系统组织方式研究方面做出的贡献，两人共同获得了 2004 年诺贝尔奖。

（2）脑的高级功能研究

除感觉和运动以外的复杂综合功能，如学习、记忆、语言、睡眠、情绪、意识等统称为高级功能。由于脑的高级功能具有极大的复杂性，其研究工作往往存在着巨大的困难。

1901 年至 1936 年间，高级神经活动学说创始人苏联生理学家伊凡·巴甫洛夫（Ivan Petrovich Pavlov，1849—1936 年）研究了消化腺的所谓“心理性分泌”现象，认为动物和人类的大脑活动都是此类反射，最终创立了条件反射方法和学说，第一次把心理意识活动纳入了客观研究的轨道（见图 1 - 25）。这不仅为神经生理学研究开辟了新的途径，而且为利用动物进行学习、记忆、辨别、注意等高级脑功能的实验研究提供了客观测量方法。

在巴甫洛夫之后的很长一段时间里，对大脑高级功能研究的进展非常缓慢，一些错误的观念，如在惯用左手的人大脑右半球是几乎没有任何功能的等一直延续着。直至 20 世

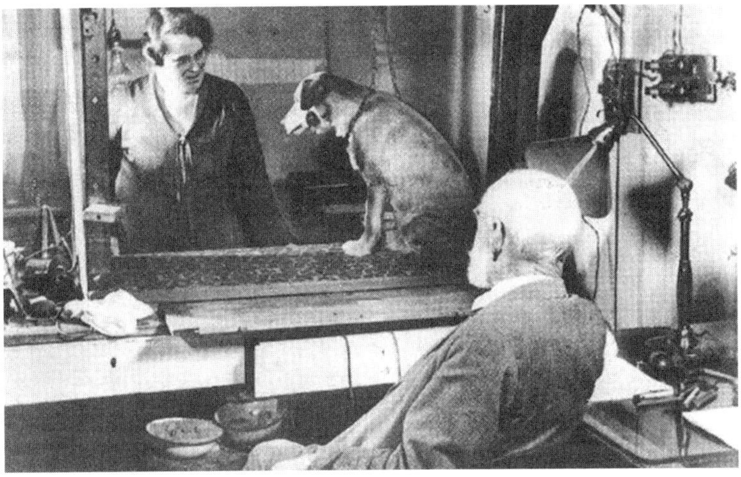

图 1-25　巴甫洛夫的条件反射实验

纪后半叶，神经系统的高级功能研究才取得了较大进展。

20 世纪 50 年代至 60 年代，美国神经生理学家罗杰·斯佩里（Roger Wolcott Sperry，1913—1994 年）和他的学生进行了著名的"裂脑实验"，提出了脑半球功能定位学说，即人类大脑由两半球构成，大脑对人体的运动和感觉的管理是交叉的，左半球功能侧重于逻辑思维，右半球侧重于形象思维。这一实验的成功打破了多个世纪以来认为左半球是优势半球的传统观点，对脑科学的发展具有重大的意义和深远的影响。由于发现大脑半球的功能性分工，斯佩里获得了 1981 年的诺贝尔奖。

①学习与记忆的相关研究

在神经系统的高级功能中，学习与记忆一直是一个重要的研究领域。20 世纪 20 年代，美国心理学家卡尔·莱什利（Karl Spencer Lashley，1890—1958 年）通过实验研究了脑损伤对大鼠学习的影响。他发现学习和记忆缺失的严重程度与脑损伤的面积有关（见图 1-26），而与脑损伤的部位无关，提出了著名的等势原理和整体活动原理。后续研究证明莱什利的结论是部分正确的，记忆痕迹确实是散布于整个大脑皮层的，但不是皮层的所有区域都与记忆有关。莱什利对学习和记忆的研究对脑科学发展有着重要而深远的影响。

1949 年，莱什利的学生唐纳德·赫布（Donald Olding Hebb）出版了著作《行为的组构》(The Organization of Behavior)，他在书中提出记忆广泛分布于神经元集合的连接中，并创建突触学习模型，即学习在脑中分子层次发生的过程是神经元突触处连接的变化。突触学习模型成功地再现了人类记忆的部分特征，促进了神经网络计算机模型的发展。

1953 年，美国神经外科医师威廉·比彻·斯格威尔（William Beecher Scoville，1906—1984 年）对一位癫痫病人实施了一项颇为极端的手术，切除了其大脑两侧的颞叶组织，包括部分海马体和杏仁核。手术的结果无疑是喜忧参半。斯格威尔成功控制住了病人的癫痫发作，但同时也使病人丧失了记忆新生事件的能力。这一案例证明了颞叶是长时程记忆的存储部位，而且程序性和陈述性记忆及长时程和短时程记忆的神经解剖学部位和机制都不同。

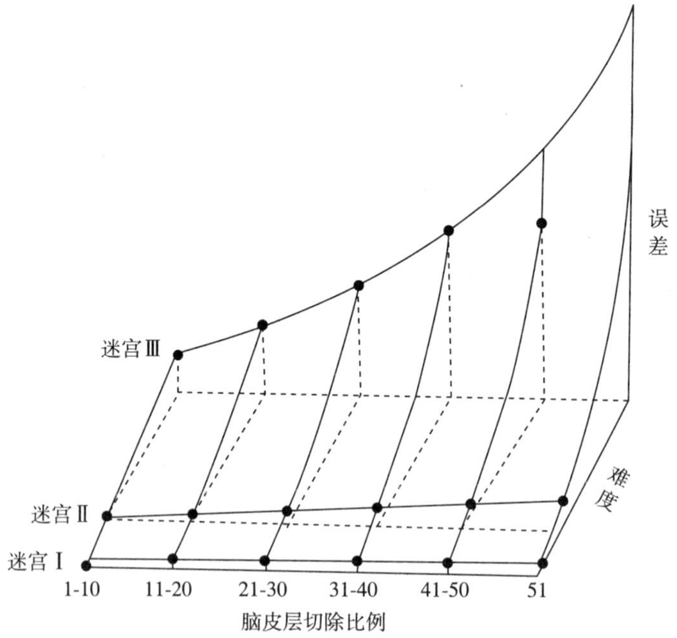

图 1-26 大鼠记忆缺失程度与脑损伤面积的关系

美国约翰·霍普金斯大学认知神经科学家大卫·奥尔顿（David S Olton，1943—1994年）提出了工作记忆（working memory）概念，工作记忆是指人在完成认知任务的过程中将信息暂时存储与加工的系统。美国著名神经科学家帕特丽夏·古德曼·拉基克（Patricia Goldman-Rakic，1937—2003年）把工作记忆评价为人类心理进化中最重要的成就。1974年英国神经科学家阿兰·巴德利（Alan Baddeley，1934—）和格拉汉姆·希契（Graham Hitch）在模拟短时记忆障碍的实验基础上提出了工作记忆的三系统概念（中央执行系统、语言回路和视空间模板），突出了工作记忆对信息的监控、加工和保持。

1973年，英国神经科学家提摩西·布莱斯（Timothy Bliss，1940—）等人发现对通向海马体的兴奋通路进行高频电流刺激，可以长时程增强突触作用的强度，证明了海马体在陈述性记忆形成过程中起着重要作用，这种效应也被称为长时程增强效应（Long-term Potentiation，LTP）。

1982年，美国神经科学家艾利·本斯托克（Elie Bienenstock）、利昂·库伯（Leon Cooper）和保罗·芒罗（Paul Munro）共同创建了BCM理论（以三个人名字首字母组合命名，见图1-27），即当其他输入引起突触后细胞微弱去极化时，兴奋的突触产生的是长时程抑制效应而非长时程增强效应。BCM理论被视为是对赫布理论的延伸和拓展。

②情绪的相关研究

1927年，美国生理学家怀特·卡侬（Walter Cannon，1871—1945年）与菲利普·巴德（Philip Bard，1898—1977年）提出Cannon-Bard假说，认为当肌体感受外部刺激时，神经冲动首先将信息带到丘脑，然后一分为二，一半去大脑皮层，在此产生诸如愉快、恐惧、烦恼等主观体验；另一半达下丘脑，在此处调控机体的生理变化。按他们的理论，情

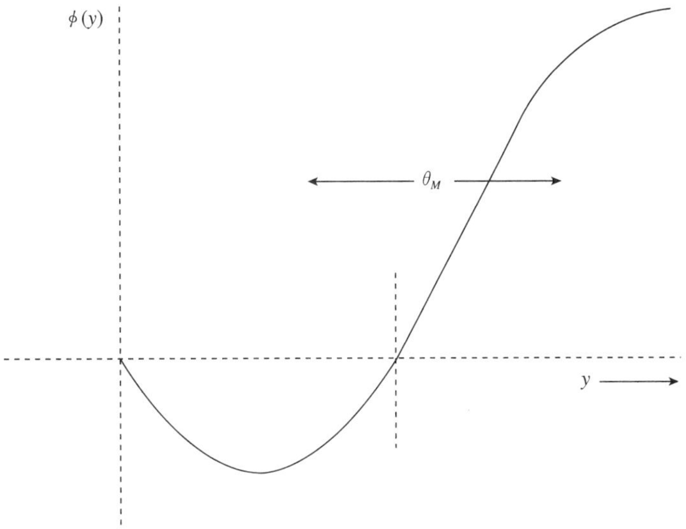

图 1-27　BCM 突触改进规则

y —输出的神经元活动；θ_M —修正阈值

感和生理变化是同时产生的，但此假说没有涉及到产生情感的神经网络。

1937 年，美国神经科学家詹姆斯·帕佩兹（James W. Papez，1883—1958 年）指出，在脑的内侧面有一个“Papez 环”联系着皮层和下丘脑，“Papez 环”是由下丘脑、前丘脑、扣带回和海马体组成的“情绪系统”，人们感觉刺激通过丘脑传递到大脑皮层后，经过所谓的“Papez 环”的作用感染上情感的色彩。此后的研究表明，情绪反应并不是由哪个脑区单独引起的，不同情绪任务或情境会涉及不同的神经系统（见表 1-5）。

表 1-5　不同情绪任务或情境涉及的神经系统

情绪	相关脑区	功能角色
恐惧	杏仁核	学习、逃避
愤怒	眶额皮质、扣带前回皮质	表明违反社会准则
悲伤	杏仁核、右侧颞极	退缩
厌恶	前脑岛、扣带前回皮质	规避

1939 年，美国神经科学家海因里希·克鲁尔（Heinrich Klüver，1897—1974 年）和保罗·布西（Paul Clancy Bucy，1904—1992 年）发现恒河猴颞叶内侧损伤后出现了异常情绪反应。这个反应的一个显著特征就是动物失去恐惧情绪，遇到本应恐惧的事物时不会躲避。此后这些症状的集合被称为 Klüver-Bucy 综合症。20 世纪 50 年代，杏仁核被认定为颞叶内侧与恐惧情绪相关的主要结构，自此其成为大脑加工情绪的研究重点。

20 世纪 20 年代，瑞士生理学家沃尔特·海斯（Walter Rudolf Hess，1881—1973 年）建立了一种用电刺激猫大脑组织的方法。在猫的海马体内植入电极后，只要通上微弱的电流，就会让猫表现出发怒的样子。因此他得出结论：“在大脑的海马体中有一个控制愤怒的地方与行为的中心。”由于海斯的成就，他于1949年获诺贝尔生理学和医学奖。

20世纪50年代，美国神经科学家詹姆斯·奥尔兹（James Olds，1922—1976年）与彼得·米尔纳（Peter Milner）开展了一项名为“自我电刺激”（Electrical Self - stimulation）的实验。他们推测大鼠通过对大脑特殊部位的电刺激得到了“愉悦”的感觉，因此它们会不断反复寻求刺激。两人称这一特殊部位为“愉悦中枢”。在此后的研究中，更多的刺激位点被科学家们发现。

20世纪60年代，美国神经科学家卡尔·普里布拉姆（Karl H. Pribram）开展了杏仁核损伤与社会关系的研究，他对在恒河猴族群中的首领实施了杏仁核切除，发现手术后的猴子社会地位出现了明显下降。此项研究说明杏仁核在保持攻击性和维持社会等级方面起重要作用。

③语言的相关研究

20世纪中叶，美国行为神经学家诺曼·格施温德（Norman Geschwind，1926—1984年）在卡尔·威尔尼克（Carl Wernicke）的研究基础上进一步提出了Wernicke - Geschwind语言加工模型。构成这一系统的关键部分是Broca区、Wernicke区、弓状纤维束和角回，此外还包括了参与接受和产生语言的感觉区和运动区。

20世纪后期，借助先进的电刺激及脑显示成像技术（如PET、fMRI等），科学家们可以通过一系列实验更加直观地观测到大脑接收和加工语言的过程，从而建立更加真实合理的语言加工模型，利用脑成像阐明脑的语言系统。

20世纪80年代至90年代，脑科学领域对于脑的高级功能，诸如感知、运动控制、学习记忆、情绪、语言和意识等方面研究取得了飞速进展。现代神经科学融汇了认知心理学思想，逐渐形成了认知神经科学这一脑科学重要分支。随着脑功能成像技术的推广应用，认知神经科学对于脑的时间、空间辨析能力大幅度增强，同时实验心理学以及细胞和分子生物学的原理理论与脑功能研究也不断擦出新的火花。因此，认知神经科学作为神经科学发展的一个重要研究方向，强力推动着科学界对于脑结构和功能更深层次的研究与思考。

1.4.4.4 脑研究学科交叉更为多元

英国生物学家弗朗西斯·克里克（Francis Harry Compton Crick，1916—2004年）在其所著《狂热的追求》一书中写到：“在自然界中杂种往往不育，但是在科学中正相反，交叉学科常常惊人地丰产。如果一个学科过于单纯，它就会枯萎。”20世纪的脑科学研究包罗万象，其不断与基因工程、神经心理学，特别是以人工神经网络、人工智能、计算机科学为代表的信息技术等新兴学科交叉融合，推动着自身多元化发展。

（1）基因工程

在基因水平上，新技术的发展（如基因转移、剔除技术）大大扩展了研究手段，拓展了研究思路，并已经渗透到脑科学的许多领域。

1953年，美国生物学家詹姆斯·沃森（James Dewey Watson，1928—）和英国生物学家弗朗西斯·克里克发现了DNA分子的双螺旋结构（见图1 - 28），开启了分子生物学的大门，奠定了基因技术的基础。基因工程为科学家提供了一个了解和研究脑的新视角。

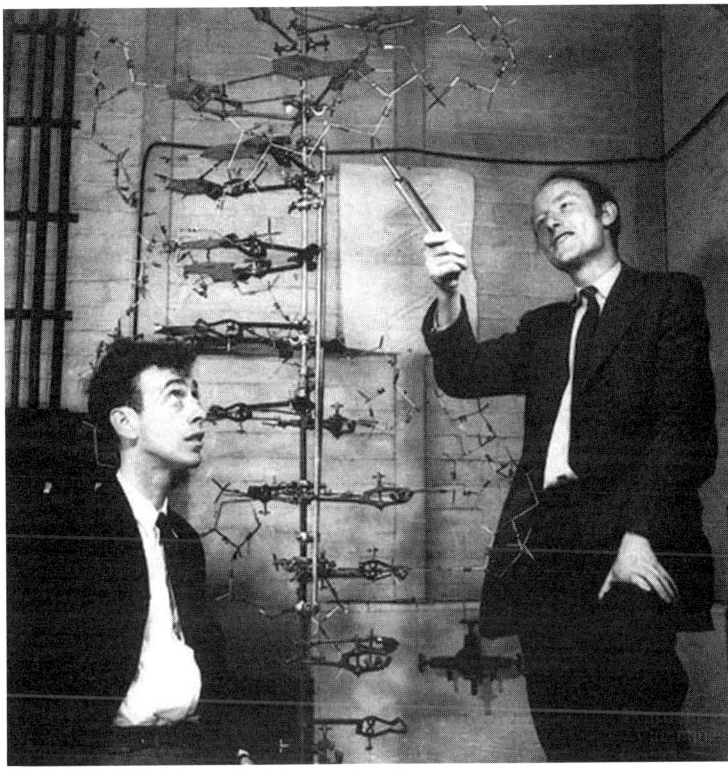

图1-28　詹姆斯·沃森与弗朗西斯·克里克发现DNA双螺旋结构

自从1987年瑞士生物学家沃尔特·格林（Walter Jakob Gehring，1939—2014年）发现果蝇神经系统发育的同源盒（Homeoboxes）基因组以来，许多重要的神经系统发育基因陆续被发现。研究证实，动物神经系统的发育过程是一个级联式基因调控过程。在不同阶段，某些基因组起决定作用，决定脑不同部位的形态形成与发育。

1989年，美国基因分子学家马里奥·卡佩基（Mario Capecchi，1937—）创立了基因敲除法。该方法针对某个序列已知但功能未知的序列，改变生物的遗传基因，令特定的基因功能丧失作用，从而使部分功能被屏蔽，并可进一步对生物体造成影响，进而推测出该基因的生物学功能。利用基因敲除可以改变细胞的基因型，为研究基因在脑的感觉、运动、特别是学习和记忆功能的复杂过程中的作用机理提供了强有力的手段。

随着20世纪基因组研究的稳步推进，神经系统疾病基因定位技术发展步伐大大加快。运用基因定位技术可追踪DNA的某种标志以确定是否存在某种特定的基因，并利用这种标志发现遗传性疾病。1993年，遗传性疾病基金会（Hereditary Disease Foundation）将亨廷顿舞蹈病（Huntington’s disease）的基因定位于4号染色体短臂上。之后，强直性肌萎缩症（Myotonic myopathies）被定位于第19号染色体。基因定位技术为神经遗传病的分子生物学诊断与治疗奠定了基础，为研究精神病机制和治疗开拓了新的途径。

（2）信息技术

随着信息技术的飞速发展，应用计算机原理模拟人脑的活动成为了20世纪脑科学的主要特征之一。与信息技术紧密结合是现代脑科学研究茁壮成长的重要催化剂。

20 世纪 30 年代，德裔美国数学家诺伯特·维纳（Norbert Wiener，1894—1964，见图 1－29）摆脱了当时学科发展越来越专门化的桎梏，真正意义上从多学科角度推进了脑科学研究。1948 年，维纳发表了著名的《控制论——关于在动物和机器中控制和通讯的科学》一书，奠定高度跨学科的控制论的基础。控制论包含信息论、自动控制系统理论和自动快速电子计算机理论，阐述了动物和机器内部的控制与通讯的普适原则和一般规律，着重研究过程中的数学关系。维纳晚年更把注意力放到将控制论应用于生物系统，特别是脑的研究中来，推动了生物控制论、神经控制论等学科分支的发展，并编著了一套《生物控制论进展》丛书，强调了从信息处理的角度来建立和生物系统同构的数学模型的重要性。

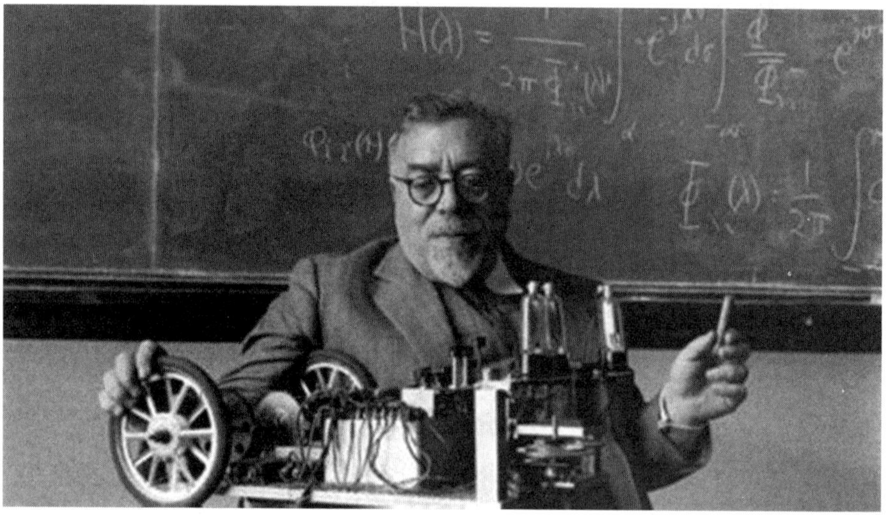

图 1－29　美国数学家诺伯特·维纳

1943 年，美国神经生理学家沃伦·麦克卡洛（Warren Sturgis McCulloch，1898—1969 年）和怀特·匹茨（Walter Harry Pitts. Jr.，1923—1969 年）根据当时已知的神经元知识，首先提出了神经元的数学模型，用以模拟神经元突触权重整合及神经元的阈值特性，由此成为人工神经网络研究的先驱。

1947 年，人工智能之父——英国逻辑学家艾伦·图灵（Alan Mathison Turing）做了一个题为“智能机器”的讲演，他提议要“研究机器能否具有智能行为”，并设想了各种制造“智能机器”的方法。图灵在其 1950 年的著名论文《计算机器与智能》中介绍了一种“模仿游戏”，也就是人们熟知的判断机器是否具有智能行为的“图灵测试”的简化形式。

1956 年，以美国计算机学家约翰·麦卡锡（John McCarthy，1927—2011 年）、马尔温·明斯基（Marvin Minsky，1927—2016 年）为首的一批年轻科学家探讨用机器模拟智能，并首次提出了人工智能的概念。

1957 年，美国心理学家弗兰克·罗森布拉特（Frank Rosenblatt，1928—1971 年）仿照唐纳德·赫布的学习定律思想建立了第一个具有学习能力的神经网络模型——感知机

(Perceptron)，感知机是最早且结构最简单的人工神经网络模型。随后罗森布拉特又通过硬件实现了第一个感知机模型：Mark I，开辟了人工神经网络计算机的硬件化发展方向。但因为数学上的严格证明不认同单层结构网络的识别能力，使神经网络的研究在20世纪70年代陷入低潮。

20世纪60—70年代，英国神经科学家大卫·马尔（David Marr，1945—1980年）开拓了计算机视觉研究领域，并奠定了神经元群之间存储、处理、传递信息的计算基础，特别是对学习与记忆、视觉相关环路的神经计算建模作出了重要贡献。

1973年，美国加州大学洛杉矶分校贾奎思·维达尔（Jacques Vidal）等人通过视觉诱发电位有效控制一个光标在二维空间的位置，从而第一次提出了脑机接口（Brain-Computer Interface，BCI）技术概念。

1976年，图灵奖获得者美国计算机学家艾伦·纽厄尔（Allen Newell，1927—1992年）以认知心理学为核心，提出了"物理符号系统假说"（Physical Symbol System Hypothesis，PSSH），成为人工智能中影响最大的符号主义学派的创始人和代表人物。物理符号系统被定义为逐渐生成一组符号的生成器。纽厄尔认为物理符号系统是对一般智能行为具有充分而必要手段的系统，即任一物理符号系统如果是有智能的，则必能执行对符号的输入、输出、存储、复制、条件转移和建立符号结构等6种操作。反之，能执行这6种操作的任何系统，也就一定能够表现出智能。而这一学说则鼓励着人们对人工智能进行深入的探索。如今在人工智能领域广泛应用于心智建模的认知体系结构ACT-R（Adaptive Control of Thought-Rational）等都是在该理论下发展而来的。

1980年，加拿大多伦多大学教授杰弗里·辛顿（Geoffrey Everest Hinton，1947—）采用多个隐含层的深度结构来代替感知机的单层结构，建立了多层感知机模型。多层感知机模型也成为最早的深度学习网络模型。

自1981年以来，诺贝尔奖得主埃德尔曼（Gerald Edelman，1929—2014年）开发了一系列不同型号的仿脑机（brain-based-devices，BBD）。与传统的机器人不同，仿脑机是通过从许多不同的仿真神经回路中进行选择来进行学习的，而不是按照事先编制好的程序指令来工作的。

1982年，约翰·霍普菲尔德（John Joseph Hopfield，1933—）提出了全联结式的联想记忆神经网络，即Hopfield递归神经网络，解决了TSP（旅行最短路径）问题，引起世界性神经网络研究的热潮，ART算法、遗传算法、Boltzman机等人工神经网络及算法模型纷纷涌现。如今，各类递归神经网络在自然语言处理领域取得了显著成绩。

1985年，美国认知科学家、神经科学家和计算机科学家施瓦茨（Eric L. Schwartz，1947—）正式提出了计算神经科学这一学科名称。

1984年，日本学者福岛邦彦（Kunihiko Fukushima）提出了卷积神经网络的原始模型——神经感知机。1998年，美国计算机科学家扬·勒丘恩（Yann LeCun）提出了深度学习的常用模型之一——卷积神经网络（Convoluted Neural Network，CNN）。

1997年，IBM的"深蓝"（Deep Blue）计算机打败了白俄罗斯的国际特级大师卡斯帕罗夫（见图 1-30）。智能机器的胜利标志着人工智能开启了新时代。

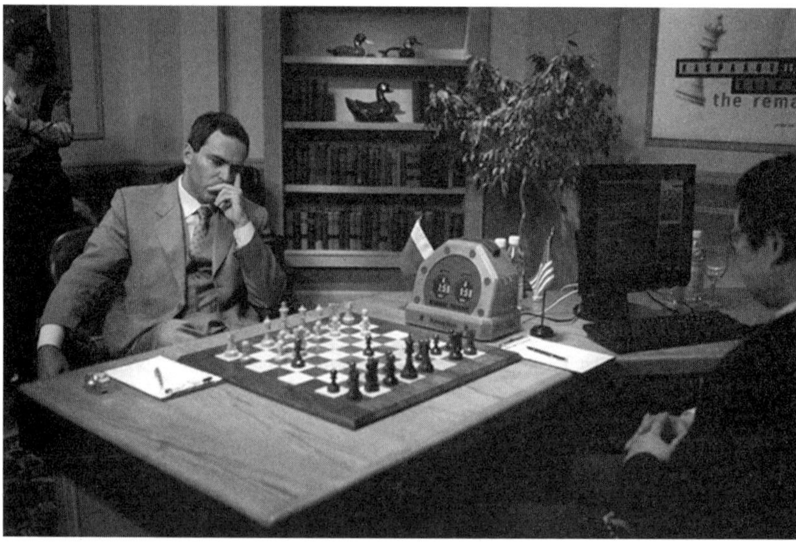

图 1-30　卡斯帕罗夫对战 IBM“深蓝”

1999 年，加州大学伯克利分校杨丹（Yang Dan）等人通过解码猫的丘脑外侧神经元放电信号来重建视觉图像。他们记录了 177 个神经元的脉冲列，获得了世界上第一个大脑植入式脑机接口产生的高质量视觉信号。

20 世纪的脑科学在研究手段、脑微观结构研究、脑高级功能研究、多学科交叉融合等许多方面都取得了成倍于 19 世纪的创新性成就。可以说，20 世纪是脑科学发展的黄金时期。

1.5　全球脑科学发展态势

脑科学研究是具有综合交叉和科学前沿双重特点的重大科学命题。近年，在各国政策的强力支持和先进技术的持续推动下，脑科学研究的革命性突破不断涌现，成为最活跃的焦点前沿学科，同时脑科学在“仿脑”“脑控”“控脑”三大应用领域迎来发展热潮。脑科学研究与应用，为人类社会与经济发展带来了新的机遇，也对国家安全与社会治理提出了新的挑战。

1.5.1　脑科学战略成为各国焦点

20 世纪 80 年代初，以美国为首的发达国家纷纷将推动脑科学发展提上日程，发起设立了可媲美“人类基因组”计划的又一个国际性的科研计划——“人类脑计划”研究计划，脑科学研究迎来了名为“脑的十年”的第一次热潮。尽管在 21 世纪初，脑科学研究的资助规模和关注度都略有回落，但自 2008 年以来脑科学领域又重新成为了世界各国政府和科研机构的发展焦点。

近年来，美国、欧盟、日本等国家和地区纷纷启动大型脑科学新战略计划。2013 年，美国和欧盟分别启动实施“通过创新神经技术推动脑研究（Brain Research through Advancing Innovative Neurotechnologies，BRAIN）”计划和“人脑工程（Human Brain Project，HBP）”计划。2014 年，日本启动“通过综合神经技术绘制脑疾病图谱（Brain Mapping by Intergrated Nearotechnologies for Disease Studies，Brain/MIND）”计划。

世界各国科学技术研究机构及高等院校不断加大脑科学领域专业研究投入力度。美国国防高级研究计划局（Defense Advanced Research Projects Agency，DARPA）、高级情报研究计划署（Intelligence Advanced Research Projects Activity，IARPA）以及海军等军事部门在神经科学领域接连投入大量资金研发最新神经技术。日本类脑智能研究以国际电器通信基础技术研究所、国家级技术研究所（如理化研究所脑科学综合研究中心）和各类高校相互合作的模式来开展跨学科研究。

美国政府科研资助机构、民间基金会、民间研究所，如美国国家卫生研究院（National Institutes of Health，NIH）、美国国家科学基金会（National Science Foundation，NSF）、卡弗里基金会（Kavli Foundation）、西蒙基金会（Simons Foundation）、艾伦人工智能研究所（Allen Institute for Artificial Intelligence）等，也陆续涉足脑科学研究领域。

世界各国知名高等院校也先后开辟专业性研究机构，开展专门化研究工作。例如美国麻省理工学院（MIT）成立了脑、心智与机器研究中心（Center for Brain，Mind and Machine），瑞士洛桑联邦理工学院（EPFL）建立了脑与心智研究所（Brain Mind Institute），美国斯坦福大学（Stanford）成立了斯坦福心智、脑与计算研究中心（Stanford Center for Mind，Brain and Computation）。

随着国际社会和学术界关注度的持续提升，脑科学发展的“第二次浪潮”正席卷全球，它真正成为了各国抢占科学技术制高点、确立技术领先优势的“兵家必争之地”。

1.5.2　脑科学技术屡迎重大突破

人类智慧对自然的征服，在 20 世纪达到了登峰造极的地步，但探索脑的奥秘仍被科学界认为是人类认识自然的“终极疆域”。迄今为止，人脑的大部分结构、功能和过程机制仍然是“未解之迷”，因此，在今后相当长的一个时期内，脑科学研究会始终处于科学前沿地位。步入 21 世纪以来，与脑有关的科学发现不断涌现，人类在脑自身研究、脑疾病研究、脑应用研究等相关技术领域取得了长足的进步。

脑自身研究技术迈上新台阶。在全脑图谱绘制方面，神经元种类图谱、中观神经联接图谱、中观神经元电活动图谱三大种类图谱绘制工作逐步开展，小鼠大脑神经联结图谱、哺乳动物大脑新皮层数字立体超微结构图谱等大脑联结图谱绘制取得了重要进展，人类首张脑电波连接全图问世；在神经信号检测方面，电压成像、植入式纳米神经电极、电压敏感纳米荧光探针等脑信号采集新技术为高时空分辨率、大范围的神经信号检测奠定了坚实基础；在神经环路示踪方面，基因工程、合成生物学、光遗传学等技术使对神经细胞的标记、示踪、操纵和干扰成为可能；在结构显微成像方面，超高分辨率光学显微、冷冻电镜成像、光片照明显微、宽场照明成像等高速体成像技术突破了传统技术极限；在脑功能成像方面，以PET、fMRI等成像技术为基础，借助无创伤检测等新兴技术，与语言、智力、思维、意识、梦等脑的高级功能紧密联系的神经元群体活动已被逐步探知。基于快速发展的新技术手段，神经生物学家对大脑的观测进入了由微观向中观、由中观向宏观尺度跨越的“连接组学”时代。

脑疾病研究技术取得新进展。在脑疾病病理研究方面，脑影像技术、光遗传技术、脑电技术和分子生物学等技术快速发展，为探索幼年期自闭症和智力障碍、中年期抑郁症和成瘾、老年期退行性脑疾病等重大脑疾病的致病机理提供了有效途径；在脑疾病预警和早期诊断方面，基因变异检测、血液体液和脑脊液分子成分检测、脑影像及脑功能指标等技术，提供了早期预防和干预脑疾病的有力手段；在脑疾病治疗方面，干细胞神经修复技术、穿颅直流电刺激（tDCS）、深度穿颅磁刺激（TMS）等前沿技术已经应用于治疗脑疾病，同时基于最新神经科学研究成果的新药物和新仪器正在不断被研发应用。

脑应用研究技术取得新突破。在人工神经网络方面，循环神经网络（Recurrent Neural Network）、长短期记忆模型（Long/Short Term Memory）、深度残差网络（Deep Residual Networks）、分层时序记忆模型（Hierarchical Temporal Memory）等新模型新算法层出不穷，同时以SPAUN脑模拟器为代表的神经网络群体协同系统初露头角，人工神经网络的飞速发展为语言识别、图像识别、人工智能等技术的发展提供了内生动力；在类脑人工智能方面，随着人工智能实现方法从符号处理向深度学习转变，生物特征识别、文本分析、自然语言处理、机器人流程自动化等“弱人工智能”（Artificial Narrow Intelligence，ANI）技术向实用化发展，科学界已着手研究“强人工智能”（Artificial General Intelligence，AGI）；在类脑计算机与机器人方面，电子突触器件（忆阻器）作为类脑芯片的核心技术受到了计算机学界的广泛关注。目前，电子突触器件大规模集成技术已实现突破，清华大学首次实现基于1 024个氧化物忆阻器阵列的类脑计算，这一成果标志着速度更快、功耗更低、更接近人脑的智能硬件即将诞生。

1.5.3 脑科学应用获得广泛拓展

基于脑成像、脑机接口等关键技术的脑科学应用持续深化拓展。其中，利用大脑控制外部设备方面的应用是脑科学技术应用的热点，也是商业化应用水平最高的领域。专业化企业围绕文体娱乐、医疗器械、交通运输、航空航天等领域开展了产品化应用。

在文体娱乐领域，国外游戏开发商开发了脑控游戏装置、日本Neurowear公司开发了与心情关联的Neocomimi“心情猫耳”产品、全球最大的玩具厂商美泰（Mattel）公司推出了脑控型玩具MindFlex、海尔开发全球首款脑电波控制智能电视、杭州回车电子科技研发Kether“意念赛车”。

在医疗健康领域，日本丰田汽车公司、华南理工大学、日本金泽工业大学、北京信息科技大学、西安交通大学等国内外企业和高校开发了面向行动不便人群的智能脑控轮椅；美国约翰·霍普金斯大学、休斯顿大学、冰岛假肢制造商奥索（Ossur）公司、芝加哥康复研究所等企业和高校研发了面向残疾人群的脑控智能义肢。澳大利亚 Aubot 公司推出一款面向养老和医疗保健行业的商业化远程呈现机器人——Teleport。

在工业相关领域，美国 PuzzleBox 公司研制出一款脑控玩具直升机——Orbit。浙江大学、西北工业大学、美国明尼苏达大学、葡萄牙无人机厂商 Tekever 公司、俄罗斯 Neurobotics 公司等企业和高校研发了小型脑控飞行器；日本丰田公司制造出了世界首辆脑控自行车，德国柏林自由大学、南开大学以及俄罗斯科研机构研发了脑控汽车。德国慕尼黑工业大学开发脑机接口装置控制飞机模拟器，英国埃塞克斯大学使用脑机接口装置来模拟脑控太空飞船。

1.5.4　脑科学研究推动产业变革

随着脑科学研究的持续深入，脑科学研究成果不断在人工智能、类脑计算机、脑机接口等技术领域取得应用，推动交叉学科技术的升级换代，这势必会为健康医疗、智能制造等产业带来革命性的变化。同时，基于基础性研究而诞生的新学科和新业态将大量涌现。脑科学研究属于具有高科技附加值的领域，因此其关联产业必将产生可观的经济效益。近年来，脑科学及其交叉学科相关工程领域的产业规模持续增长，2012 年相关产业规模约为 10 亿美元，2020 年则有望增长至 60 亿美元。

全球知名科技企业争相布局类脑人工智能、类脑硬件、脑机接口等脑科学衍生技术领域。在类脑人工智能方面，IBM“沃森”（Watson）认知计算系统融合了信息分析、自然语言处理和机器学习领域的大量创新技术，能够利用大量非结构化数据完成理解、推理与判断；谷歌（Google）DeepMind 研究团队研发的泛化强化学习算法 AlphaZero 可以从零开始，通过自我对弈强化学习击败 AlphaGo，在多种任务上超越人类水平。在类脑芯片方面，IBM 公布了 TrueNorth 神经形态芯片，打破了冯·诺依曼硬件体系。在脑机接口方面，SpaceX 创始人伊隆·马斯克（Elon Musk）创立 Neuralink 脑机接口公司，致力于开发“Neural Lace”（神经织网）技术，用于实现人脑思维的上传或下载；美国 Emotiv 公司开发出一套人机交互设备“Emotiv Epoc”意念控制器，可以实时读取使用者大脑对特定动作产生的反应，通过软件分析解读其意念、感觉与情绪。另外，高通（Qualcomm）、英特尔（Intel）、惠普（HP）等 IT 巨头也都已涉足人工智能、类脑硬件或脑机接口领域，推动了脑科学与信息技术进一步融合迭代，带动了相关领域的企业投身脑科学相关研究的热潮。

“脑科学＋健康医疗”“脑科学＋智能制造”等商业产业模式崭露头角。在健康医疗方面，全脑图谱、人工智能等突破性技术融入现有诊断技术，为脑疾病诊疗带来革命性影响。全脑图谱对于理解人类大脑结构与功能具有革命性意义，对神经退行性疾病预防、重要心理功能进行生理定位、指导外科手术都有巨大的作用。基于深度学习算法的人工智能已经在图像分割识别、疾病辅助诊断、个性化癌症治疗、新型药物开发等方面发挥了重大作用。以西门子（Siemens）、日本电气股份有限公司（NEC）为代表的传统医疗设备企业和以 IBM、百度为代表的信息技术企业正在激烈争夺人工智能医疗产业的话语权。在智能制造方面，类脑芯片、类脑机器人和类脑人工智能硬件系统在从智能可穿戴设备到工业机器人的各个工业领域都有广阔的应用前景。在深度学习算法、大型神经网络、脑控机器人等技术的推动下，工业机器人将能真实地模拟人脑运行的机制，并自主感知、判断、学习和工作，届时智能制造产业必将迎来颠覆式的变革。

1.5.5 脑科学革命影响社会环境

在21世纪第二个十年及可预见的未来30年，正在兴起的脑科学及相关交叉科学面临着前所未有的历史发展机遇。脑科学有望深刻改变政治、军事、经济、伦理、医疗、教育、文化、意识形态等社会环境因素。

从国防军事角度来看，脑科学将成为改变未来作战的颠覆性技术之一，“强化士兵”“脑控装备”“精神控制”等新型作战样式将促使战争要素从以“物理能力”为核心向以“思维智能”为核心转变，“不战而屈人之兵”将成为未来战争的终极致胜思路；从社会治理角度来看，脑科学飞速发展加剧了人们对社会治理问题的关注和担忧，社会结构失衡、政治经济失稳、人机共存失控等一些安全隐患与问题将成为国际社会的讨论焦点；从伦理道德角度来看，因为脑科学以人的大脑这一最敏感的器官作为研究对象，所以不可避免地会涉及到人权自由、隐私保护和身份认同等深层次问题，时刻处于伦理道德的框架之下成为脑科学研究必须遵循的重要准则之一；从生理健康角度来看，脑科学相关技术使社会健康医疗条件持续改善，但手术实施与神经外设设备的安装可能为人类健康带来新的不可预知的损害；从文化意识角度来看，脑科学相关技术发展深刻改变了人的生活方式和习惯，潜移默化地影响着社会主流价值观，同时技术进步也对国家掌控社会文化潮流和意识形态带来了新的挑战。

人类正经历一场向智慧社会的革命性转变，其最核心内容是理解认知大脑高级功能的物质及结构基础，在防治认知障碍性疾病的同时发展认知技术并广泛应用，从而实现由“信息时代”向“脑智时代”的跨越。

第 2 章　脑科学关键技术发展现状

为了更好地了解脑、探测脑、运用脑，在脑科学发展过程中，世界各国的科学家们进行了大量的探索和实验，总结了诸多方法和经验。在脑科学研究领域，主要有 3 类关键技术，一是脑信息获取技术，也就是如何获取大脑发出的各种信息，比如脑结构信息、脑功能信息、脑电信号、脑磁信号等；二是脑信息交互技术，这是开展脑科学应用的重要技术，是如何实现大脑与外部机器之间实现信息交流互动的技术；三是脑信息控制技术，主要是指利用外部信息影响或控制大脑的技术手段。

近年来，国内外脑科学技术取得了显著进展。在脑信息获取技术方面，脑电信号破译研究、脑活动信息还原视觉图像研究、脑活动信息分析心理与行为关系研究、脑活动信息再现人类梦境研究均取得了新进展；在脑信息交互技术方面，脑电信号翻译算法研究取得了新突破，脑信息传输方式实现无线传输，脑机接口通信速率大大提升，脑机接口技术验证取得新进展；在脑信息控制技术方面，“脑对脑”异体控制实验取得成功，研究将外部信息植入大脑的可能，积极探索构建“脑联网”。

2.1　脑信息获取技术发展现状

2.1.1　脑信息获取技术的内涵

脑信息获取是指利用技术手段，获取脑内部结构与功能、思维活动信息的过程。脑信息获取技术是脑科学基础研究与应用研究的重要基础和前提。

从实现路径上看，获取脑内部结构与功能信息，可通过脑成像实现；获取大脑思维活动信息，可通过脑成像技术察看大脑神经活动情况来实现，也可通过高灵敏的接收元件接收并放大大脑活动所产生的脑电信号、脑磁信号等各类信号，经专门的电脑译码软件处理后实现，如图 2－1 所示。

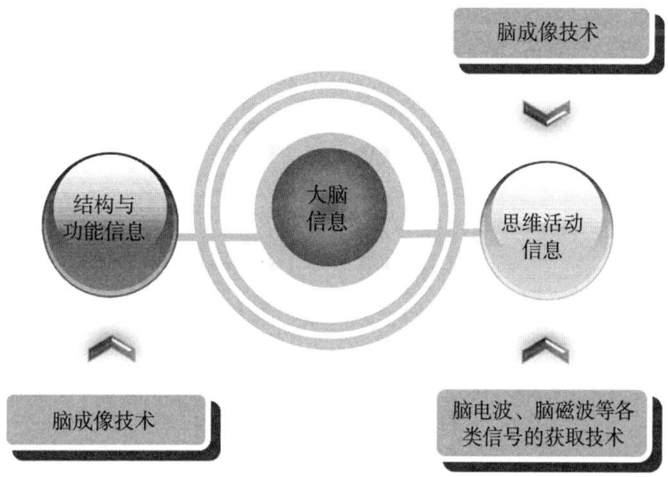

图 2－1　脑信息获取途径示意图

2.1.2 脑信息获取技术的主要手段

2.1.2.1 脑成像技术

脑成像是指通过技术手段使人们能够“看到活体脑的内部”。脑成像技术是一种离线研究技术，是如何认识脑内部结构与功能的关键技术。发展脑成像技术，有助于理解脑特定区域与其功能之间的关系，有助于了解和挖掘大脑活动的深层次信息。截至目前，业界已成功开发了多种脑成像技术，包括电子计算机断层扫描（CT）、正电子发射计算机断层扫描（PET）、单光子发射计算机断层扫描（SPECT）、磁共振成像（MRI）、功能磁共振成像（fMRI）、近红外光谱（NIRS）、功能近红外光谱（fNIRS）、脑血管造影、光声成像（PAI）、CLARITY 技术、快速功能光声显微镜技术（fast - functional PAM）等。其中，大多数已用于临床应用、商业应用和实践研究，并随着技术革新而不断改进。

（1）电子计算机断层扫描（Computed Tomography，CT）

电子计算机断层扫描技术是指利用精确准直的 X 线束、γ 射线、超声波等，与灵敏度极高的探测器一同围绕人体某一部位作一个接一个的断面扫描，持续测定透过的射线量，并进行数字化后再经过计算机计算出该层面组织各个单位容积的吸收系数，然后重建图像的一种技术（见图 2 - 2 和图 2 - 3）。根据所采用射线种类的不同，CT 技术可分为：X 射线 CT（X - CT）、超声 CT（UCT）以及 γ 射线 CT（γ - CT）等类别。利用 CT 技术来实现脑成像，能够在任何深度或任何角度重建脑的各种层面结构，具有扫描时间快、图像清晰等特点。

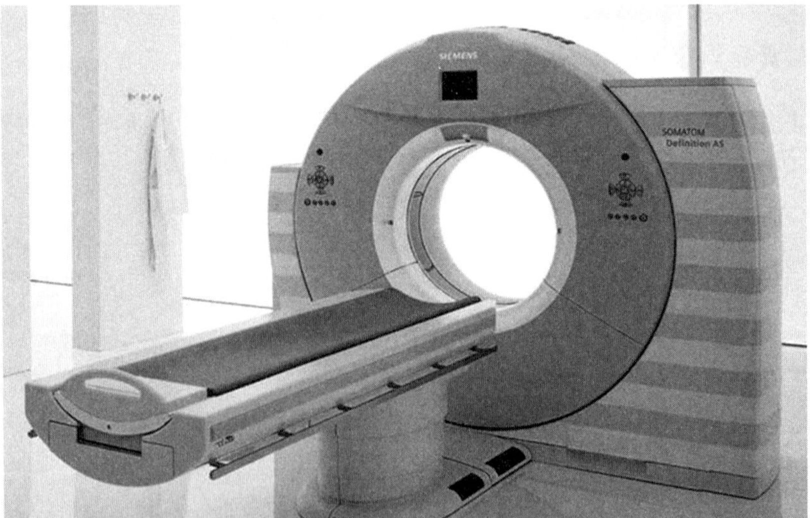

图 2 - 2　电子计算机断层扫描设备

（2）正电子发射计算机断层扫描（Positron Emission Computed Tomography，PET）

正电子发射计算机断层扫描技术是核医学领域的两种 CT 技术之一，是一种非创伤性

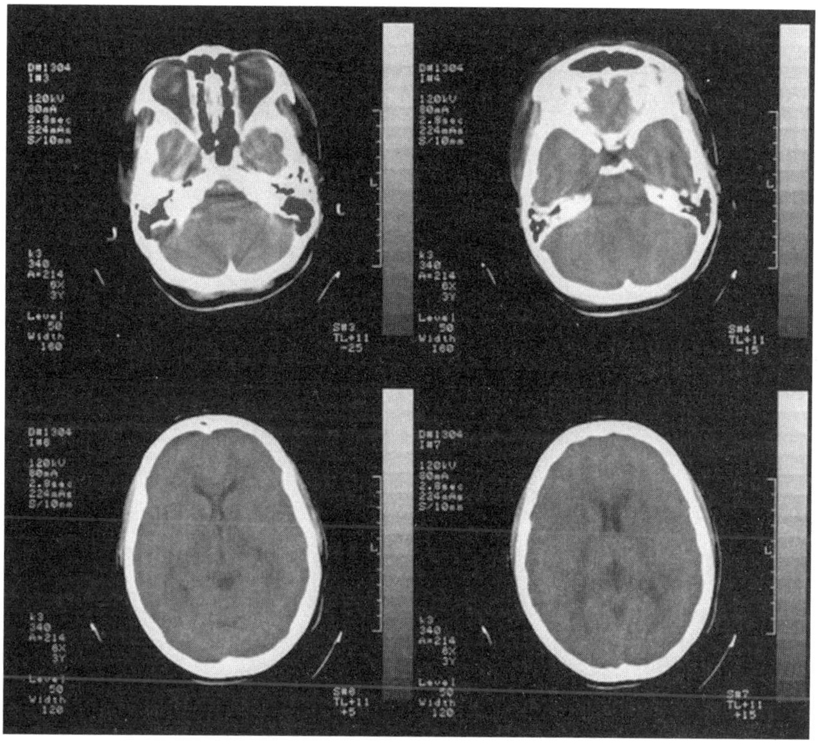

图 2-3　人脑电子计算机断层扫描图像

的用于探测体内放射性核分布的影像技术（见图 2-4 和图 2-5）。其方法是：将某种物质（一般是生物生命代谢中必须的物质，如葡萄糖、蛋白质、核酸、脂肪酸等），标记上短寿命的放射性核素（如 18F、11C 等），并将其注入人体后，通过对该物质在代谢中的聚集情况来反映生命代谢活动的情况，进而达到诊断的目的。目前，PET 在肿瘤、冠心病和脑部疾病这三大类疾病的诊疗中尤其显示出重要的价值。PET 主要是反映脑内的生化代谢及生理功能的变化，已成为当前最理想的定量代谢显像技术。

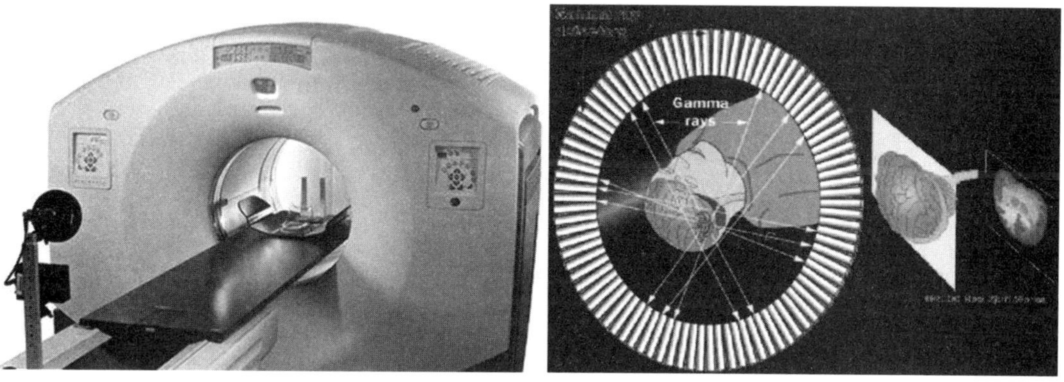

图 2-4　正电子发射计算机断层扫描设备（左）　PET 探测环示意图（右）

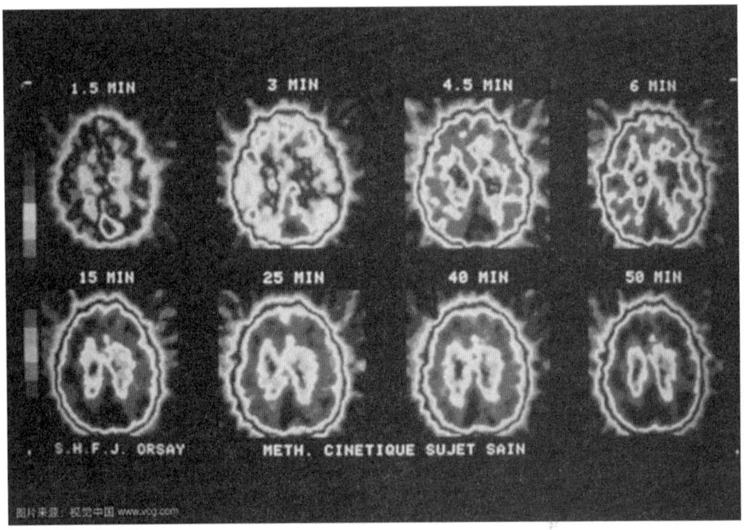

图 2-5　正电子发射计算机断层扫描显示大脑中的蛋白质合成

(3) 单光子发射计算机断层扫描 (Single-Photon Emission Computed Tomography, SPECT)

单光子发射计算机断层扫描技术是核医学领域的两种 CT 技术之一。其方法是：将能够放出纯粹阿尔法光子的放射性核素或药物注入或吸入人体后，把显像仪的探头对准所要检查的部位，并接收被检部位发出的射线，再通过光电倍增管将光电脉冲放大转化为信号，经计算机连续采取信息并进行图像处理与重建，最终以三级显像技术使被检部位成像。SPECT 用于脑功能成像时，通过将放射性核素选择性地注入脑内，可以计算局部脑血流量，以反映脑部血流灌注情况。SPECT 具有价格低和操作相对简单的特点，故在临床上应用较多（见图 2-6 和图 2-7）。

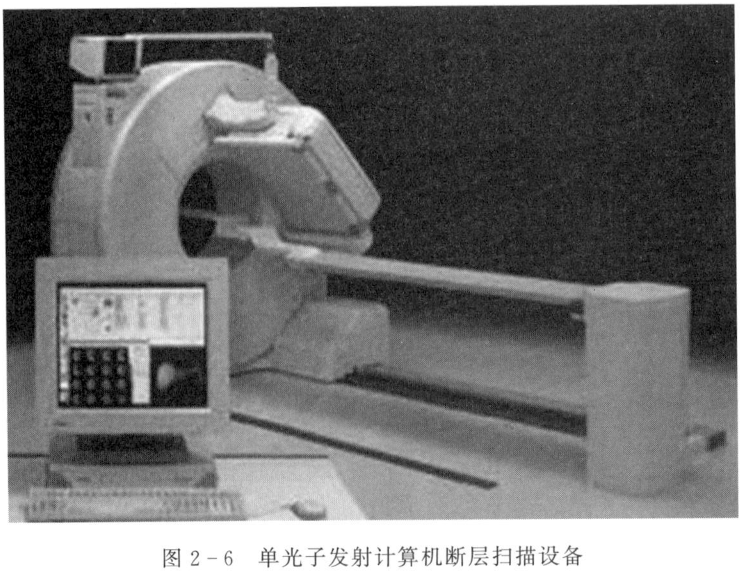

图 2-6　单光子发射计算机断层扫描设备

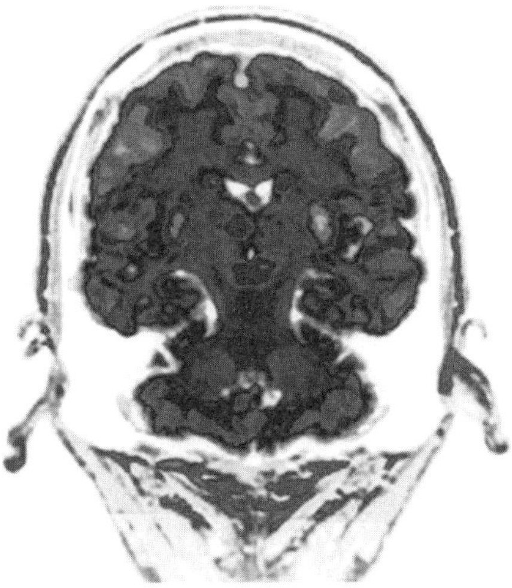

图 2-7　单光子发射计算机断层扫描大脑图像

(4) 磁共振成像 (Magnetic Resonance Imaging, MRI)

磁共振成像即通常所说的核磁共振，是断层成像技术的一种（见图 2-8 和图 2-9）。磁共振成像的工作原理是：利用磁场和无线电波探测人体内水分子中的氢原子。由于在血液中的氢原子与在骨骼和组织中的氢原子反应有所差别，据此计算机可以不采用 X 光便可重现人体内部图像。该技术利用专用设备使人体内的特定原子核旋转同向，通过收集从人体发出的统一整齐的电磁信号来重建人体信息。MRI 技术效果最佳的检查部位包括颅脑、脊髓、心脏大血管、关节骨骼、软组织及盆腔等。由于核磁共振设备以及核磁共振检查室内具有非常强大的磁场，因此在检查时要避免所有的金属材料，包括心脏起搏器、金属手术支架、金属假牙等。

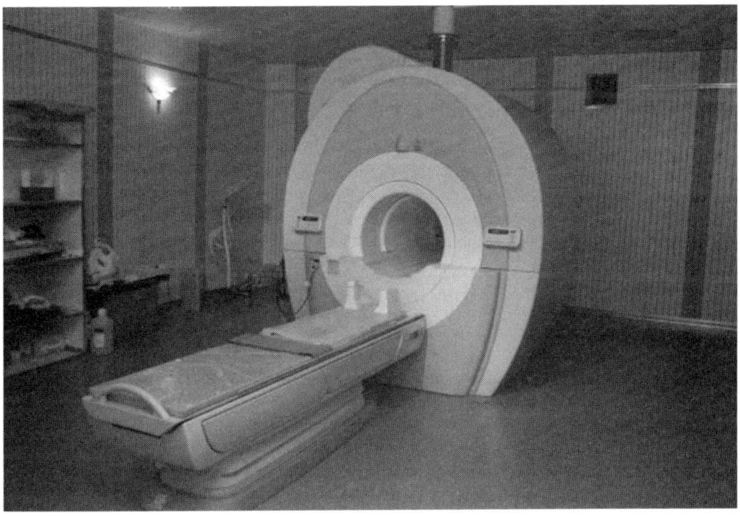

图 2-8　磁共振成像设备

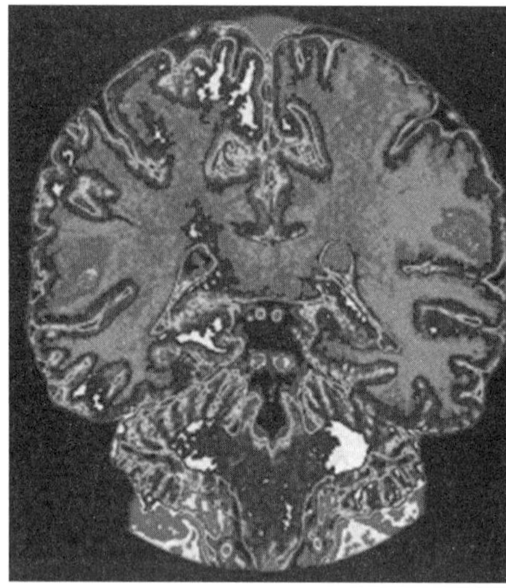

图 2 - 9　正常脑的冠状磁共振成像

（5）功能磁共振成像（functional magnetic resonance imaging，fMRI）

功能磁共振成像技术是一种新兴的神经影像学方式，其主要原理是利用磁振造影来测量神经元活动所引发的血液动力的改变情况，即通过检测血液进入脑细胞的磁场变化而实现脑的功能成像。利用功能磁共振成像技术能够得到更精确的结构与功能关系。目前该技术主要运用在人及动物的脑或脊髓研究（见图 2 - 10）。fMRI 是目前研究活体脑功能的重要手段之一，其优点是具有较高的时间和空间分辨率，且没有放射性，可以反复多次进行。

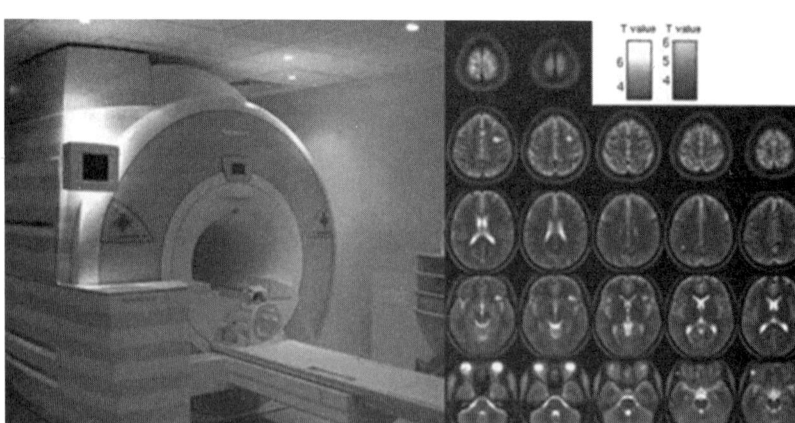

图 2 - 10　大脑功能磁共振成像

为了得到更快速度、更高分辨率的脑图像，科学家们多次对功能磁共振成像技术加以改进。一是将功能磁共振成像技术与平面回波扫描成像（EPI）技术结合。当用标准的功能核磁共振成像仪器所产生的磁场覆盖大脑时会产生轻微的变化，进而为不同区域的氢原子提供不同的磁场，这些不同的磁场强度使氢原子具有不同的旋转速率，当一个无线电波脉冲集中在头部时，所处不同区域的氢原子将产生不同的反应，环绕在头部的磁线圈可检测到先吸收随后又释放无线电能量的原子，并依据得到的反馈信号或“回波”来生成大脑图像。当利用平面回波扫描成像时，单一的无线电波脉冲用于激发氢原子，在这些原子平静下来之前，磁场多次快速的翻转，可引起 50～100 次的回波，这些多重的回波可用于生成高分辨率的大脑图像。二是依次使用两个脉冲，并在相同的时间里获得两倍的图像数据，即所谓的同步再聚焦（SIR）平面回波扫描成像，这一改进被证实在功能核磁共振成像和神经元轴突因子足迹 3D 成像方面非常有效，但在提高扫描速度方面仍有局限性，原因是这样会导致信号产生衰减并且图像分辨率也会降低。三是采用多级螺旋同时检测几个部分的多频带激发，但这一改进也有局限性，主要是因为多级螺旋检测需要相对宽松的空间并且不能区分相近空间的图像。四是由来自伯克利加州大学、明尼苏达大学、牛津大学的科学家们将这些技术合理结合起来，使成像速度大幅度提高，在相同图像分辨率下，远远快于单独使用一种技术。这一技术改进可以让全影 3D 脑扫描在不到半秒的时间内完成（见图 2 - 11），而不是一般所需要的 2～3 s。其研究论文发表在 2010 年 12 月 20 日《公共科学图书馆 · 综合》（PLoS ONE）杂志。

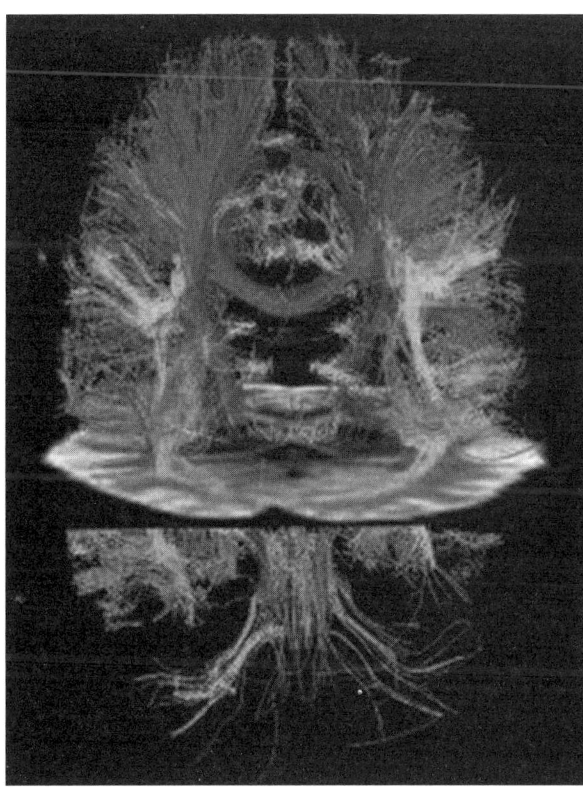

图 2 - 11　基于综合扫描技术的大脑 3D 扫描图

（6）近红外光谱（Near Infrared Spectroscopy，NIRS）

利用近红外光谱技术实现脑功能成像是最新一代的脑功能影像模态。该技术通过近红外光探测脑皮层的血流活动信息，包括对氧化血红蛋白、还原血红蛋白以及总血红蛋白的浓度变化进行测量，进而为大脑的研究、诊断、训练和评估提供了全新的定量分析手段（见图 2－12 和图 2－13）。

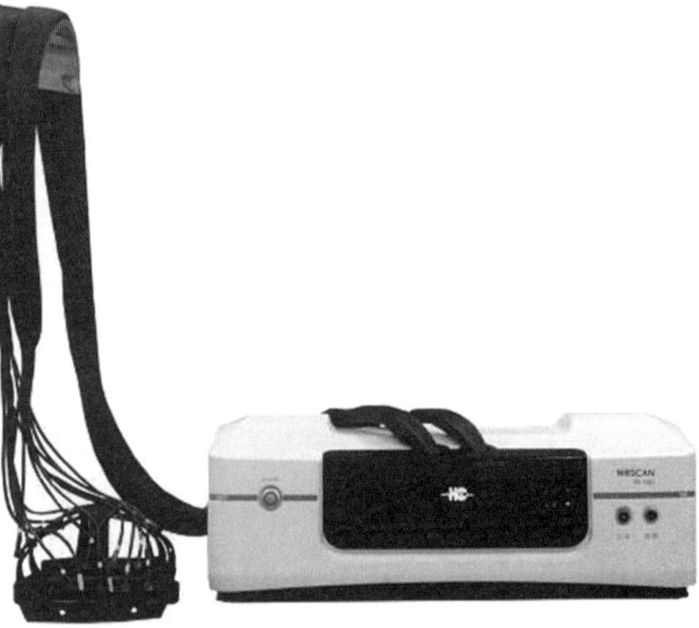

图 2－12　近红外光谱脑成像设备

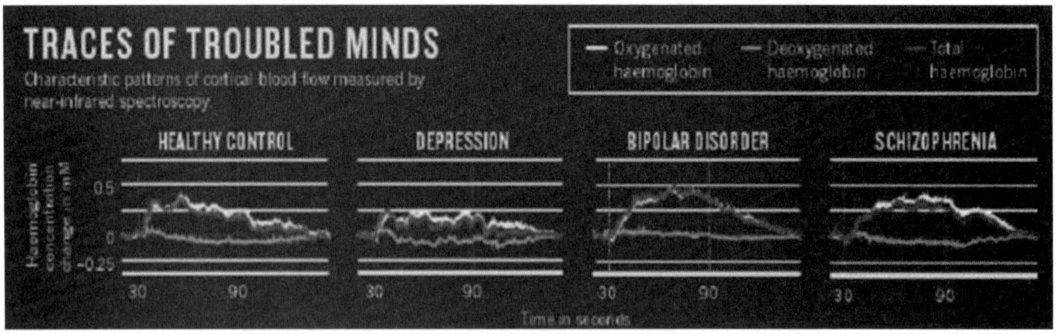

图 2－13　不同疾病的近红外光谱脑血流特征

（7）功能近红外光谱（functional Near Infrared Spectroscopy，fNIRS）

功能近红外光谱技术是近年来新兴的一种非侵入式脑功能成像技术。利用该技术进行脑功能成像的原理与 fMRI 相似，均是基于大脑神经活动会导致局部的血液动力学变化。该技术主要是利用脑组织中的氧合血红蛋白和脱氧血红蛋白对波长位于 600～900 nm 区间的近红外光吸收率的差异特性，来实时、直接地检测大脑皮层的血液动力学活动信息。通过观测这种血液动力学变化情况，即通过神经血管耦合规律可以反推大脑的神经活动情况（见图 2－14～图 2－16）。

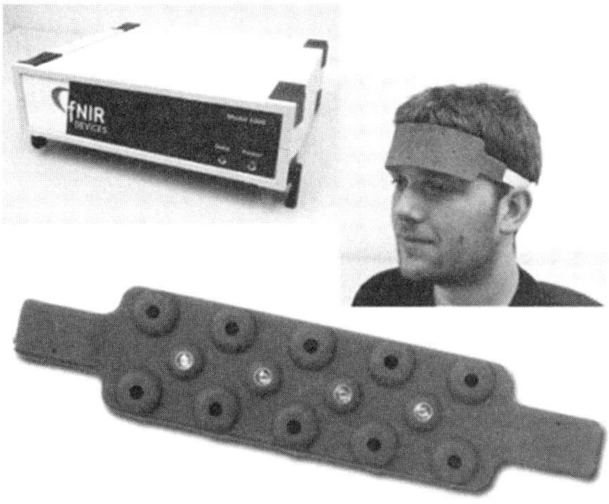

图 2 - 14　前额区 fNIRS 探测器（可测量前额叶皮层的血流动力学反应）

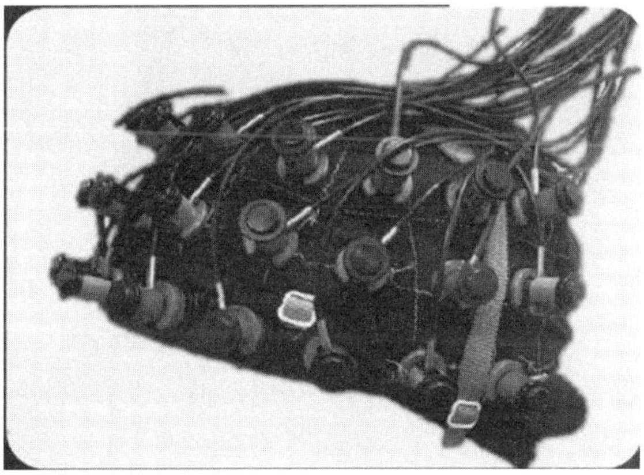

图 2 - 15　全脑 fNIRS 探测器（可测量全脑不同区域的血流动力学反应）

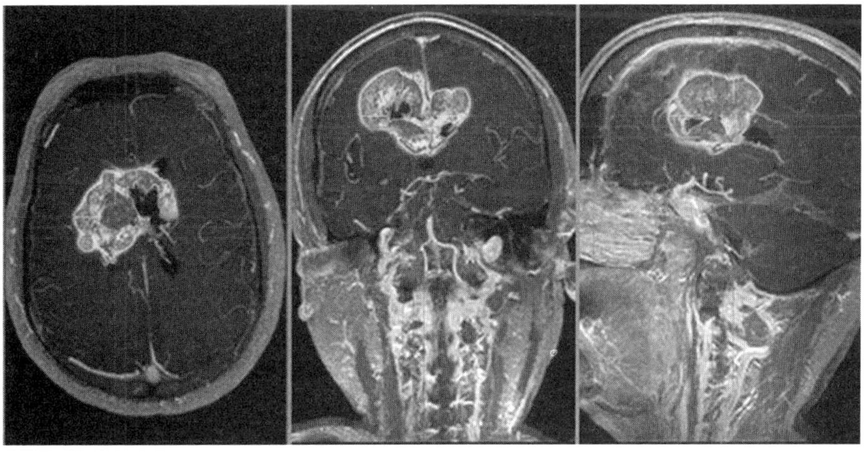

图 2 - 16　功能近红外光谱脑成像

（8）脑血管造影

脑血管造影技术是 20 世纪 90 年代以来广泛应用于临床的一种崭新的 X 射线检查技术。其方法是：将含碘造影剂注入颈总动脉、颈内外动脉及椎动脉，经连续造影显示脑内动脉、回流静脉和静脉窦的形态、部位、分布和行径的一种显影技术（见图 2 - 17）。脑血管造影分为常规脑血管造影和数字减影脑血管造影（DSA）两种。由于数字减影脑血管造影具有简便快捷、血管影像清晰、可选择性拍片及并发症少等优点，因而常规脑血管造影已被数字减影脑血管造影所取代。目前通常采用股动脉或桡动脉插管法进行全脑血管造影检查。

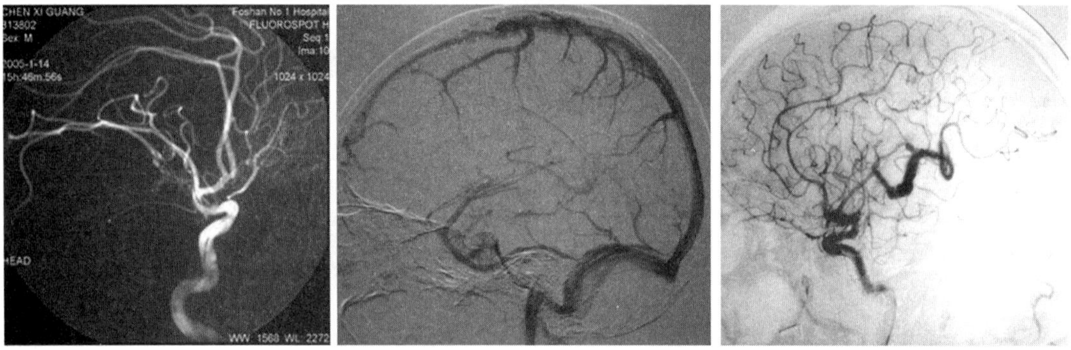

图 2 - 17　脑血管造影图

（9）光声成像（Photoacoustic Imaging，PAI）

光声成像技术是近年来发展的一种非入侵式和非电离式新型生物医学成像技术。其基本原理是：当脉冲激光照射到生物组织中时，该组织的光吸收域将产生超声信号，这种由光激发产生的超声信号被称为光声信号。由于生物组织产生的光声信号携带了该组织的光吸收特征信息，因而通过探测光声信号能够重建出该组织的光吸收分布图像。光声成像技术结合了纯光学组织成像中高选择特性和纯超声组织成像中深穿透特性的优点，从原理上避开了光散射的影响，突破了高分辨率光学成像深度“软极限”（小于 1 mm），可实现 50 mm的深层活体内组织成像。

利用光声成像技术进行脑成像研究是当前医学成像技术的研究热点之一。由于脑组织的光学吸收情况与脑血氧消耗以及脑生理状态等密切相关，光声成像技术可应用于研究脑组织结构和脑功能信息。通过监测脑血氧的动力学变化，可以得到脑神经系统的动态信息和功能特征信息，在神经生理学和神经病理学领域具有广阔的应用前景。将光声技术用于脑成像不仅具有无损伤、成本低的优点，而且还可以得到氧化型和还原型血红蛋白的分布特性，可提供更加完整的脑部血氧含量水平的分布图像，可以在完全无损伤的情况下对脑的高级功能活动进行观察分析并得到高分辨率和高对比度的脑组织光声图像（见图 2 - 18）。

（10）能使大脑“透明”的 CLARITY 技术

斯坦福大学卡尔·戴勒斯（Karl Deisseroth）博士领导的团队开发了一种能使大脑

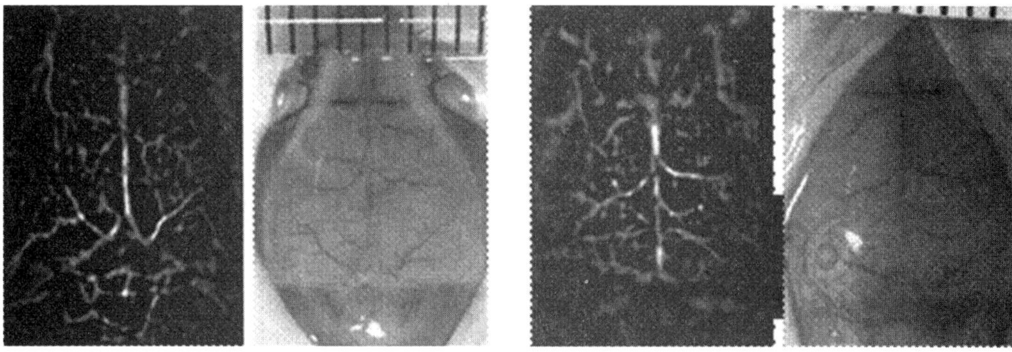

(a)　(b)

图 2－18　利用光声成像技术对比由于老鼠胡须刺激引起的大脑皮层中枢脑血管血流动力的前（a）后（b）变化情况

"透明"的脑成像技术——CLARITY 技术。该技术可提供完整无损的神经网络 3D 图像（见图 2－19），包括精细回路和分子连接。相关研究成果发表于 2013 年 4 月 10 日《自然》（Nature）杂志。

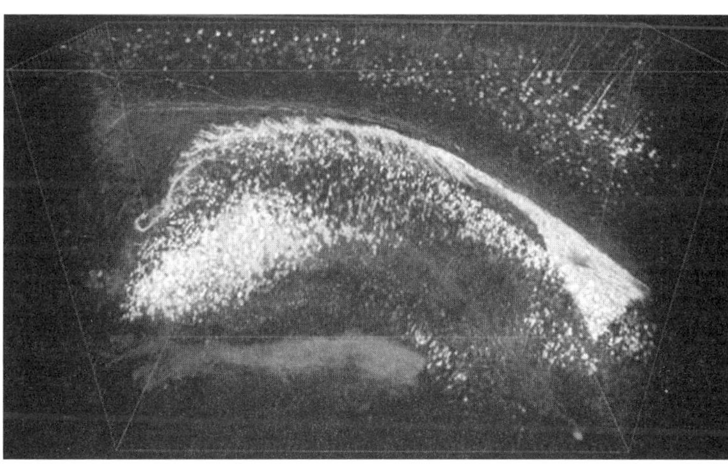

图 2－19　CLARITY 技术脑成像示意图

CLARITY 是指清晰脂质交换丙烯酰胺杂交精细成像/免疫染色/原位杂交相容性组织水凝胶。CLARITY 技术的实现原理是用一种水凝胶来替换大脑中的脂类。脂类在大脑中帮助形成细胞膜，并赋予大脑多种结构，但也令化学物质和光线难以深入大脑。实验过程是：首先，将死后的完整大脑浸入水凝胶溶液，让溶液中的单体进入组织，然后对其稍微加热。之后，在差不多达到体温时，上述单体开始凝聚为长分子链，并在大脑中形成高分子网络。这种网络能够支持大脑中的所有结构，但却不会结合脂类。随后，快速将脂类抽出，由此获得了"完整透明"的 3D 大脑，大脑中的神经元、轴突、树突、突触、蛋白、核酸等均完好地维持在原位。

利用 CLARITY 技术，斯坦福大学的研究人员构建了表达荧光蛋白的小鼠大脑成像

(见图 2 - 20)，并利用传统显微镜展示了其中的发光信息，例如蛋白嵌入细胞膜和单个神经纤维，又通过电镜揭示了其中的精细结构，例如突触。将这一技术应用于小鼠全脑成像研究，能够观察从皮质外层到深层结构（例如丘脑）的神经元，还可以追踪神经元和神经回路，并观察蛋白复合物、核酸和神经递质之间的关系。

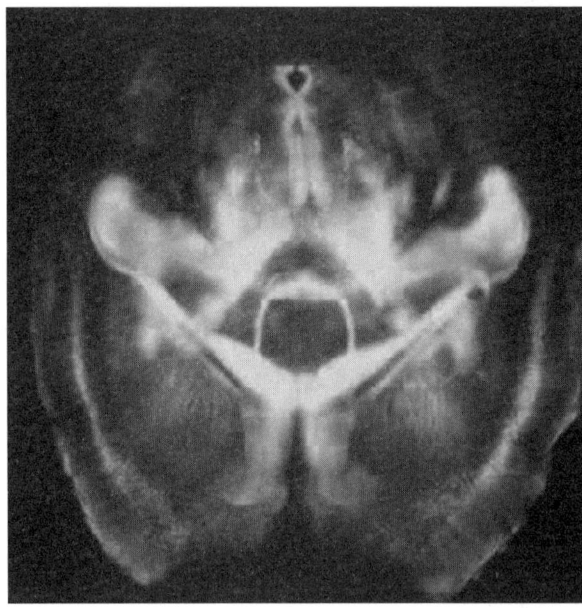

图 2 - 20　小鼠大脑荧光信息成像

CLARITY 技术是一种可在完好无损状态下研究生物组织的新形式。CLARITY 技术不需分解组织，更关键的是基本结构、形状甚至是突触水平的精细结构均保持在原位。与机械切片方法相比，CLARITY 技术可保留结构的连续性，可跟踪远处的神经突起，并获得追踪到的神经元的 3D 和局部形态学信息。在拓展应用方面，联合运用 CLARITY 技术和光学显微镜技术，既能够观察和追踪全脑组织中荧光标记的神经元和突触，还能够通过电子显微镜探测和确定连接模式。

(11) 快速功能光声显微镜技术（fast - functional PAM）

光声显微镜（PAM）是在光声光谱技术和声学显微镜的基础上研制的一种新型显微成像装置。它利用聚焦的激光束对固体样品表面扫描，测量不同位置处产生的光声信号的振幅和相位，从而确定样品的光学性质、热学性质、弹性情况或几何结构。在生物医学上的应用方面，由于光声效应的检测灵敏度高，利用光声显微镜可实现非损伤性的检查。

美国圣路易斯华盛顿大学的汪立宏（Lihong Wang）博士和他的研究小组发明了一种新的高速、高分辨率的成像方法，即快速功能光声显微镜技术。该技术结合了光声显微镜技术以及他的实验室此前研发的一种基于单波长和脉冲宽度的技术，相关研究成果于 2015 年 3 月 30 日发表在《自然-方法》(Nature Methods) 杂志。使用这种技术，能够对活体小鼠大脑的血流、血氧、氧代谢和其他功能进行检测，对血氧水平的测量速度比此前他们使用的快速扫描光声显微镜技术快 50 倍，比声音分辨率系统快 100 倍，比基于磷光寿命的双光子显微镜技术快超过 500 倍。最重要的是，PAM 能够对血氧水平进行 3D 成像，分辨率水平能够达到毛细血管级（见图 2－21），单向的成像速度能够达到 100 kHz，也就是 10 μs。同时，利用这种技术，还能够穿透完整的颅骨对活体小鼠的大脑进行高分辨率而又高速的成像。这种技术的横向空间分辨率可以达到此前他们使用的快速扫描系统的 5 倍，是声音分辨率系统的 25 倍，比基于超声阵列的光声 CT 技术的分辨率高出 35 倍。这种显微镜技术对于活体组织是否有不良影响这一问题，汪立宏和他的团队发现所有用于成像的红细胞在成像后均保持完整，成像没有对脑组织产生损害。

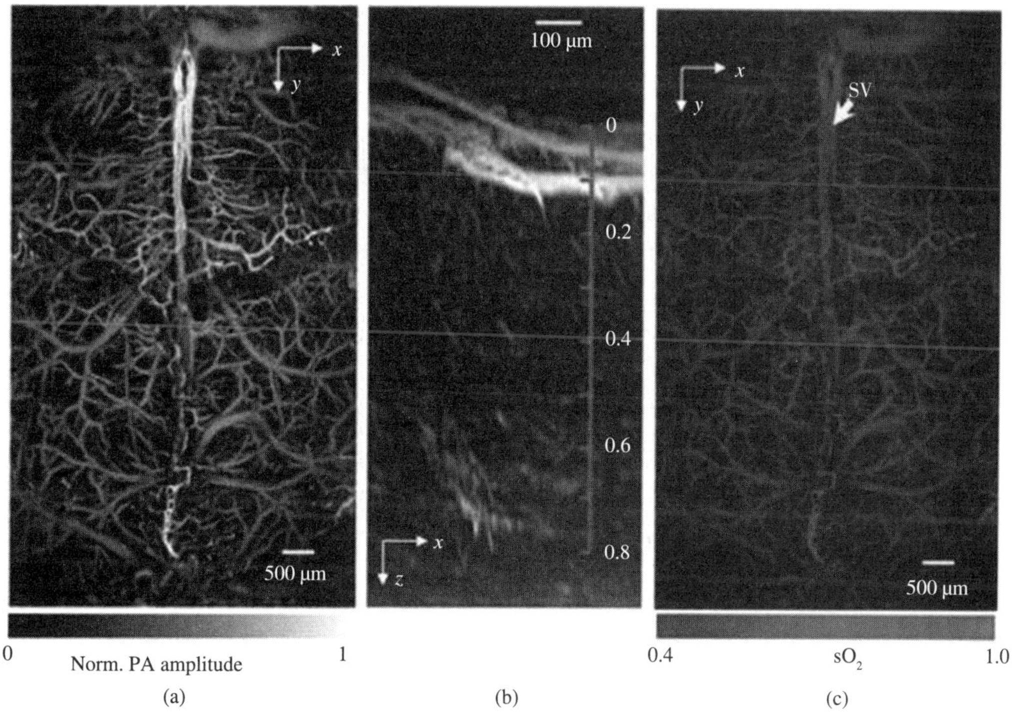

图 2－21　快速功能光声显微镜拍摄到的小鼠大脑图像

（a）是投射到 $x-y$ 轴二维平面上的完整颅骨内的脉管系统；（b）是投射到 $x-z$ 轴二维平面上的典型的大脑脉管系统增强成像图像；（c）是小鼠大脑血红蛋白氧饱和的光声显微镜拍摄图像，是通过两束激光，利用基于单波长和脉冲宽度的新方法拍摄到的。

2.1.2.2　脑信号获取技术

当人的大脑在开展思维活动过程中，除了其神经系统运行外，还同时具有一系列电活动，由此产生脑电、脑磁等各类脑信号。通过技术手段可以将脑信号检测、捕获到，以便进行进一步的研究与分析。

（1）脑信号的产生及类别

构成神经元的突触是高度特异化的一种结构，用于连接两个神经元进行信息交互。而引起突触之间进行信息传递的则是神经冲动。当神经元处在非激活状态的时候，神经元处于极化状态，细胞内带有负电荷，细胞外带有正电荷。这种细胞内外的电势差是由名为“钠钾泵”的转运蛋白通过平衡细胞内外钠钾离子浓度而维持的。当膜电位受到外界刺激被扰动后，电位发生变化。钠离子通道迅速顺浓度梯度进入细胞内，使得局部范围内电荷变成了外负内正，从而形成电流，并且迅速在轴突上传递从而形成神经冲动（见图 2-22）。

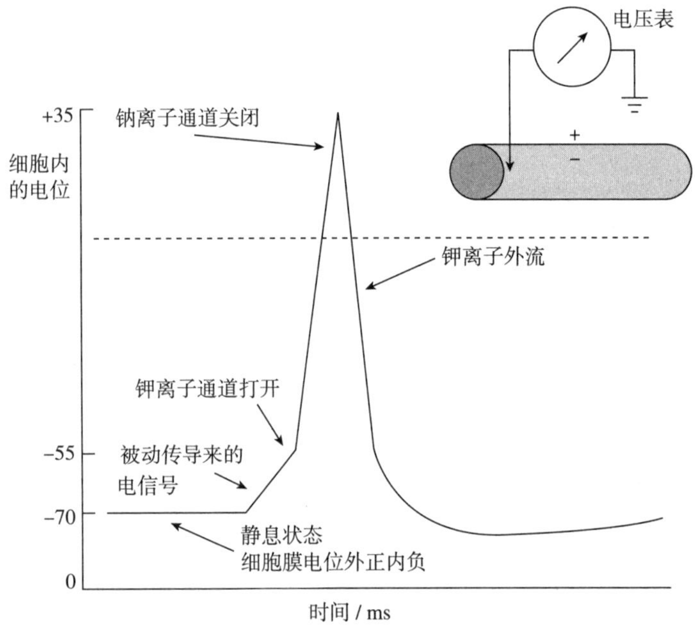

图 2-22　外界刺激干扰后的膜电位变化图

由膜电位变化产生的波峰被称为锋电位（spike）或动作电位（action potential），其在轴突上传导的速度可以达到 1～100 m/s。当神经冲动传递到神经末梢的突触时，将进一步促使发生化学或电信号的信息交互。神经冲动编码方式类似于摩尔斯编码，每个序列的间隔时间都带有特定的含义。神经冲动编码方式不是 spike 的幅值，而是通过 spike 的频率以及 spike 之间的间隔时间来编码。

除了神经冲动组成一部分脑电信号以外，突触间传递的离子移动也会产生电信号。这种电信号被称为“场电位”，它是神经细胞集群产生的突触后电位在时间和空间上的叠加。与 spike 通过发放率来进行信息编码不同，场电位信号对传递信息的编码方式通常有时域编码和频域编码两种。

根据采集位置不同，可采集的脑电信号大致分为三类，即局部场电位（local field potential，LFP）、皮层脑电信号（electrocorticography，ECoG）和头皮脑电信号（Electroencephalogram，EEG），它们的本质都是一种“场电位”，由于其采集位置不同，导致其信号的空间分辨率、侵入性和信噪比有所差异（见图 2-23）。

（2）脑信号获取技术

截至目前，已成功开发了脑电图（EEG）、脑皮层电图（ECoG）、脑磁图（MEG）和事件相关电位（ERP）等脑信号获取技术。

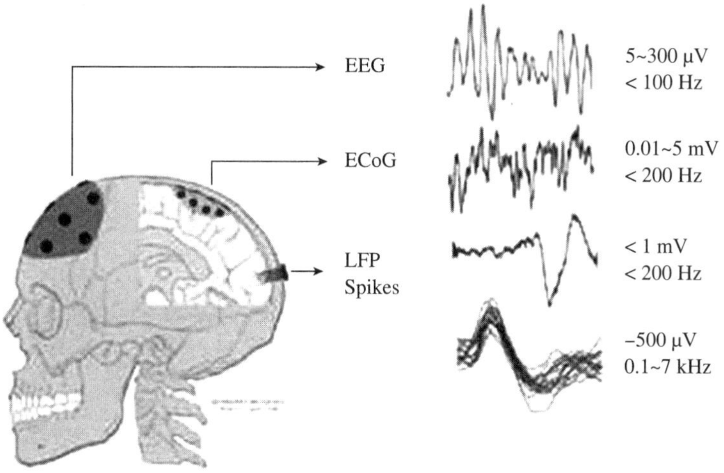

图 2 - 23　不同场电位及 spike 信号的采集位置

①脑电图（Electroencephalogram，EEG）

现代科学研究表明，人脑工作时会产生脑电波，它是大脑在活动时大量神经元同步发生的突触后电位经总和后形成的，是脑神经细胞的电生理活动在大脑皮层或头皮表面的总体反映，可用电子仪器检测出来（见图 2 - 24）。经过研究证实，大脑至少有五种不同的脑

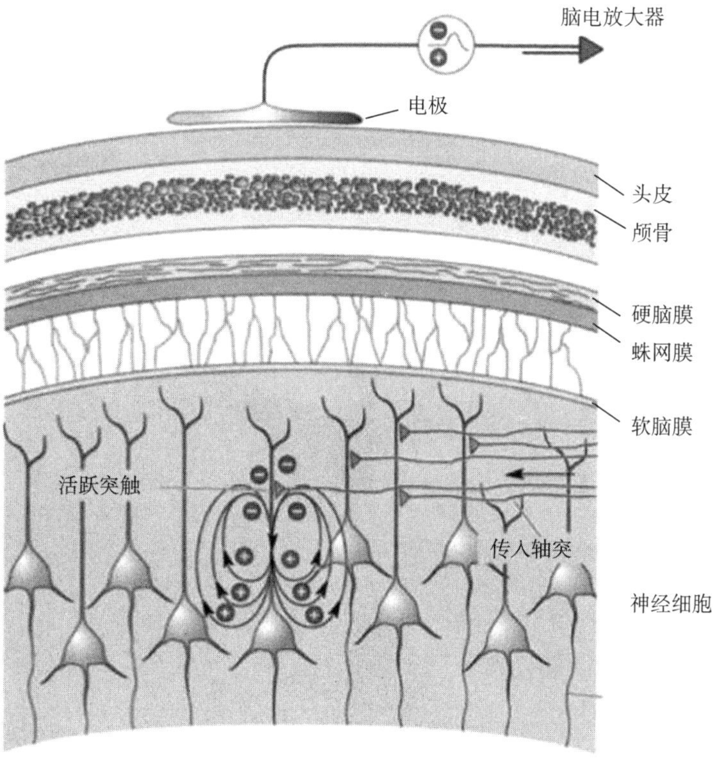

图 2 - 24　脑电采集示意图

电波（见图 2-25）。当大脑处于清醒放松状态时，产生 α 波，其频率范围为 8～13 Hz；当大脑处于高度紧张状态时，则产生 β 波，其频率范围为 13～30 Hz。

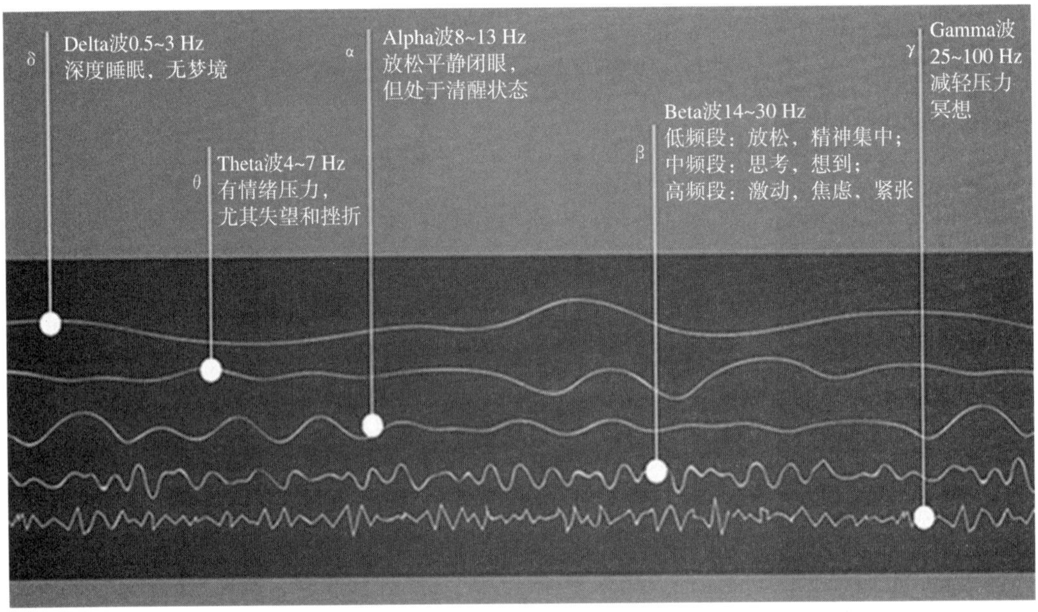

图 2-25　脑电波类型

脑电图是通过精密的电子仪器从头皮上将脑部的自发性生物电位加以放大记录而获得的图形，以帮助诊断疾病的一种现代辅助检查方法（见图 2-26）。脑电图对被检查者没有任何创伤，故其在临床诊断与监护、病理和生理研究中获得了广泛的应用。脑电图具有的突出优点是其记录信号的时间分辨率很高，可以达到毫秒级的水平，这是其他脑功能性成

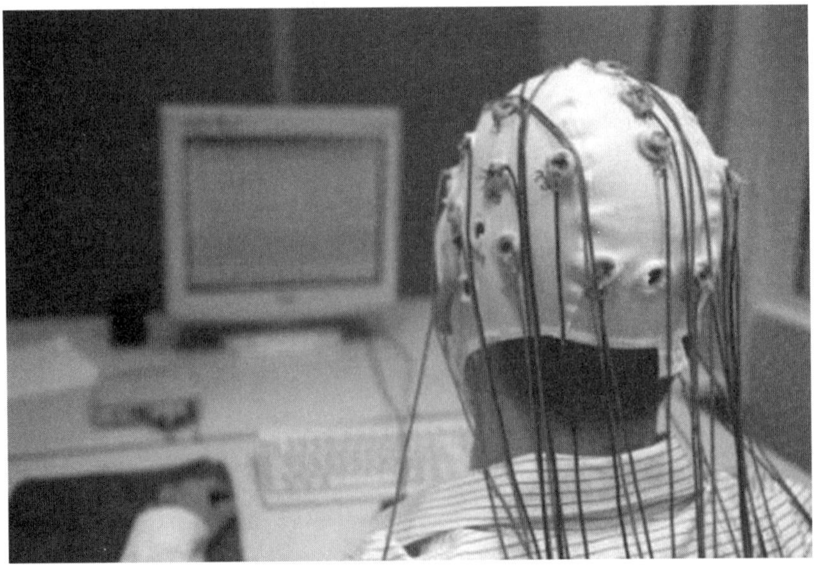

图 2-26　脑部电极探测器

像手段目前无法达到的。但是传统脑电图技术存在的严重缺陷是信号的空间分辨率太低，远不能满足现代神经科学研究对脑内电生理源进行定位的要求。目前，脑电图主要用于颅内器质性病变如癫痫、脑炎、脑血管疾病及内占位性病变等的检查。

②脑皮层电图（electro - corticogram，ECoG）

大脑皮层包含很多神经元，这些神经元活动在某种程度上表现为同步发出的有规律的放电节律（即脑电波）。在头皮上放置成对的电极可以采集到反应深层皮层活动的电位变化。脑皮层电图和脑电图都是记录头皮上成对电极之间区域的电活动，这些电活动代表电极周围区域底层大量神经元电活动的总和。但二者间的区别是，脑皮层电图是一种创伤性检查，通过深入脑皮层，能够更准确地记录脑的异常放电部位，故是一种较好的、可靠的致病灶定位方法。

③脑磁图（Magnetoencephalography，MEG）

人的颅脑周围存在着磁场，这种磁场称为脑磁场，由于这种磁场强度很微弱，因而需要用特殊的设备才能将其测知并记录下来。在一个严密的电磁场屏蔽室环境中，将受检者的头部置于特别敏感的超冷电磁测定器内，通过特殊的仪器可测出颅脑的极微弱的脑磁波，再用记录装置将这种脑磁波记录下来并形成图形，这种图形便称作脑磁图（见图 2 - 27和图 2 - 28）。脑磁图是一种完全非侵入性、无损伤的脑功能检测技术，对脑部损伤的定位诊断比脑电图更为准确，加之脑磁图不受颅骨的影响，图像清晰易辨，成为一种崭新的脑疾病诊断手段。

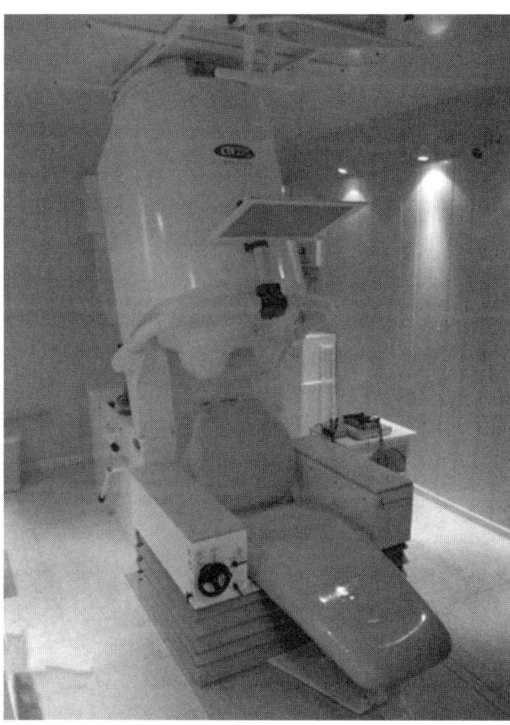

图 2 - 27　脑磁图仪

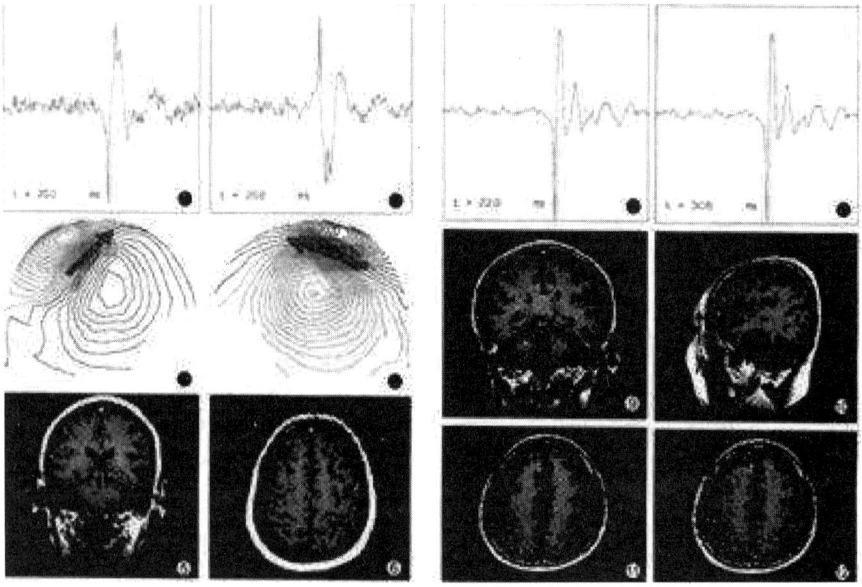

图 2-28　脑磁图示例

目前，MEG 检测过程只需要经过一次测量就可采集到整个头部的脑磁场信号，且具备抗外磁场干扰能力，可高速采集整个大脑的瞬态数据。MEG 已用于脑的高级功能研究（如思维、情感等），并广泛用于神经外科手术前脑功能定位、癫痫灶手术定位、帕金森病、精神病和戒毒等功能性疾病的外科治疗，还应用于脑血管病以及小儿胎儿神经疾病等临床科学领域。

④事件相关电位（event - related potential，ERP）

与自发脑电活动相对应的是由外界特定刺激引起的诱发脑电活动。通过诱发脑电活动产生的可以检出的、与刺激有相对固定时间间隔和特定位相的生物电反应，被称为诱发电位，也称诱发反应。

事件相关电位是一种特殊的脑诱发电位，通过有意地赋予刺激以特殊的心理意义，利用多个或多样的刺激所引起的脑的电位。它反映了认知过程中大脑的神经电生理的变化，也被称为认知电位，也就是指当人们对某事物进行认知加工时，从头颅表面记录到的脑电位（见图 2-29 和图 2-30）。

经典的 ERP 主要成分包括 P1、N1、P2、N2、P3（P300）。其中，前三种称为外源性（生理性）成分，受刺激物理特性影响；而后两种称为内源性（心理性）成分，不受刺激物理特性影响，与精神状态和注意力有关。其中，P3 是 ERP 最重要的内源性成分，当前对它的研究最为广泛，大多为神经精神学科研究，例如精神分裂症、脑血管疾病和痴呆症、智力低下等。通过研究 P3 的潜伏期、波幅、波形变化，可反映认知障碍或智能障碍及其程度。同时，P3 还应用于测谎研究。

与正常的自发脑电强度（几微伏到 75 μV）相比，由心理活动引起的脑电更弱，一般只有 2～10 μV，通常淹没在自发电位中，故 ERP 需要从 EEG 中提取。

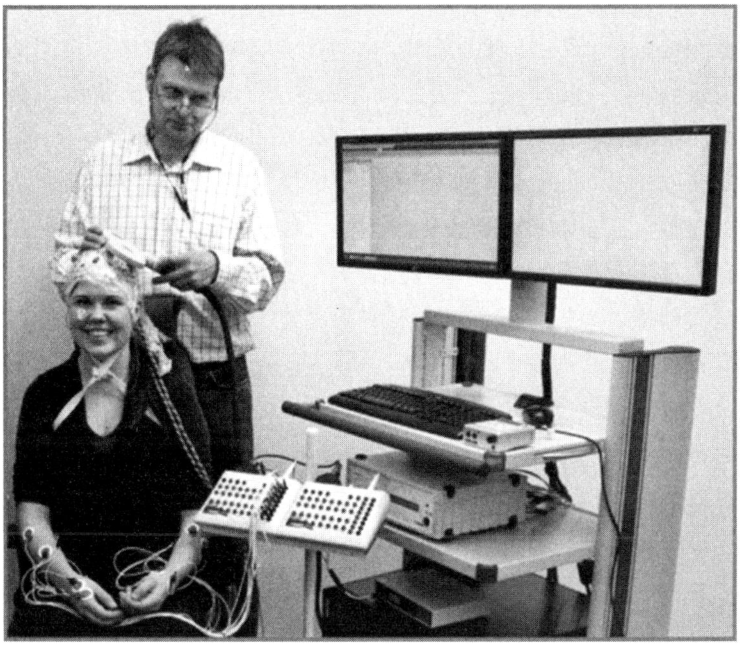

图 2-29　脑电事件相关电位系统

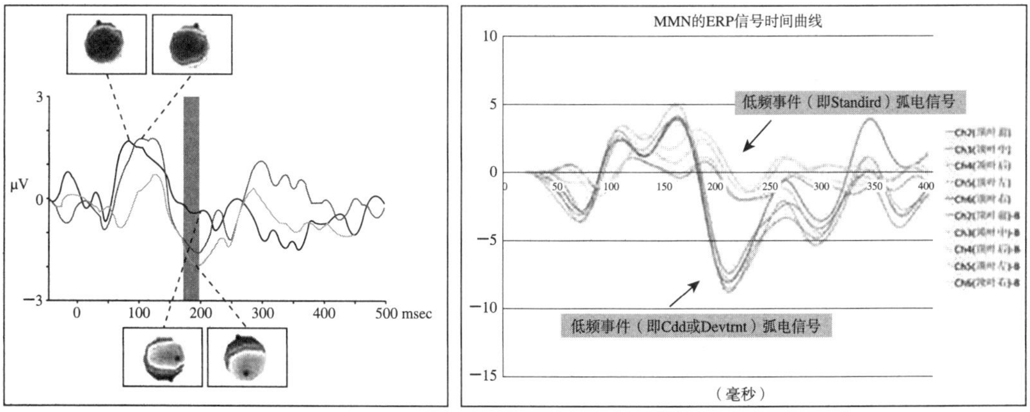

MMN正常人结果　　患者结果

图 2-30　事件相关电位分析图

2.1.3　脑信息获取技术进展

脑具有学习、记忆、意识、思维、语言、情绪等功能，脑的创造性思维更是复杂的运动形式。要想清楚地了解脑的这些高级功能，必须深入地认识脑，了解有关脑的各种信息。

早在 1857 年，英国青年生理学家卡通（R. Caton）在兔脑和猴脑上记录到了脑电活动，并发表了《脑灰质电现象的研究》一文，但当时并没有引起重视。1872 年，贝克

(A. Beck) 发表脑电波的论文，才掀起研究脑电现象的热潮。而直至1924年德国精神病学家贝格尔 (H. Berger) 看到电鳗发出电气，认为人类身上必然有相同的现象，这让他第一次真正地记录到了人脑的电波。从这时开始，人们就是开始憧憬，如何去理解脑电波，能否把脑电波中的思想解读出来。

利用脑信息获取技术，可以通过探查研究脑电信号和神经活动来分析大脑的结构与功能、思维活动。在脑信息获取技术研究内容方面，目前主要以分析脑神经信号和研究试验对象脑活动信息为重点；在脑信息获取技术研究对象方面，主要以动物和人为研究对象，对动物采用大脑内部植入元器件的方式开展实验研究，而对人则采用大脑扫描仪等非侵入式的探测扫描设备开展实验研究。

在脑信息获取技术进展方面，一是在脑电信号破译研究方面取得新进展，我国浙江大学运用信息和通讯技术成功破译了猴子4个手部运动的脑神经信号；英国格拉斯哥大学破解了与人类视觉有关的大脑信号；美国罗切斯特大学利用计算机程序分析词语相关脑信号；德国卡尔斯鲁厄理工学院可将部分脑电信号解码为文字；美国 Emotiv 公司推出一款能够翻译8种生理表现和7种表情的脑电信号的脑机接口装置等。二是通过分析脑活动信息还原视觉图像方面的研究取得新进展，日本京都国际电气通信基础技术研究所开发出了从受试者的大脑活动信息中还原出其所看见图案的技术；美国梅约医学中心利用脑皮层电图技术还原视觉图像；耶鲁大学利用功能磁共振成像技术还原大脑记忆中看到的人脸模型；美国华盛顿大学利用计算机软件分析脑信号来识别即时图像；我国中国科学院开发多视图视觉信息编解码模型还原视觉图像；美国加州大学伯克利分校研究小组利用脑成像技术还原视频图像。三是利用脑活动信息分析心理与行为关系研究取得新进展，美欧研究人员利用磁共振成像技术获取人的记忆、思维、意图等心理活动信息；英国科学家利用大脑扫描图片揭示同情心在大脑的运作过程；科学家通过脑部扫描算法识别“自杀念头”；美国利用神经活动信息开展小鼠行为与神经元之间的关系研究等。四是通过分析脑活动信息再现人类梦境研究取得新进展，德国马克斯-普朗克协会科学家通过使用磁共振成像和近红外线光谱仪分析造梦者做梦时大脑活跃性特征实现了重建两个梦境内容；日本京都国际电气通信基础技术研究所的研究人员通过建立磁共振成像设备成像片与梦中图像对比数据库来预测实验对象梦境，准确率最高达70%。

2.1.3.1 脑电信号破译研究

(1) 浙江大学成功破译猴子4种手部运动的脑神经信号

2012年2月21日，浙江大学紫金港校区求是高等研究院的研究团队对外宣布，他们运用信息和通讯技术成功提取并破译了猴子大脑发出的抓、勾、握、捏4种手部动作的神经信号。

实验期间，一只名为“建辉”的猴子头戴帽子，专注地看着面前的塑料板。塑料板有四块，上面连接着四个不同形状的“玩具”，包括把手、圆环、塑料片和小圆柱体。四块塑料板指示灯分别亮起，猴子“建辉”随着指示灯的变化，用抓、勾、握、捏四种不同的手部动作“对付”塑料板上四个形状的“玩具”(见图2-31)。由于“玩具”的形状不同，要想抓住它们，就必须采用不同的动作。动作做对了，就能喝到饮料作为奖励（见图 2－32)。在猴子“建辉”用手部动作对付“玩具”时，半米外的一只机械手同步做着一模一样的手部动作，并分别抓住实验人员递来的塑料瓶、书本、胶带圈和小饰物。

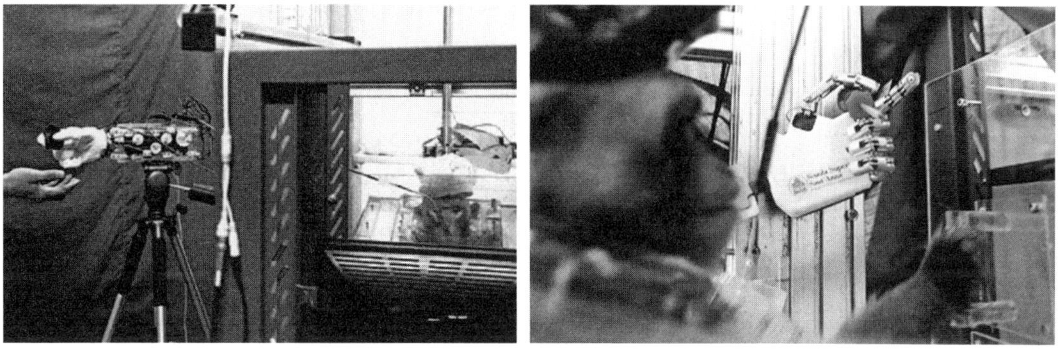

图 2－31　猴子“建辉”意念控制实验

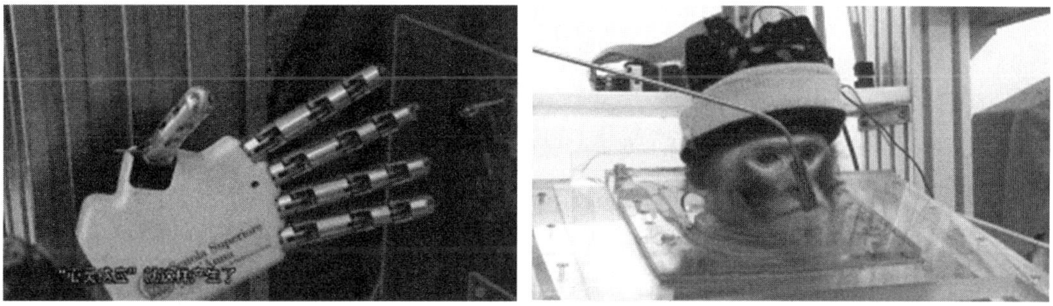

图 2－32　猴子“建辉”在完成工作人员的指令动作后便能通过金属吸管获得饮料奖励

上述过程实际上是将猴子想要做某个手部动作时大脑发出的信号，通过控制系统同时让机械手去完成这个动作，从而使猴子的“意念”能直接控制外部机械完成相应的动作。

要达到这个目标，需要运用信息技术提取大脑运动皮层的上百个神经元实时发出的信号并破译猴子大脑关于抓、勾、握、捏四种手势的神经信号特征分类。研究人员在猴子“建辉”的大脑皮层植入了 2 个与 200 多个神经元相连接的芯片，单个芯片面积小到 4 mm ×4 mm，每个芯片上有 96 个电极针脚。这些针脚比头发丝还细，它们能保证植入大脑皮层时既不损坏细胞，又能够获取细胞发出的“信号”。芯片另一头连接这一台计算机，实时记录猴子每一个肢体运动所发出的神经信号。芯片获得的信号要远远多于脑电图获得的信号。这些脑电信号会在屏幕上呈现高低和频率不同的“声音”，研究人员利用获得的神经信号研发了神经信号实时分析系统，对记录到的 200 个神经放电信号进行解读，最终区分出了“建辉”抓、勾、握、捏 4 种手部动作的脑神经信号的“密码”。因此，当猴子“建辉”开心地玩着“玩具”，它的脑部信号正被外部的计算机所“截取”并“破译”，直接传递到机械手上，“心灵感应”现象由此产生。

此项成果特别之处在于，研究人员捕捉到的神经信号是更为精细的手指运动信号，复杂性和精密性要求高于其他实验中的机器臂运动，这为进一步全面破译脑部精密信号以及信号对机器的准确传递建立了研究模型。

（2）英国格拉斯哥大学破解与人类视觉有关的大脑信号

2011 年 5 月，英国格拉斯哥大学的科学家表示，他们破解了与人类视觉有关的大脑信号。

研究人员向 6 名志愿者展示一些人的面部照片，这些照片的表情各不相同，例如高兴、恐惧和吃惊。在一系列实验中，这些图片的部分内容被随机遮盖住，从而导致志愿者只可以看见例如眼睛或者嘴巴等。然后，让志愿者判断照片上的人物表情。与此同时，研究人员在志愿者的头皮上安装了电极，用来检测他们的脑电波。

实验结果显示，根据志愿者看到的不同面部区域，测量到的脑电波差别很大。频率为 12 Hz 的 β 电波携带了关于眼部的信息，而频率为 4 Hz 的 θ 电波则与嘴部有关。这些信息是通过对脑电波的时间、幅度或强度解码得到的。

该项研究显示了大脑是如何调整不同的脑电波模式、解码不同视觉特征的。研究成果发表在《公共科学图书馆·生物学》（PLoS Biology）期刊上。

（3）美国罗切斯特大学利用计算机程序分析词语脑信号

2016 年初，美国罗切斯特大学开发了一个能够研究与特定词语相关脑活动的计算机程序，并用于预测大脑正在构思的句子，甚至是以前从未看到过的句子，预测准确率为 70％左右。研究成果发表在《大脑皮层》（Cerebral Cortex）杂志。

研究人员用脑部扫描仪对 14 名参与者进行了磁共振实验。在实验过程中，参与者们默读 240 个各不相同的句子，例如“一辆绿色的车穿过了大桥”“那本杂志在车里”“车祸毁了那辆黄色的车”等。之后，研究人员用计算机系统分析 fMRI 扫描结果，寻找与句子中的特定单词相关的神经形式，例如筛选出能代表“车”这个单词的大脑活动形式，由此构建一本“神经元词典”。通过使用“神经元词典”，可以寻找新句子中类似的大脑活动形式去预测大脑正在想什么。

为了建立计算机模型，研究人员让参与者们就 65 个与单词有相关性的元素，给 242 个单词分类，包括颜色、噪音、高兴和时间。例如，“玩耍”是一个和“生物学意义上的移动”正相关的单词，但“玩耍”与“不开心”一定负相关的（见图 2－33）。科学家们还可以用每个单词的大脑活动形式预测全新的句子构成，甚至是之前从来没有见过的句子。

（4）德国卡尔斯鲁厄理工学院研究将部分脑电信号解码为文字

2016 年 10 月，德国卡尔斯鲁厄理工学院公布了一项研究成果，该学院认知系统实验室的塔尼娅·舒尔茨（Tanja Schultz）教授和克里斯蒂安·赫夫（Cristian Huff）教授通过记录和分析病人与被实验者在查看和阅读文字时的脑电活动，进而实现一定程度上的神经信号解码。目前，该项研究已有初步成果，可将部分脑电信号解码为文字。研究成果发表在《人类神经科学前沿》杂志。

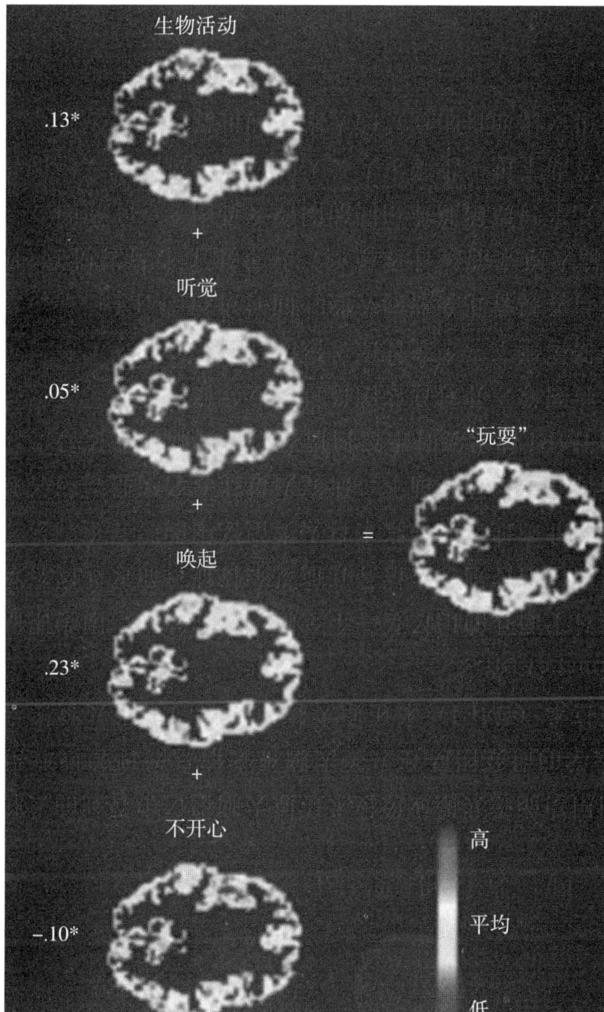

图 2-33 脑活动与单词相关性分析

研究人员比较了利用几种脑成像技术从大脑中获取神经信号并将其解码成文本的优缺点，包括功能性磁共振成像（fMRI）、基于神经元代谢活动检测神经信号的近红外成像技术，以及能够监测神经元对语言响应的电磁信号等方法。

但是，该研究团队发现，脑皮层电图（ECoG）成像技术的效果最佳。该技术采用了"大脑到文本"（brain-to-text）系统，以在脑内植入电极的癫痫患者为研究对象，将患者在阅读其面前屏幕上文字时的脑活动实时记录下来，由此形成了匹配语言要素的神经信号类型数据库基础。当研究人员在算法中加入语言和字典模型时，能够以极高精度实现将神经信号解码为文字。

通过对大脑活动进行文字解码，为使用自动语音识别（ASR）技术对大脑信号进行解读奠定了基础。然而，当前技术需要在大脑皮层植入电极，在应用于日常生活方面仍有一定的局限性。下一步研究方向是研发功能强大、使用方便的大脑信号探测设备。

(5) 美国 Emotiv 公司推出能够翻译人类表情的脑电信号的装置

美国 Emotiv 公司开发出了一种能够翻译人类 8 种生理表现和 7 种表情的脑电信号的脑机接口装置，产品名称为 Emotiv Insight。

Emotiv Insight 是 Emotiv 公司在 2015 年推出的产品，售价 299 美元，是一款轻巧、多频段的无线耳机（见图 2 - 34），装有 5 个脑电波探测器，可以捕获前额皮质（负责执行动作）、顶颞（负责听力和协调）和枕骨（负责视觉）3 部分区域的脑电波。探测器以 128 Hz的频率进行取样，能够准确地感知并记录人脑的活动情况。

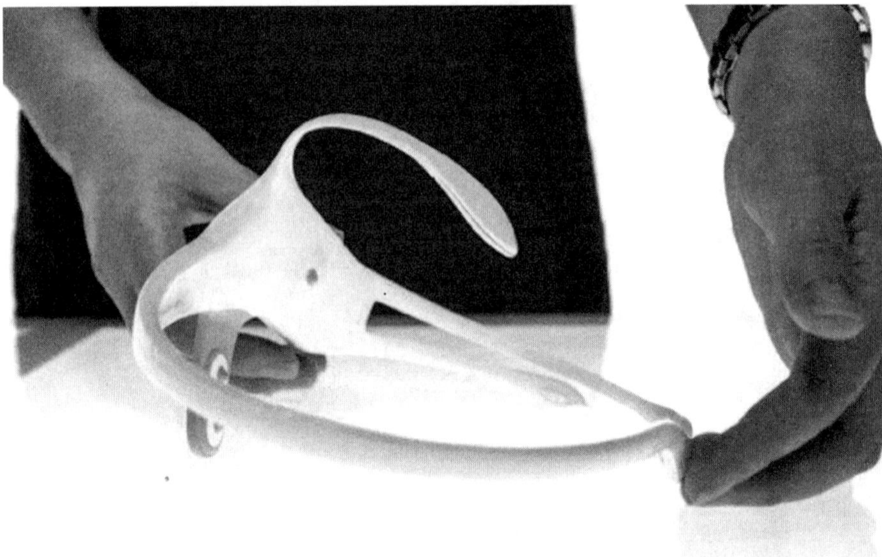

图 2 - 34 美国 Emotiv 公司研制的 Emotiv Insight

Emotiv Insight 可以检测人的 8 种生理表现，包括：注意、聚焦、参与、兴趣、激动、亲密、放松以及压力；可以觉察到 7 种面部表情，包括：眨眼、左眼眨眼、右眼眨眼、皱眉、惊喜、微笑以及咬牙。Emotiv Insight 可将探测到的相应脑电波反应进一步编译成计算机可以理解的指令。

Emotiv Insight 内置一块 480 mA 的锂电池，可以续航至少 4 个小时；支持的操作系统有 32 或 64 位的 Windows 系统（从 XP 至 Win 8）、Mac OS X、Linux、iOS 以及 Android 4.0 以上版本的系统；支持的语言包括：C++、C#、VB.NET、Java、Python、Matlab 以及 Unity。

2.1.3.2 脑活动信息还原视觉图像研究

通过对脑神经活动信息的分析还原出人类视觉图像的研究是脑科学研究领域的一个热点。较早研究可追溯至 1999 年，哈佛大学的加勒特·斯坦利（Garrett Stanley）团队试图解码猫的丘脑外侧膝状体内的神经元放电信息来重建视觉图像。他们记录了 177 个神经元的脉冲列，使用滤波的方法重建了向猫播放的 8 段视频，从重建的结果中可以看到可辨认的物体和场景。之后，国内外相关研究机构取得了一定的成果，例如日本京都国际电气通信基础技术研究所开发出了从受试者的大脑活动信息中还原出其所看见图案的技术；美国梅约医学中心利用脑皮层电图技术还原视觉图像；耶鲁大学利用功能磁共振成像技术还原大脑记忆中看到的人脸模型；美国华盛顿大学利用计算机软件分析脑信号来识别即时图像；我国中国科学院开发多视图视觉信息编解码模型还原视觉图像；美国加州大学伯克利分校研究小组利用脑成像技术还原视频图像等。

（1）日本开发脑电图案还原技术

日本京都国际电气通信基础技术研究所神谷之康（Yukiyasu Kamitani）领导的研究小组已成功开发出从受试者的大脑活动信息中还原出其所看见图案的技术。此次开发的新技术是通过观察大脑活动产生的血液状态显示出图像，再根据图像分析出人能看到的景象。这一研究成果刊载在 2005 年 4 月 25 日出版的美国《自然—神经科学》杂志电子版上。

研究小组利用磁共振成像装置观察人脑的血流状态，分析图像类型。研究人员让 4 个受试者观看 8 种绘有水平、垂直和倾斜等各种角度条纹的圆盘，同时分析受试者的大脑中负责视野区域的血流变化，观察脑细胞的反应。每次让受试者观察一种条纹，用仪器推测受试者正在观看哪种条纹圆盘。结果，推测的正确率为 40％～50％。而且在那些不符合标准答案的答案中，仍有相当一部分其条纹角度都与正确答案相近。在利用两种条纹图形进行的实验中，让受试者集中意识交替观看两种条纹图形，结果推测的正确率达 80％。

研究人员在软件中事前输入了大脑图像和正确答案，制定了判断基准。观测装置可以推测大脑活动 100 μm 精度的微小变化。磁共振装置本身仅能识别 3 mm 左右的变化，研究小组通过各种图像数据组合，开发出了能够分析微小变化的特殊程序。

该技术还可以应用于对颜色和运动方向等视觉、听觉和触觉等感觉信息以及记忆和意图等认知状态的掌握，使得直接从大脑活动中读取人们看到的图像成为可能，还可以用于与身体麻痹及语言障碍等残疾人进行交流。

（2）美国梅约医学中心利用脑皮层电图技术还原视觉图像

2010 年 1 月，美国梅约医学中心神经科学家在脑电波感应领域取得重大研究突破。在实验中，神经科学家成功地利用脑皮层电图监测技术在计算机显示器屏幕上“看到”字符。当脑电波聚焦于一组字符中的“q”字符时，显示器屏幕上就出现了“q”。

研究人员首先在两名癫痫症患者身上进行试验。借助开颅手术，医生将电极直接植入病人大脑皮层表面来记录由神经细胞所激起的电信号。由于头皮和头颅骨会散射和扭曲信号，所以直接接触大脑皮层的电极所得到的反馈信息比通过普通脑电图所搜集的信息更直接、更精确。

在实验中，两名患者坐于一台计算机的显示器前，该计算机上正运行着可翻译由脑皮层电图电极所发出电信号的软件。首先，研究人员让患者抬头看显示器屏幕。在屏幕上有一个由单一字符所组成的 6×6 矩阵，矩阵内各个方块中均显示一个字符，而且一次只会显示一个字符。之后，研究人员让患者盯住一个特定的字符，此时计算机软件则会记录下患者的脑电波信息。然后，计算机将每个患者的特定脑电波与软件系统进行校准和调整。

经调整后，当患者再次盯住某一字符时，该字符就会很快显示在屏幕上（见图 2－35）。通过这种方式预测患者心里所看字符的准确率接近 100％。

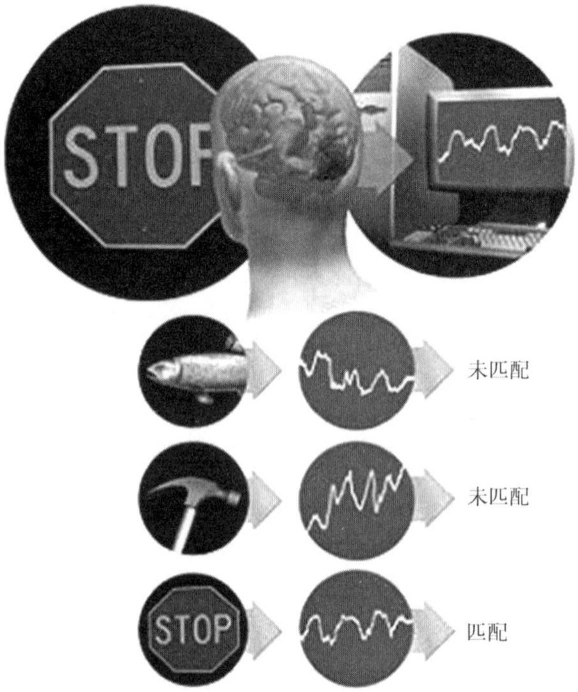

图 2－35　利用脑皮层电图技术还原视觉图像示意图

（3）耶鲁大学利用功能磁共振成像技术还原大脑记忆中看到的人脸模型

2014 年，耶鲁大学的研究团队在人类大脑视觉信息处理领域取得了巨大进展，他们通过使用功能磁共振技术（fMRI）来还原大脑记忆中的一张人脸模型。相关论文发表在《神经影像》（Neuroimage）杂志。

总的来说，人类对于面孔的记忆是一个全脑活动的结果，因为眼睛所传输的人脸信息除了面部形状之外，还包括性别、表情等其他复杂特征，而这些内容均由大脑的不同区域分工处理。因此，想要准确地还原一张来自人类记忆中的脸并不容易。

在耶鲁普罗沃斯特办公室的资助下，研究人员让 6 名实验参与者观看了一组简单的面部特征图片，并采用 fMRI 技术实时跟踪扫描参与者大脑神经信号的变化情况，由此构建出了 300 幅不同的人脸图像，并对这些图像进行反复修正，这一过程被称为“训练”。

研究人员先用数据构建了一个统计库，该统计库能够描述大脑对单个人脸是如何反应的。然后，给 6 位参与者观看几套新的人脸，同时进行 fMRI 扫描。之后，研究人员再把新获得的 fMRI 数据输入原来的统计库模型，并重建了参与者所看到的人脸。结果显示，研究人员成功还原了几乎与原始照片相同的图像（见图 2－36 和图 2－37）。

这一研究结果将有助于进一步确定人类大脑视觉信息处理系统的具体运作原理，从而帮助了解患有精神障碍（比如自闭症）的人眼中的世界。

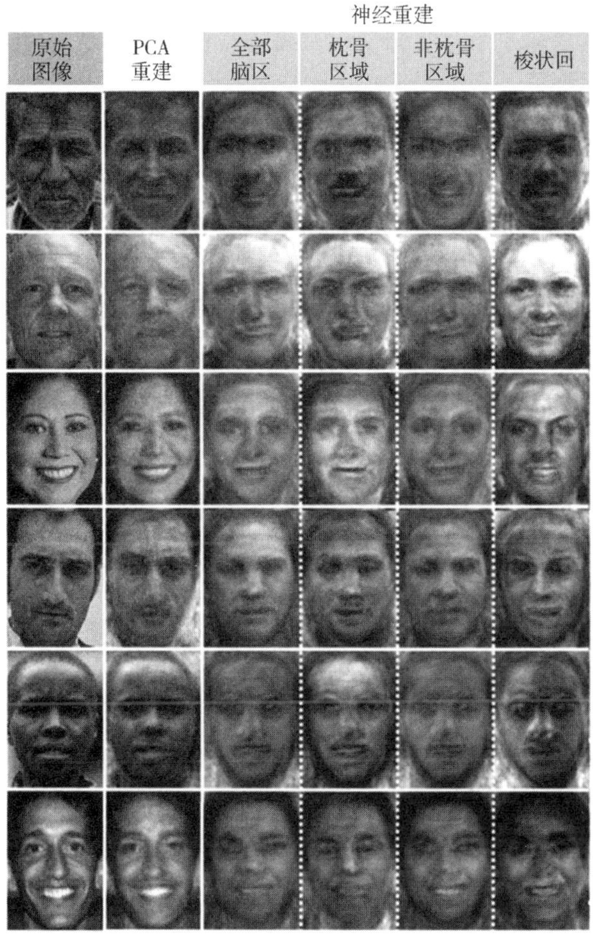

图 2 - 36　人脸数据库训练模型

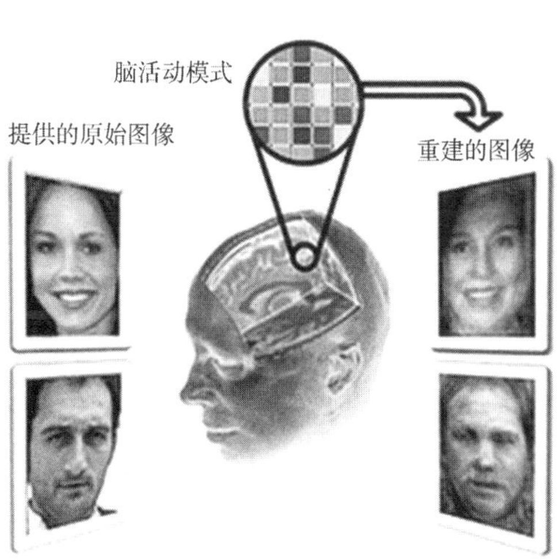

图 2 - 37　图左为提供给参与者观看的人脸，图右为根据参与者脑活动图案重建的人脸

(4) 美国华盛顿大学利用计算机软件分析脑信号来识别即时图像

2016 年，美国华盛顿大学计算神经系统科学家研制出一套计算机程序，能够实时解码人类大脑思考的内容，其精确率达到 95%。该项研究成果发表在《公共科学图书馆·计算生物学》(PLoS Computational Biology) 期刊上。

这项研究结果是基于对美国港景医疗中心 7 名癫痫患者观察分析获得的。每位患者均曾出现癫痫发作，并且通过药物治疗并未得到缓解，因此他们接受了临时性大脑颞叶植入电极手术，持续时间大约为 1 个星期，电极能够定位癫痫发作的聚焦点。颞叶位于眼睛和耳朵之后，负责处理感觉输入，与癫痫发作有关，也与老人痴呆症相关。

在这项实验中，植入颞叶的电极与计算机软件建立连接，能够提取两种固有的大脑信号：事件相关电位和宽带光谱变化。其中，事件相关电位信号可能是在最初看到图像的时候由数千个神经细胞共同激活发出的，而宽带光谱变化信号则是最初信息波之后的持续信息处理。

科学家对患者的两种类型视觉刺激（面部和房屋图像）的神经反应进行了分析（见图 2-38）。实验中，研究人员让患者观看计算机屏幕，屏幕会随机闪现人脸图像、房子图像和灰色空屏，每幅图像显示 400 ms。该计算机软件对患者大脑信号进行每秒 1 000 次的采样和数字化处理，并提取出特征属性。同时，该软件还能通过数据分析确定电极位置组合、信号类型与患者所看图像的关系。通过计算机显示器可看到随机序列图像——人类面部和房屋的闪烁图像，通过分析不同植入电极位置的差别反应，可发现一些电极对人类面孔非常敏感，一些电极对房屋非常敏感。这使科学家能够随后预测哪些图像是患者观看过的以及观看的时间。研究人员先用前面 2/3 的图像研究患者的反应，并不断调整算法，之

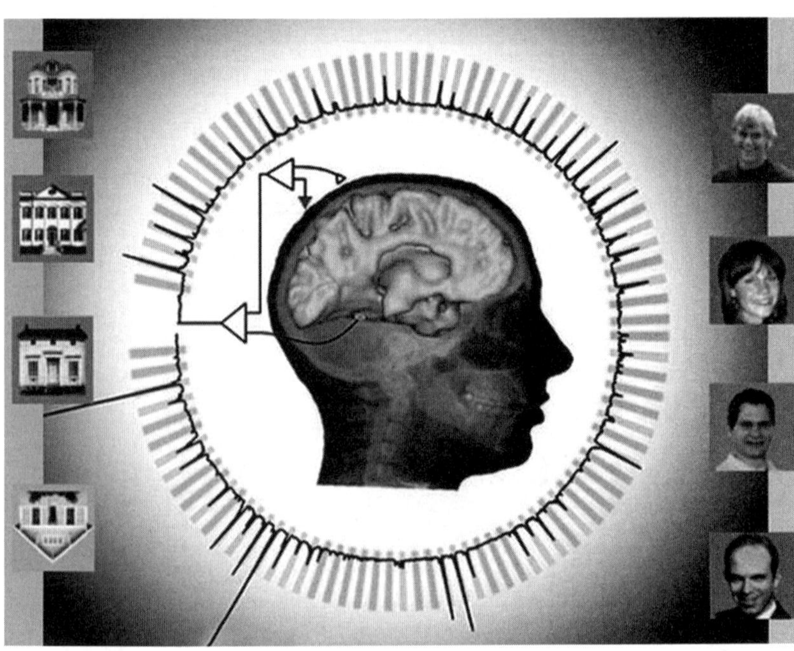

图 2-38 两种类型视觉刺激（面部和房屋图像）

后再用后面 1/3 的图像进行判定检验，研究人员和患者均事先不知道剩下的图像是什么。实验结果表明，研究人员能判定患者什么时间（误差在 20 ms 内）在看什么图像，准确率达 96%。

该计算机软件有助于构建患者沟通交流机制的概念验证，患者范围包括瘫痪者、中风者以及完全对变化不敏感的人群。

（5）中国科学院开发多视图视觉信息编解码模型还原视觉图像

2017 年 5 月 6 日，MIT Technology Review 报道了中国科学院自动化研究所研究团队提出的通过大脑扫描数据重建图像的读脑术算法，并对其评论道，“新提出的技术有效克服了这个领域的一系列难点，能够更加精确地读懂人类大脑信号，还原出人眼所看到的视觉场景。该技术不仅对计算神经科学意义重大，也是研发新一代脑机接口技术的基石”。

为了有效建立大脑信号和外部刺激之间的关系（见图 2 - 39），中科院自动化所类脑智能研究中心何晖光研究团队在国家自然基金重点项目《基于视觉信息编解码的深度学习类脑机制研究》的支持下，首次提出了基于多视图生成式模型的视觉信息编解码的研究框架，即假定大脑信号和外部刺激是由同一隐含变量生成。通过学习一个多视图变分自编码器可以建立外部刺激到脑信号的双向映射关系，并将视觉信息编解码问题看作多视图学习中缺失视图的推断问题，即通过视觉图像可以推断出大脑信号（编码），通过脑信号也可以推断出图像（解码）。

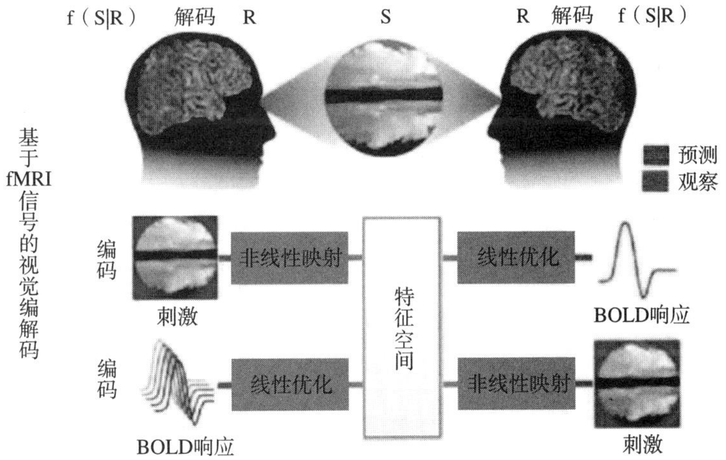

图 2 - 39　编码解码过程

该研究框架基于深度学习和贝叶斯学习理论，既拥有深度神经网络强大的特征学习能力，又具备贝叶斯方法的鲁棒性和自适应性，能够较好地规避对小样本量低信噪比的 fMRI 数据的过拟合。研究团队对三个数据库进行了实验对比（见图 2 - 40）。其中，每组图中，第一排是原始的刺激，中间是其他人的一些方法和结果，最后一排是该团队的实验结果。实验结果表明，该框架具有非常好的视觉图像重建效果。

此外，该团队研究提出的多视图框架具有良好的可扩展性，既可以当作无监督的编解码，也可当作有监督（半监督）的编解码；既可以当作单个被试的编解码，也可以扩

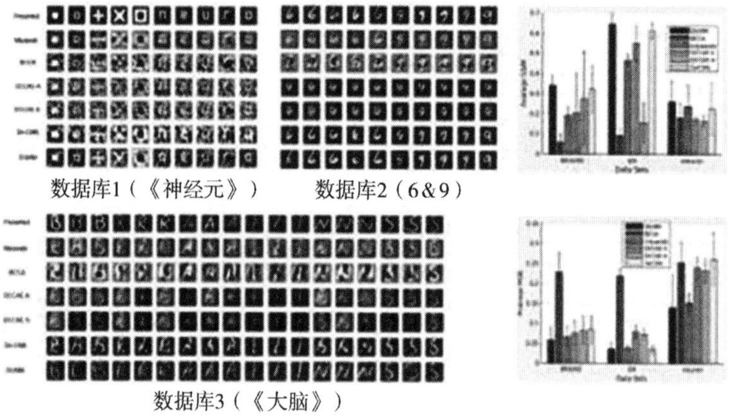

图 2－40　三个 fMRI 数据库实验结果

展到多个被试；既可以当作静态图像的编解码，也可以扩展到时序模型做动态视频的编解码。值得注意的是，在应用于尝试复杂的自然场景或者梦境解码时，需要有足够多的成对数据来支撑训练深度神经网络，若数据量太小，则难以学习到两种复杂数据源之间的关系。

（6）美国加州大学伯克利分校研究小组利用脑成像技术还原视频图像

2011 年，美国加州大学伯克利分校研究小组利用功能磁共振成像（fMRI）技术精确地揭露了人脑思维，还原了人脑中的视频画面。

当人们在思考或观看不同的事情时，大脑会产生不同的反应。美国加州大学伯克利分校研究小组便利用 fMRI 技术来感知人类大脑的反应。实验中，研究小组让志愿者观看一些电影，通过 fMRI 设备读取其大脑的反应。之后将这些反应与相应的电影画面结合起来一起传输至电脑，由该电脑来预测大脑反应与电影画面的关系。

该电脑每秒钟读取 100 个与人脑思维最相近的视频片段，并将这 100 个视频片段组成一个单独的视频，之后再将组合好的视频与原视频相比。通过对比视频可以看到，尽管组合视频有些模糊，但其总体与原始影片是非常相似的。

在对比视频中，原始影片中喜剧演员史蒂夫·马丁（Steve Martin）身着白衬衣，边说话边走动；组合视频显示出了演员的白色衣服结构及身形轮廓，甚至能显示出演员的走动以及镜头的移动，但没能显示其脸部细节（见图 2－41）。

2.1.3.3　脑活动信息分析心理与行为关系研究

人的行为受大脑神经活动的支配，探索行为与神经元的关系一直是脑科学研究领域的热点问题之一。相关研究机构取得了一定的成果，例如美国、德国和英国的研究人员实现了利用磁共振成像技术获取人的记忆、思维、意图等心理活动信息；英国科学家利用大脑扫描图片揭示同情心在大脑的运作过程；科学家通过脑部扫描算法识别“自杀念头”；美国利用神经活动信息开展小鼠行为与神经元之间的关系研究等。

提供的原始电影片段

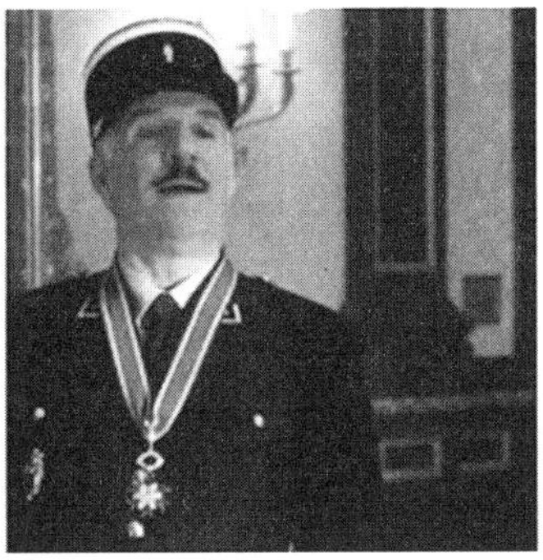

经过大脑活动重建的电影片段

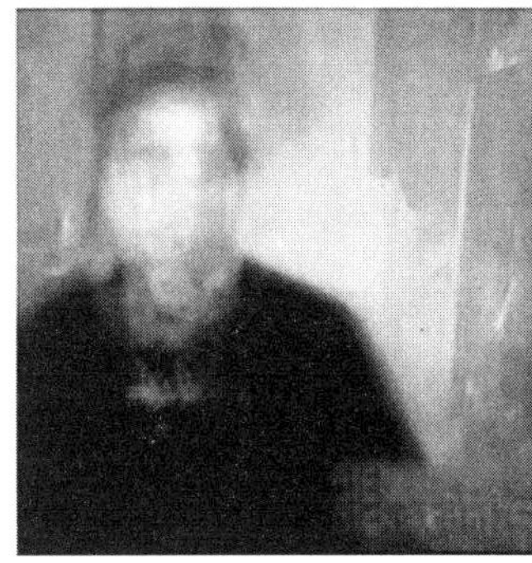

图 2 - 41　原视频与读脑视频对比

（1）美欧联合利用脑部扫描技术获取人的记忆、思维、意图等心理活动信息

2009 年，美国、德国和英国的研究人员称，他们研制出一种能洞察人脑的“大脑扫描仪”，可通过磁共振成像技术解读人脑思维，相关成果发表在《当代生物学》（Current Biology）杂志上。

研究人员开展了三类实验。一是读取记忆。首先，研究人员给实验志愿者戴上一个虚拟世界的耳机，然后要求他们站在一栋虚拟大楼里的四个不同位置上。研究人员利用功能磁共振成像技术对志愿者在整个实验过程中的大脑活动进行监控。当志愿者分别站在四个不同位置上时，研究人员通过计算机程序扫描志愿者大脑活动的图像。实验发现，在这一过程中，志愿者大脑细胞会形成特别的聚集形态，不同的形态代表虚拟世界的不同位置。研究人员甚至可以通过这些形态预测每一名志愿者的位置。

二是读取思维。研究人员选择 10 种物体开展实验，其中 5 种是螺丝刀和锤子等工具，另外 5 种是圆顶屋和城堡等建筑。当参加实验者想象其中一种物体时，大脑的一些区域就会活跃起来，研究人员可通过电脑程序将磁共振成像扫描仪所获得的大脑活动信息转换成这种物体的图形。美国哥伦比亚广播公司《60 分钟》（60 minutes）栏目制片人米格尔·弗兰克（Miguel Frank）体验了整个过程。“大脑扫描仪”准确地判断出她所想的每种物品，而且没有遗漏。

三是测意图。在测试中，研究人员要求参加实验者在屏幕上闪现两个数字前的几秒内，做出“加”或“减”的选择。这期间，研究人员利用核磁共振成像仪器扫描实验者的大脑，以寻找大脑哪一区域负责控制人的意图。实验发现，与“加”相比，一个人想“减”时，他的大脑活动方式截然不同。

研究人员表示，当人们思考一种物体时，大脑的活跃区域不止一个。判断人脑想象的物体仅处于“读脑”工程的初始阶段，今后的目标是通过分析大脑活动方式，进一步探索人们的思想。研究人员认为，大脑扫描仪具有广阔的市场前景，商家可以利用它分析消费者的购物心理，警方也可以依靠它侦破案件。

（2）英国科学家利用大脑扫描图片揭示同情心在大脑的运作过程

2011 年，英国科学家在利用功能磁共振成像设备在对人脑活动进行扫描并拍摄相关图像时，观察到了人类的同情心等心理活动中大脑的运作过程。

首先，研究人员让实验者进入功能磁共振成像设备，随后为实验者播放折磨身体某个部位的视频短片。在实验者观看了一段时间之后，研究人员拿着视频中给人带来痛苦的工具在实验者身上轻轻拍打。研究人员发现，在实验中，多数实验者在观看视频时会激发起内心的同情，甚至自身仿佛感觉到了视频中承受者的一些痛苦。随后，在这些“感同身受”的实验者大脑影像中，研究人员发现，当他们被激起同情心时，大脑的某个区域会亮起来，而且这个区域与视频中痛苦承受者在承受痛苦时的大脑反应区域相同。相反，没有被激起同情心的实验者，他们的这部分大脑区域则不会亮起，反而会亮起其他不同的大脑区域。

研究人员表示，未来将继续利用脑成像技术研究人类在产生其他心理时大脑的活动过程。

（3）科学家通过脑部扫描算法识别“自杀念头”

2017 年 10 月，在《自然通讯》（Nature Communications）杂志发表的一项研究中，研究人员可以通过计算机的脑部扫描算法来确定那些有自杀念头的人，虽然目前该技术的应用面还不够大，但是未来或许能够用于心理健康状况诊断。

研究人员观察了两组成年人的大脑活动，其中有自杀念头的人会想起不幸，而没有自杀念头的人会想到赞美等词语。研究人员正是通过这些数据构成了这一算法，该算法对于预测“有自杀念头”具有 91%的准确率，而预测“尝试自杀”则具有 94%的准确率。

共有 34 名志愿者参加了这项研究，其中 17 名有自杀念头，17 名没有。研究人员让志愿者阅读 30 个积极（“幸福”等）或是消极（“残酷”等）或与死亡相关的词（“自杀”）。期间利用 fMRI 技术对其大脑活动进行扫描（见图 2-42）。

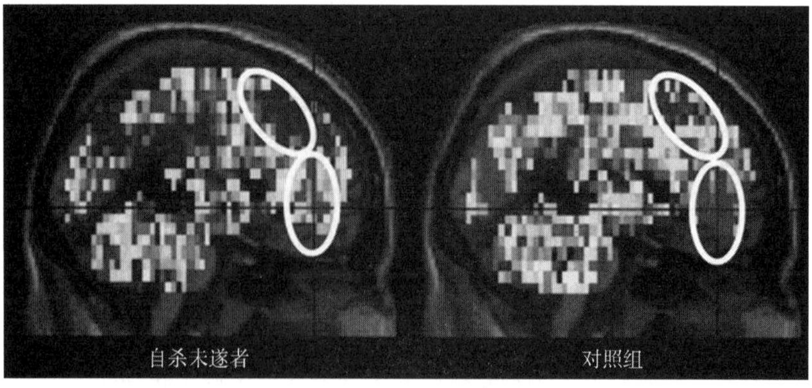

图 2-42　有无自杀念头的脑扫描对比

研究人员发现，志愿者对“死亡”“麻烦”“无忧无虑”“美好”“赞扬”“残酷”六个字的脑信号回应显示了两组参与者之间最大的差异。研究人员将 33 名志愿者的数据输入至算法。对于任何给定的单词，研究人员告诉程序哪些神经激活模式来自哪个组。然后，研究人员向算法提供了最后一名志愿者的结果，并要求算法预测这个人属于哪个组。机器给出答案的准确率达到 91%。在第二个实验中，研究人员使用相同的方法来开发一个算法来区分那些没有尝试过自杀的人，而这一次的准确率为 94%。

（4）美国利用神经活动信息开展小鼠行为与神经元之间的关系研究

2013 年 3 月，美国斯坦福大学科学家通过小鼠大脑神经活动信息分析，找到了小鼠行为和神经元之间的关联。

美国斯坦福大学科学家开发出一种可以实时观察活鼠大脑神经活动的系统。首先，研究人员通过荧光蛋白并利用基因疗法使小鼠神经细胞具有表达绿色荧光的能力。该蛋白对钙离子敏感。当神经元受到刺激时，细胞内充满钙离子，荧光蛋白被激活，整个细胞会发出明亮的绿色荧光。随后，研究人员在小鼠大脑负责空间和情景记忆的海马体上方植入一个微型显微镜，显微镜与相机芯片相连，并可将数字图片传送到电脑，在电脑屏幕上显示老鼠大脑活动的实时视频。海马体对环境非常敏感，在不同的环境下会有不同的细胞响应。

当小鼠在实验环境的某个特定区域挠墙时，刺激特定的神经元闪烁绿色荧光。当小鼠流窜到别的区域时，绿色荧光会从某个神经元褪色，转而从其他新刺激的神经元细胞发出。

科学家在掌握了小鼠行为和神经元之间的联系后，仅仅通过分析小鼠脑部荧光闪烁的混乱图景，就能清楚地判定小鼠的具体位置。

2.1.3.4　脑活动信息再现人类梦境研究

梦从很古老的时候就吸引着人们的视线。从研究角度来看，对梦的研究可以从多个方面进行解释。一是对梦的心理学解释，即梦的精神分析观点（以弗洛伊德为代表），认为“梦是一种被压抑的欲望的象征性满足”；二是对梦的实验心理学解释，连续性假说观点认为，梦是日间生活的继续，大脑的“随机活动体验说”认为，梦的本质是对脑的随机神经活动的主观体验，“认知功能说”观点认为，梦担负一定的认知功能；三是对梦的生理心理学解释，这种观点认为梦过程是从脑干“巨细胞”的放电开始的，这种放电不仅导致眼球的快速双向水平移动和异相睡眠的特征性脑电波，而且也导致许多脑区的激活，包括感觉（特别是视觉）、运动功能和情绪活动的脑区，正是对许多脑区的这种激活作用，导致了各种可变的，甚至稀奇古怪的梦境。

在梦的生理学研究方面，德国马克斯-普朗克协会科学家通过使用磁共振成像和近红外线光谱仪分析造梦者做梦时大脑活跃性特征并实现了重建两个梦境内容；日本京都国际电气通信基础技术研究所的研究人员通过建立磁共振成像设备成像片与梦中图像对比数据库来预测实验对象梦境，准确率最高达 70%。

（1）德国利用新型大脑扫描器获取人类梦境信息

利用大脑扫描设备对人脑正常状态和睡眠状态的神经活动信息进行分析，成为获取梦境信息的一种重要途径。2011 年 10 月 28 日，德国马克斯-普朗克协会宣布，其科学家团队初步掌握了动态人类大脑梦境图像的“复原技术”，利用新型大脑扫描器能够获取人类梦境信息。研究成果发表在《当代生物学》(Current Biology) 杂志。

该研究团队让 6 名宣称自己能够做“清醒梦”的受试者在清醒的时候握拳，并利用功能磁共振成像和近红外光谱技术对他们的脑部活动进行观察。这两种技术通过测量含氧血液来确定脑部的哪些区域正处于活动状态。

为了让研究人员知道受试者已经进入“清醒梦”状态并故意在梦中握拳，每名受试者被告知要按照预先约定的次数从左往右活动眼球。当受试者梦到他们正在握拳时，他们实际上并没有在握拳。

研究人员让他们幻想握拳以及在“清醒梦”中握拳，并将与之相关的脑部活动与清醒时握拳的脑部活动进行比对。

这项实验的难度很大，最终该研究团队只设法调查了不同受试者所经历的两次“清醒梦”。在两次梦境中，研究团队都成功地辨别出与握拳有关的脑部做梦活动。事实证明，这与想象握拳时的脑部活动非常类似，实际握拳也表现出类似模式的活动，但激活区域更大。

这一技术证实新型大脑扫描器能够看到神智清晰造梦者的梦境。这意味着使用大脑监控器阅读清醒状态人们思维的途径又获得新的突破，科学家预测不久便能使用计算机“看到”自己的梦境内容，甚至人们还能将梦境复制出来进行观看，并将这一过程称为“打开窗户观看人类大脑电影”。到目前为止，这项技术仅能对敢于面对扫描器的测试者进行重建大脑梦境视频片段。

(2) 日本借磁共振获取人类梦境信息

由日本国际电气通信基础技术研究所 (ATR) 脑信息研究所神经信息学研究室神谷之康带领的研究小组在 2012 美国神经科学协会新奥尔良年会上报告称，他们通过分析志愿者睡眠中的脑电活动，成功解读了“梦”的内容。相关论文在 2013 年 4 月 4 日的《科学》(Science) 杂志发表。研究人员称这项研究向着揭开大脑无意识活动奥秘的目标迈进了一步。

研究人员对 3 名志愿者做梦的情况进行了研究，利用功能磁共振成像技术在志愿者睡眠时扫描他们的大脑，并采用脑电图 (EEG) 记录他们的脑电活动。只要探测到体现志愿者开始进入睡眠的脑电波信号，就叫醒他们询问梦境的内容，然后让他们再回去睡。每次实验持续 3 小时，志愿者每小时被叫醒 10 次，每名志愿者均反映每小时会有 6、7 次视觉化的梦境，由此共获得了大约 200 个梦境的报告。

大部分梦境反映了志愿者日常生活中的经历，但有些梦境也包含了不同寻常的内容。研究人员从这些梦境中提取了涵盖 20 个大类的关键词，如汽车、男性、女性、电脑等在梦中出现的频率最高。然后，研究人员选取能代表每个大类的照片给志愿者观看，并将观看照片前后两次的脑电图进行对比。研究人员发现人类在做梦时大脑活动规律与观看照片时非常相似。

研究人员对 V1、V2 和 V3 脑区进行了分析，这些脑区负责视觉信号的最早期处理和对视觉图像基本特征进行编码，如图像的对比、边界的方向等。通过对志愿者被唤醒之前 9 s的脑电波进行分析，能预测一个人是否在做梦的准确率达到 75%～80%。

通过反复测试，研究人员逐渐掌握了“书”“汽车”等约 20 种常见物体显示出的大脑活动规律数据。利用这些数据，研究人员预测志愿者梦中图像的准确率约为 60%，预测 15 种特定图像（包括语言、书籍）的准确率超过 70%。研究人员最终得出结论：他们已经成功解码某些类型的梦境，成功率明显提高。

研究人员指出，尽管能完整获取人类梦境信息的目标离现实还相当遥远，但新研究成果在细节和成功率上令人惊叹，这一技术将来可能揭示的不仅仅是人类的梦境，还有可能包括人类所忘记或者没有注意的内容。这一研究方法还可应用到心理状态可视化领域，为解读想象幻觉、诊断精神疾患提供支持。

2.2　脑信息交互技术发展现状

2.2.1　脑信息交互技术的内涵

脑信息交互技术是指实现大脑内外部信息交流互动的一种技术。脑信息交互技术的关键是建立脑与外部设备之间交流的通道，该通道被称为脑机接口（BCI）。利用脑机接口技术，能够将采集来自大脑的脑电波、脑磁波等各类脑信息转换为控制指令，进而实现大脑意识直接控制外界物体或设备。

2.2.2　脑信息交互技术的主要手段

脑机接口是实现脑信息交互技术的重要手段。脑机接口技术的初衷是为了构建脑和计算机之间的通路，通过电极采集神经信号，读取人脑意图，转化为外部设备控制指令，让人脑可以实现直接控制。因此，从本质上看，脑机接口技术是一种在线脑信息交互技术，是实现生物智能与人工智能对接的一种通信技术。

2.2.2.1　脑机接口技术的概念

1973 年，美国加州大学洛杉矶分校的贾科·维达尔（Jacques Vidal）首次使用 Brain - Computer Interface（BCI）一词来表示大脑与外界的直接信息传输通路，并将脑机接口技术初步定义为：一种能够反映大脑功能内在机理微观信息的计算机系统技术。与此同时，他还以视觉刺激产生的视觉诱发电位（VEP）作为控制信号，建立了一个操作者通过控制光标成功穿越二维迷宫的脑机接口技术系统。

受限于技术，脑机接口直到 20 世纪末才真正地快速发展起来。1999 年召开了第一次脑机接口国际研讨会，共有来自 6 个国家的 22 个研究组参加。第一次脑机接口国际会议给出了脑机接口技术的明确定义，即脑机接口技术是在人脑和计算机或其他电子设备之间建立不依赖于常规大脑信息输出通路（外周神经和肌肉组织）的全新对外信息交流和控制技术。

现在的研究者一般认为，脑机接口技术是一种建立在不依赖人体外围神经系统和肌肉组织的连接人脑和计算机或其他电子设备的直接的信息交互通道（见图 2-43），实质是通过对脑电波、脑磁波等各类脑信号进行辨识、采集、放大、分析与处理，进而实现人机交互。其中，“脑”意指有机生命形式的脑或神经系统，而并非仅仅是“mind”（抽象的心智）；“机”意指任何处理或计算的设备，其形式可以从简单电路到硅芯片到外部大中小各类复杂设备；“接口”则指的是“用于信息交换的中介物”。

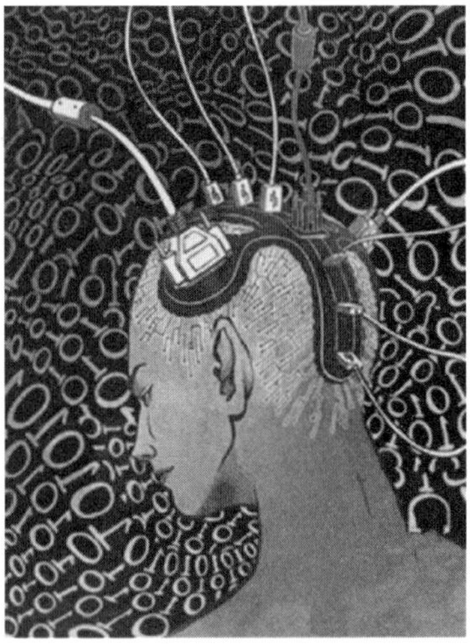

图 2-43　脑机接口示意图

2.2.2.2　脑机接口技术的原理

脑机接口技术的内在原理是：当一个人的大脑在进行思维活动、产生意识（如动作意识）或受到外界刺激（如视觉、听觉等）时，伴随其神经系统运行的还有一系列电活动，这些脑电、脑磁等脑信号可以通过特定的技术手段加以检测（见图 2-44），然后再通过信号处理（特征提取、功能分类等），从中辨别出当事人的真实意图，并将其思维活动转换为指令信号，以实现对外部物理设备的有效控制。

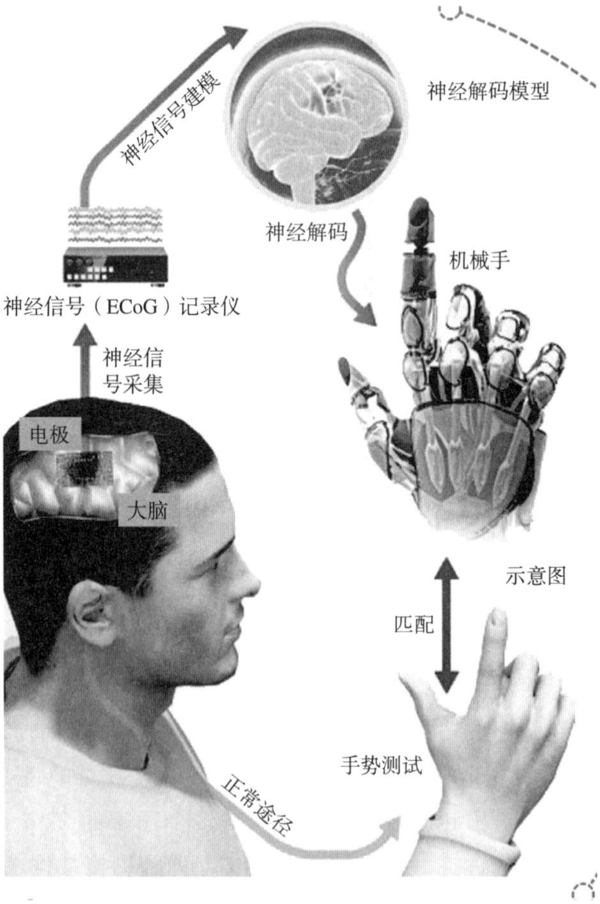

图 2-44　脑电信号示意图

2.2.2.3　脑机接口技术的系统构成

脑机接口技术的实现必备两个前提条件：一是至少有一种可以反映人脑不同状态的信号；二是可以实时采集上述信号，且该信号可被识别及分类。

现行的脑机接口技术系统一般由 3 个部分组成（见图 2-45）：信号采集模块（包括信号的采集、放大、滤波、A/D 转换等）、信号分析模块（包括特征提取、模式识别）、外部设备控制接口模块（可以是虚拟设备，如 3D 动画、虚拟机器人等）。

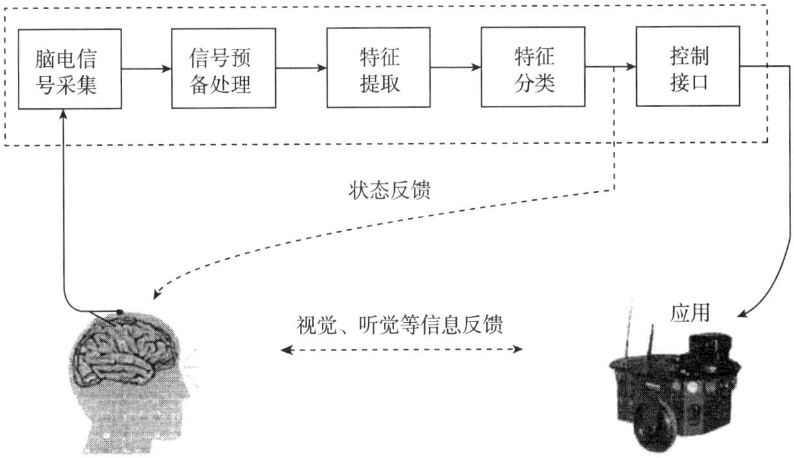

图 2-45　脑机接口系统示意图

（1）信号采集模块

信号采集模块主要涉及信号记录的方法，所选用电极的材料，放置电极的位置、数目以及信号的采集、放大、滤波和 A/D 转换预处理等，最后将脑信号转化为数字信号并存储于计算机中。

信号采集模块的核心装置是神经信号记录电极。根据大脑信号采集位置不同，可将电极分为 EEG 电极、ECoG 电极和颅内皮层内电极。

EEG 电极采集的脑电是经过皮层、脑膜、头骨等层层筛选得到的，因此其信噪比最低、空间分辨率最低。接触头皮的电极盘材料通常是银/氯化银。目前，EEG 电极已经完全商业化，例如 Neuroelectrics、Emotiv 等公司都开发了相关电极帽产品（见图 2-46）。EEG 电极通常还分有干电极和湿电极之分，但是湿电极在使用过程中由于需要在电极盘和头皮表面注入导电胶，从而产生清洗麻烦。EEG 电极最大的特点就是无创性。

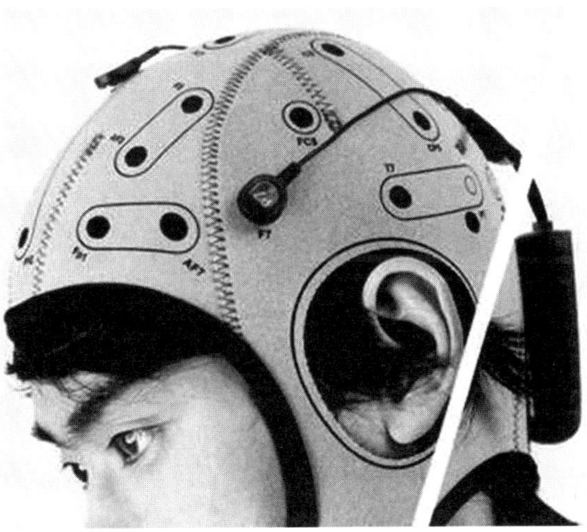

图 2-46　Neuroelectrics 公司的电极帽产品

ECoG 电极在临床上非常普遍和成熟，需通过颅骨钻孔术或颅骨切开术将其置入。电极中心点间距通常为 1 cm，电极盘直径约为 4 mm，材料为具有不生锈、导电率极高特点的铂铱合金（见图 2-47）。电极盘镶嵌在硅橡胶片上，将硅橡胶片覆盖在大脑皮层上、硬脑膜下，即可以采集皮层脑电信号。皮层脑电 ECoG 在临床通常被用于癫痫灶的检测，一般临床上检测癫痫灶时间为 1～2 周不等。在灵长类动物上的实验表明，ECoG 可以为脑机接口提供长期稳定的信号源，时间长达 5 个月以上。

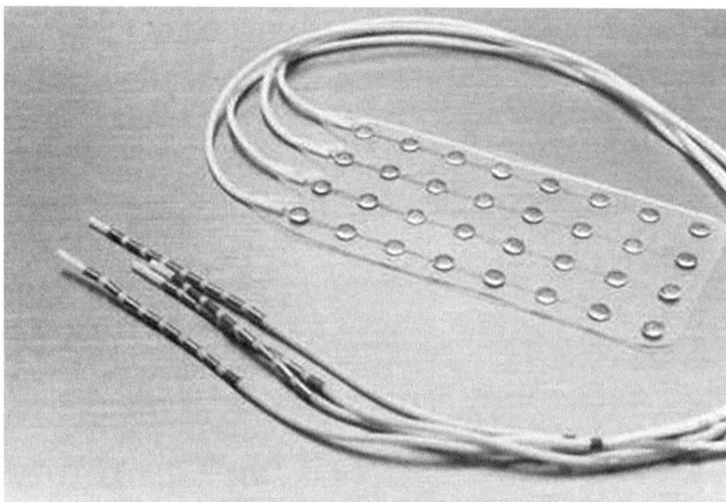

图 2-47　ECoG 电极阵列

如今已经商品化、并被广泛应用的颅内电极有两类，一类是美国犹他大学开发的针形微电极阵列，即犹他阵列电极（Utah Array）；另一类是美国密歇根大学开发的线性微电极阵列，即密歇根电极（Michigan probes）。犹他电极采用整块硅片制作，在硅基底上用热迁移法形成多个硅通道，形成多个细针，产生正方形电极针阵列（见图 2-48）。犹他电极长度为 1.0 mm 或 1.5 mm，电极针尖端的信号采集部位为铂金镀层，电极其余部分和

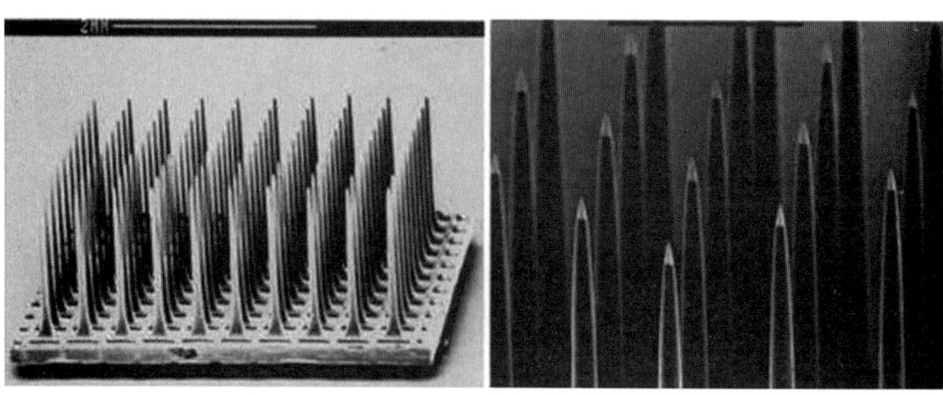

(a)　(b)

图 2-48　犹他电极

底托均用聚酰亚胺涂层绝缘，这种电极的特点是记录点在电极针尖端绝缘层暴露处，位于同一个平面或斜面上，电极可记录的深度比较浅，深度不可自由控制。电极基座是硅基底。整个电极的基底尺寸为 4 mm×4 mm，等间距地排列有 100 个电极，其中 96 个为信号传导电极。犹他电极可以满足大部分神经电生理实验的需求，多用于记录大脑中枢神经系统浅表部位的神经电信号，也用于外周神经电刺激。犹他电极通常通过气锤瞬间打入皮层，适用于感觉运动皮层脑电信号的记录或者刺激。目前有研究表明，该电极最长的植入时间可以达到 2 年。大部分的电极最终因为生物体的排异反应或者电极本身的尖端脱落而失去信号记录能力。

密歇根电极属于薄膜电极，与集成电路制造相似，采用微电子制造技术，在硅或陶瓷材料为基底的薄片上，按照设计好的电极线路喷镀上导电金属；或者在整个覆盖有导电金属层的印制板上，蚀刻去除不需要的部分，留下需要的电极线路，导电金属可以是镍、不锈钢、钨、金或钼；除了记录点以外，在其余连接记录点和输出端的导电线路上覆盖绝缘层，常用的绝缘材料是氮化硅，为了增强导电性能和生物相容性，记录点表面镀上铱或金。

密歇根电极和犹他电极一样是针式电极，不同的是它的电极柱上也有可以记录信号的通道，可以实现立体记录。密歇根电极非常薄，厚度只有 15 μm，需要挑破硬脑膜后再将电极插入（见图 2-49）。密歇根电极的强度不如犹他电极，比较脆，易折断。通常这类电极只作为急性或者慢性的记录电极。

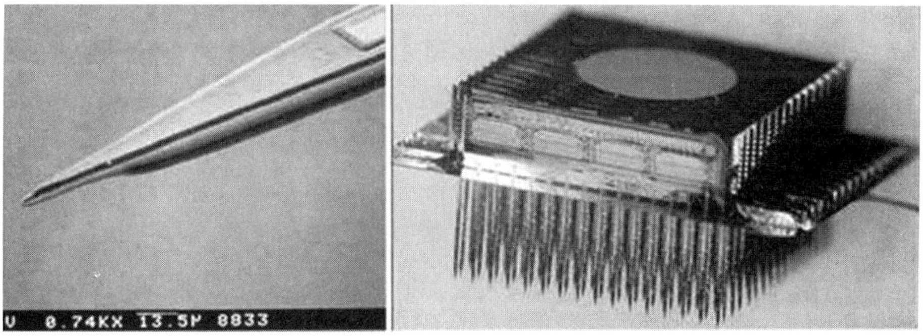

(a)　　(b)

图 2-49　阵列式密歇根电极

（2）信号分析模块

信号分析模块的目的是从所检测的脑神经信号中识别出使用者的操作意图，提取能反映使用者主观动作意识的特征参数并通过适当算法将之转换为控制外部机电设备的执行命令。该模块包括信号预处理、特征提取、特征分类等，其中特征提取和特征分类是脑机接口信号分析的关键环节。

信号预处理。信号预处理的目的是提高信噪比。噪声的来源包括非神经源噪声和神经源噪声。其中非神经源噪声有眼动伪迹、肌电干扰、工频干扰等；而神经源噪声，包括自发的与意念无关的信号，或者与感兴趣特征脑电无关的其他特征信号。目前，常用的脑信号预处理算法主要包括 3 类：一是时间滤波器，如低通滤波、带通滤波、非线性滤波、Kalman 滤波、Kalman Robust 滤波等；二是空间滤波器，如共同均值参考（CAR）和 Laplacian 参考；三是空间时间滤波器，如盲分离法（BSS）、参考独立分量分析（cICA）、主分量分析法（PCA）等。通过预处理后得到的信号更有利于后续的特征提取环节和翻译算法环节，最终提高整个脑机接口系统的带宽。

信号特征提取。信号的特征提取是从经过了预处理和数字化处理的脑信号中提取出能反映使用者意图的信号特征。目前提取信号特征的方法主要有自适应回归模型（AAR）、傅里叶变换（FFT）、小波变换、公共空间格局（CSP）、独立分量分析（ICA）、公共空间谱过滤（CSSP）、相位同步特征分析等。

信号特征分类。信号特征分类是基于脑电信号根据不同的运动或意识能使脑电活动产生不同响应的特性，确定运动或意识的类型与信号特征之间的关系。信号分类结果的好坏取决于两个方面的因素：一是要进行分类的信号是否具有明显的特征；二是分类方法是否有效。具有代表性的脑机接口信号特征分类方法包括：线性判别式分析（LDA）、决策树、贝叶斯分类器、支持向量机（SVM）分类器、人工神经网络（ANN）、隐 Markov 模型（HMM）、公共空间格局（CSP）等。

（3）外部设备控制接口模块

将已分类的信号作为设备控制器的输入，转换为实际的动作控制外部电子设备，如显示器上光标的移动、机械手的运动、轮椅的前进与后退、字母的输入等。输出信号的类型也有多种形式，既可以是离散的也可以是连续的。离散输出包括图标选择、正误判断、字符选择、光标移动方向的控制、康复机器人移动方向控制等形式。连续输出可以是声音高低、光标的连续移动、波形的起伏、不断变换颜色和大小的物体、某种游戏控制等。目前的输出信号形式多为离散输出。

基于优化系统性能的考虑，很多脑机接口技术系统都设置了反馈回路，这样可以为使用者提供脑机接口系统提示，还能帮助使用者根据反馈信号来学习对脑电信号进行调整。脑机接口技术系统的调整方法主要有 3 种：第一种是借助反馈回路的辅助让受试者学习调整自己的脑活动。由于不同的反馈信号对应了不同的脑状态，受试者可以自适应地学习如何控制反馈进而控制脑信号。此方法的缺点是需要较长的训练时间，一般都在几个月左右。第二种方法是让机器来学习，首先设计实验采集受试者脑信号，然后利用高级机器学习方法训练采集到的数据，得到固定的脑状态模式，这样就可以利用这个已经训练好的系统来进行分类识别，此方法不需要受试者接受长期训练，但缺点是，由于脑信号的复杂性和非平稳性，系统学习的脑特征模式不一定长期适应于一套系统，识别率也较低。第三种方法是同时采用以上两种方法，即受试者和系统同时进行学习。

2.2.2.4　脑机接口技术的分类

按照不同的划分标准，脑机接口技术系统可分为多种类型。

（1）单通道与双通道

根据信息流向来划分，有单双通道之分。单通道脑机接口技术只能在同一时刻用电脑接受大脑指令或向大脑发送指令，而双通道脑机接口技术则能在大脑和电脑之间同时建立起指令（信息）交互链路。目前，世界各国研发机构公开的成果主要集中在单通道脑机接口技术领域，该技术通过直接采集来自大脑的神经生物学信号，并将其转换为输出指令，而不依赖正常的外围神经中枢和肌肉组织输出通道来实现指令传送。

（2）侵入式与非侵入式

根据脑电信号的获取方式来划分，有侵入式与非侵入式之分。将电极植入到脑壳内的为侵入式，从头皮采集脑电信号的属于非侵入式。前者称为“有创”式脑机接口，又分为完全植入式电极（电极植入大脑皮层）与皮层表面电极（仅将电极放置于大脑皮层表面而不植入）。

在当前以动物为对象的实验中，为了获得更好的实验效果，大部分采用侵入式脑机接口，而在以人为研究对象的实验中，由于侵入式方法对人的脑部或思维的负面影响难以充分估计，尚存在人身安全隐患，而且目前国际上对人为对象的实验制定了严格的标准，国内在法律责任归属方面尚存在空白，除了在医疗领域对癫痫病人等极个别情况采用侵入式方式外，还不能贸然对人脑进行侵入式脑机接口实验。因此，当前开展的人脑控制设备实验都是通过开发可佩戴方式的脑机接口装置（头帽、头盔、耳机等）来进行的。以头帽为例，上面规则地排满金属电极（通常是银和氯化银电极），在每个电极位置小心地注入导电胶（通常是氯化钠和胶黏剂的混合物），让头皮通过导电胶和金属电极接触，再连接上生物电放大器，这时候就会在前额和后脑的电极上检测到微弱的电位变化。

（3）自发式与诱发式

根据神经生理学现象和脑信号产生原理来划分，有自发式与诱发式之分。基于诱发电位的脑机接口技术系统通常需要外部信号刺激，如听觉、视觉、触觉等，主要包括基于P300、SSVEP等脑机接口系统；而自发的脑机接口不需要外部刺激，可以通过进行有意识的思维任务改变EEG信号，主要包括μ律、慢皮层电位（SCP）、ERD/ERS等类型。

（4）同步与异步

根据控制方式划分，有同步与异步之分。前者要求受试者在预定时间内进入一种特定的思维状态，而后者可连续分析EEG信号。使用者可以自由启动某种思维任务来进行控制，也就是说受试者能自己决定何时进行思维任务，以及何时结束或转移思维状态。异步的脑机接口技术系统能连续检测这种没有提示的思维活动，并能较为准确地对当前的思维任务分类。

（5）主动式与被动式

根据是否需要受试者的主动参与来划分，有主动式与被动式之分。诱发电位中除了属于事件相关电位（ERP）的P300需要受试者有意识参与以外，其余都属于被动脑机接口，而自发式脑机接口都属于主动脑机接口。

2.2.2.5　脑机接口技术的发展历程

脑机接口技术是一项新兴技术，追溯历史，并不久远，从产生到现在只有50多年的时间。

科学家最早尝试脑机接口研究是在 1963 年的英国。博登神经科学研究所的格雷·沃尔特（Grey Walter）医生用当时非常前沿的脑电技术和他的癫痫病人开了个“玩笑”，却意外实现用思维控制幻灯片播放。为了确定脑内病灶的需要，这些癫痫病人脑内贴近大脑皮层处被放置了电极，以便获取非常清晰的神经活动。由于电极比较大，记录阻抗低，不能记录单个神经细胞的放电，但却能记录到电极周围神经细胞共同活动的场电位。在这些病人带着电极在医院生活期间，沃尔特医生突发奇想，在病人们欣赏风光幻灯片的时候，偷偷把脑电电极连接到自己发明的“电位转换器”上，将病人大脑运动皮层的场电位信号转换成幻灯机换片的控制信号。于是奇迹发生了：病人每次打算换片，但还没有按动按钮时，幻灯机就已经知道了他的想法，并自动换片。这是脑机接口技术的第一次完整实现：采集大脑神经信号，翻译转换后控制外部设备。

世界上第一位尝试侵入式脑机接口的是美国神经科学家菲利普·肯尼迪（Philip R. Kennedy）。1998 年，他将一个特制的电极植入一位全身瘫痪的病人脑中。通过几个月的训练，该病人实现了通过集中注意力来控制鼠标运动。因为肯尼迪是首次成功将电极植入人脑的神经学家，他也获得了“半机器人之父”的称号。2004 年，美国 Cyberkinetics 公司开展了将犹他电极芯片植入到人脑中的实验研究，实现一名 25 岁男子用意念想象光标朝目标点前进，准确率达到了 70%。

目前，脑机接口技术在世界范围内正受到越来越广泛的关注。国内外科研团队不论在基础研究还是应用研究方面都取得了丰硕的成果。由于头皮脑电信号十分微弱的特点，信号的提取工作变得相当困难。因此，过去的多年间，大部分研究者的工作都集中在对头皮脑电信号的解读上。虽然目前已有许多研究团队开展了脑机接口技术研究，但能真正构建出可控制辅助设备控制系统的团队并不多，能将脑机接口技术应用到临床的更少。这说明，从数据离线分析到在线系统的实现还是有一定难度的。

2.2.3 脑信息交互技术进展

当前，脑机接口技术的研究重点主要集中在脑电信号翻译算法改进、脑信息传输方式与效率创新、脑机接口技术验证等方面。在脑机接口技术最新进展方面，一是脑电信号翻译算法研究取得新突破，新加坡科学家开发出了效率更高的脑电信号翻译算法。二是脑信息传输方式实现无线传输，脑机接口通信速率大大提升。三是脑机接口技术验证取得新进展，科学家们以猴子、大鼠等动物甚至人作为对象研究脑机接口技术，并开展了精神拼写、外界物体控制等一系列脑机接口技术验证实验。

2.2.3.1 脑电信号翻译算法改进

以往的人脑控制设备技术，大多是佩戴电极帽，然后脑电图记录人脑产生的电信号，再利用“公共空间格局”（CSP）算法将脑电图信号翻译成命令，从而控制各种各样的设备。通过对脑电图信号变化的估算，传统 CSP 算法可以区分和解释不同的命令，它的精确度取决于提供了多少信号。但是，当脑电图信号很少时，CSP 算法就会做出错误的解释。

2011 年 5 月，新加坡 ASTAR 通信研究所的科学家开发出一款改进版的 CSP 算法，显著地促进了脑机接口技术的发展。

新的 CSP 算法使用两种参数来调整对脑电图信号变化的估算。一种参数可以降低估算值的变化，另一种参数则会减少因为样本少而产生的估值错误。这两种参数结合起来极大地提高了 CSP 算法对脑电图信号分类的准确性。研究人员通过大量的调整，优化了新的算法。传统算法需要 20～90 个脑电图信号，但是新的算法只需要 10 个。

科学家表示，这是提高目前脑机接口技术准确性的一种方法，新算法可以在数据前期处理阶段与培训数据集整合到一起。这将大大减少为脑机接口技术收集数据的难度，也将减少对脑电图信号处理程序的内存需求，还能减少处理信号所用的时间。

2.2.3.2　脑信息传输方式与效率创新

在脑信息交互方面，传输方式和效率影响着交互效果。近年来，国内外相关机构深入开展了这方面的研究。主要成果包括：布朗大学研发出全球首款通过无线远程控制的脑机接口，清华大学无创脑机接口信息传输研究取得重要进展等。

（1）布朗大学研发出全球首款通过无线远程控制的脑机接口

2013 年，来自布朗大学的研究人员研发出了全球首个通过无线方式连接的脑机接口。该无线脑机接口的尺寸只有一个火柴盒大小（见图 2－50），它可以安放在穿戴者的头骨上进行检测，并将检测到的数据传输到 1 m 以外的电脑上。而安装在其中的 200 mAh 锂离子电池能够续航 7 个小时。不过遗憾的是，这款设备必须要在 3.6F（－15.78℃）的条件下才能充电。

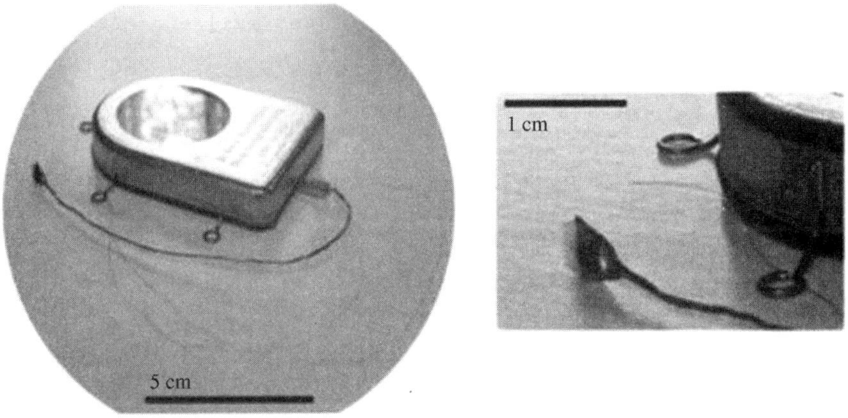

图 2－50　无线脑机接口

（2）清华大学无创脑机接口信息传输研究取得重要进展

2015 年，清华大学神经工程实验室高小榕、高上凯教授研究团队在无创脑机接口信息传输研究方面取得重要进展。该项研究成果以“基于无创脑机接口的高速拼写”为题于发表在 10 月 19 日国际学术期刊《美国科学院学报》（PNAS）上。

脑机接口作为一种新的通讯渠道，其通讯速率（即每秒钟获取从大脑发出信息的比特数）是各国研究人员特别关注的问题。在以往公布的研究成果中，各种范式（包括采用植入电极的有创方法和采用头皮电极的无创方法）所能达到的最高通信速率都不超过 2.5 bit/s。高小榕、高上凯教授研究组与中科院半导体所、加州大学等单位共同合作，将脑机接口通信速率提高到平均 4.5 bit/s（最佳受试者可以达到 5.32 bit/s），被认为这是近年来在 BCI 研究方面的一项重要进展（见图 2－51）。

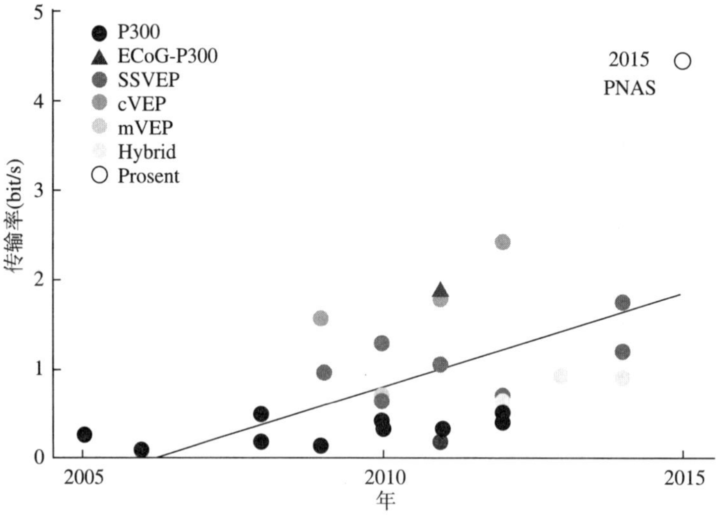

图 2－51　脑机接口信息传输率（ITR）进展历程

研究人员根据稳态视觉诱发电位（SSVEP）构建了一个精神拼写系统。该拼写系统可检测用户对一个目标性状的视线方向，基本上是一个键盘，通过转移视线方向而不是手动进行操作。研究人员使用一种新的视觉延迟估计方法来解决嘈杂的 EEG 信号干扰引起的视觉延迟的测量难度问题。在测试对象的在线拼写性能方面，平均拼写率大约是每分钟 50～60 字，信息传输率在 4.5～5.5 bit/s。

2.2.3.3　脑机接口技术验证

人们想到利用大脑来控制外部设备的思想来源于脑电波的发现。1929 年，德国神经学家汉斯·贝格尔（Hans Berger）在人的头皮上发现一种电位差，由此开始尝试用仪器探测人的脑电波，贝格尔早期使用的是侵入式的方式来探测人的脑电波，即将针状的电极插入颅骨受损病人的大脑皮层中，这种方式后来被研究者们以非侵入式的技术所取代。

既然大脑能够产生有规律的脑电波，那么就能够利用脑电波来控制外部设备，由此也推动了脑机接口技术的产生与发展。早期的工作开始于 20 世纪 60 年代，美国华盛顿大学医学院的研究人员埃伯哈德·菲兹（Eberhard Fetz）及其同事发现猴子可以通过大脑运动皮层中神经元的活动来使生物反馈仪的指针发生偏斜，这是科学家首次证实脑电波可以控制外部设备。

此后，科学家们开始用猴子、大鼠等动物甚至人来研究脑机接口，开展了一系列的脑机接口技术验证实验。从验证类别看，这些实验主要分为两类，一类是精神拼写，另一类是外界物体控制，包括鼠标控制、机械臂控制、机器人控制、生命组织控制甚至异体控制等。从脑机接口类型看，一类是利用侵入式脑机接口装置，另一类是利用非侵入式脑机接口装置。从实验对象看，一类是以动物以及失去行动能力的病人为研究对象，另一类是以健康的人为研究对象。

（1）精神拼写

精神拼写脑机接口除了基于自发脑电信号外，近些年还出现了关于基于事件相关电位 P300、基于 N200 脑机接口、基于视觉诱发电位（SSVEP）、基于皮层慢电位（SCP）、微创型脑机接口、皮质内脑机接口（iBCI）等精神拼写脑机接口研究。

1）基于自发脑电信号的精神拼写脑机接口。根据受试者的松弛状态，可采集 α 节律和 μ 节律，即频率范围为 8～12 Hz 的自发脑电信号。在枕部视觉皮层区检测到的 α 节律可反映出受试者处于视觉松弛状态；在感觉运动皮层区检测的 μ 节律反映运动松弛状态。根据反馈调节脑电信号，受试对象可通过训练来学会控制设备。1967 年，德万（Dewan E. M.）使用导线将实验对象头皮与脑电图记录仪连接，并通过计算机将所得 EEG 中 α 节律的幅度编码成摩尔斯码 α 节律及其对应的摩尔斯码反馈给受试者。经过一定的训练，受试者能适当地调整 EEG 信号中 α 节律的幅度，发出特定的摩尔斯码，并传到电传打印机上，从而实现了意识信息的表达和传递，用这种办法发送一个字母的摩尔斯码需要 35～50 s。1991 年，纽约沃兹沃斯中心的脑损伤研究者乔纳森 · 沃尔帕乌（Jonathan R. Wolpaw）教授等人通过训练受试者学习控制 8～12 Hz 的 μ 节律幅度，控制光标运动。最初的研究实现了光标的上下移动，主要是通过在线频谱分析获取 μ 节律幅度以驱动位于屏幕中心光标向屏幕下方或上方的目标移动，μ 节律的幅度高则光标上移，幅度低则光标下移。随后，沃尔帕乌又研究了用 μ 节律控制光标二维方向移动。他们还研究通过调控 μ 节律或 β 节律选择 YES 和 NO，以回答简单问题。20 世纪 90 年代，德国图宾根大学的尼尔斯 · 比尔鲍默（Niels Birbaurmer）利用瘫痪病人的脑电图信号使其能够控制电脑光标。经过训练，有 10 位瘫痪病人能够成功地用脑电图控制光标。但是光标控制的效率较低，在屏幕上写 100 个字符需要 1 个小时，且训练过程耗时几个月。在比尔鲍默的后续研究中，同时测量出了多个脑电图成分，包括 μ 波和 β 波。病人可以自主选择对其最易用的成分进行对外部的控制。

2）基于 P300 的精神拼写脑机接口。P300 电位是当大脑检测到小概率的外界刺激，或者在一连串重复事件中检测到新奇事件时出现的，这个电位活动最强的位置往往在头顶中央。因为电压是正的，峰值大概在事件发生后 300 ms，所以被称为 P300 电位。

1988 年，伊利诺斯州立大学法维尔（Farwell L. A.）和唐钦（Donchin E.）等人利用 P300 设计了虚拟打字机。字符以 6×6 矩阵方式排列在计算机屏幕，矩阵中的行或列以随机顺序被加亮。加亮的行或列如果包含操作者想输入的字符就引起 P300。求出引起 P300 最大的行和列，该行和列交点上的字符就是要打印的字符。系统的平均通讯速度为 2.3 字符/分钟。2000 年，唐钦等人对上述打字机进行改进，在 Windows 95 下设计了新的虚拟打字机，准确率为 80%，平均通讯速度提高到 7.8 字符/分钟。

纽约沃兹沃斯中心的脑损伤研究者乔纳森·沃尔帕乌教授研究小组通过研究一种和注意力有关的事件诱发电位 P300 来实现精神拼写（见图 2-52）。如果把字母表随机重复一遍，当希望选择的字母出现时，人脑头顶中央就会检测到一个 P300 电位，而其他不相干的字母出现时，P300 电位则不会出现。如果把 26 个字母和键盘按键精巧地排列起来，快速地随机在计算机屏幕上闪现，同时检测 P300 脑电，就可以分析出要选择输入的字母。沃尔帕乌研究小组研究基于 P300 脑电打字的脑机接口取得了很大成功。但这种脑机接口也存在明显的缺点：一是屏幕上的字母需要不停地闪烁，受试者会产生视觉疲劳；二是 P300 脑电波的个体差异较大，这为检测算法带来了严峻挑战。

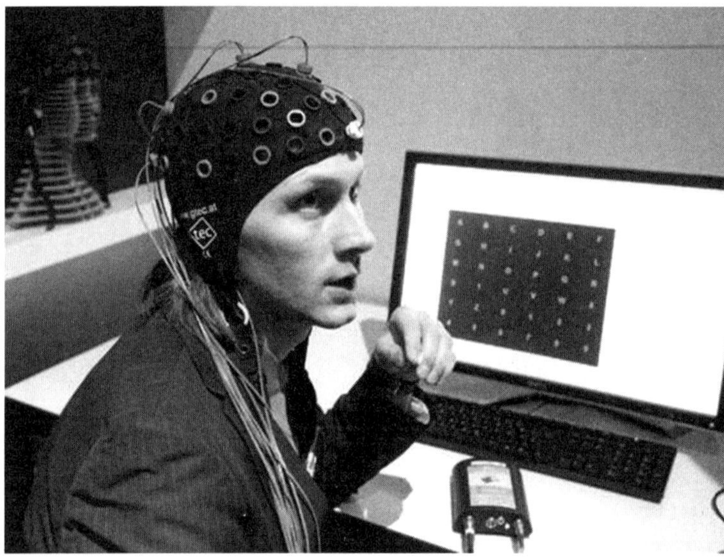

图 2-52　精神拼写脑机接口

2012 年，香港中文大学成功研制出将脑电波转换成繁体中文的基于 P300 的脑机接口系统。将脑电波转化成繁体中文的步骤是：受试者戴上有 16 个接触面的无线脑电波接收器，面向计算机屏幕上的中文笔画输入接口，想着自己要写的笔画，接收器便能接收到指令，将中文字逐笔写出来。具体操作的方法是：首先让参与者心里想着要写的笔画，然后电脑屏幕上会显示出一个阵列，例如 5 行 7 列，单元格中是所有不同的笔画。电脑会逐行闪动，从第一行到第五行，再逐列闪动，从第一列到第七列，当闪到包含着候选笔画的那一行和那一列的交叉点时，参与者的大脑会自动出现 P300 信号，于是电脑程序只需要选出那一行和那一列交点上的笔画就可以了。

3）基于 N200 脑机接口。利用 P300 电位进行精神拼写时，需要利用闪烁的方式给病人以刺激，对于病人来说容易疲劳。我国清华大学洪波教授领导的实验室团队提出了一种新颖并稳健的设计，即借用视觉目标的移动，而非闪烁来激发一个 200 ms 的负向脑电波——N200，首次实现没有闪烁、对任何受试者都很稳健的精神打字脑机接口。

4）基于视觉诱发电位（SSVEP）的脑机接口。2002 年，我国清华大学高上凯教授等人研制的脑机接口系统使用稳态视觉诱发电位实现了输入电话号码的任务。在他们的系统中，电脑屏幕上虚拟电话按键的每个按钮以不同频率闪烁。使用者在注视不同的虚拟按键时，其大脑枕叶区的稳态视觉诱发电位频率成分出现差异。系统对稳态视觉诱发电位进行分析，以确定使用者眼睛当前所注视的虚拟按键，从而完成输入电话号码的工作。

5）基于皮层慢电位（SCP）的精神拼写脑机接口。皮层慢电位是皮层电位的变化，持续时间为数百毫秒到数秒，可反映皮质Ⅰ和Ⅱ层的兴奋性，通过反馈训练学习可使 SCP 幅度产生正向或负向偏移。2000 年，德国图宾根大学的尼尔斯·比尔鲍默等人利用头皮电极记录的 SCP 开发了名为思想转化装置（TTD）的脑机接口。当受试者自我调控 SCP 准确率大于 75%时便可以使用 TTD，并在计算机语言支持程序中进行拼写。具体方法是：将所有字符分两部分显示在屏幕上，利用 SCP 偏移选择目标字符所在的部分，之后选定部分再分为两部分，再采用 SCP 进行选择，以此类推，直到选择到所要的字符，并将其打印出来。通过实验，两名完全瘫痪的病人利用 SCP 能够自由拼写单词并实现与外界的文字交流。

6）微创型精神拼写脑机接口。2013 年，我国清华大学联合清华大学玉泉医院、解放军总医院研究实现了一种基于大脑皮层表面神经信号的新型微创脑机接口。该方法的思路是把神经电极只是埋入大脑皮层表面，不穿透皮层，通过少数几个电极的场电位，而不是神经放电活动，来建立脑机接口。这样可以避免神经胶质细胞的炎症反应和包裹，同时因为电极数目少，信号采样率低，可以很容易地实现无线采集和供电。这样的微创方案获取的神经信息要少于电极阵列，但长期可靠性高。研究成果发表于 2013 年 5 月 1 日《神经影像》（NeuroImage）期刊。研究人员在病人眼前呈现一个隐藏着运动条纹的虚拟键盘，病人通过自己的视觉注意来选择想要输入的字符，被注意的字符会引起更强的神经活动。这种增强的神经活动主要表现为 60 Hz 以上的高频振荡，空间上集中于中颞叶一个很小的脑区，检测这一区域高频神经信号的能量变化就可以确定病人要输入的字符。功能磁共振扫描发现，该区域与处理视觉运动的脑区非常吻合。结合功能磁共振定位信息，该项研究只获取大脑皮层表面一个电极的神经信号，实现了思维打字的功能（见图 2－53）。

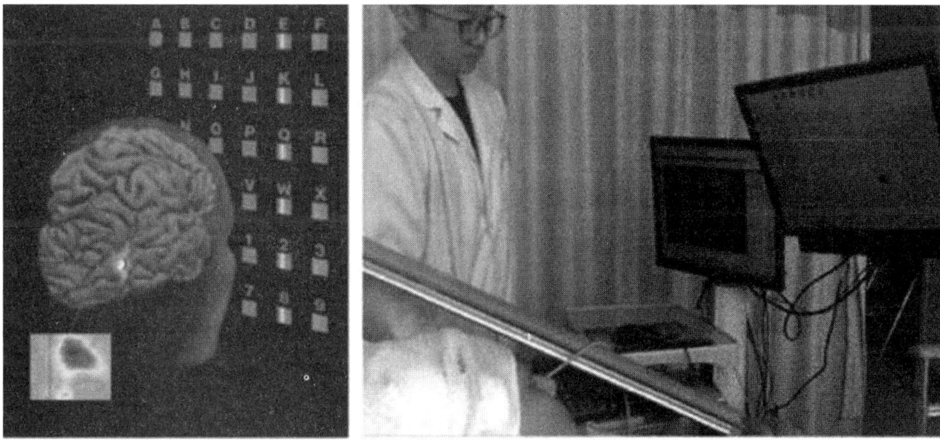

图 2－53　微创型精神拼写脑机接口

2017 年 2 月，斯坦福大学电气工程教授克里希那·申诺伊（Krishna Shenoy）和神经外科教授杰米·亨德森（Jaimie Henderson）在《eLife》发表论文，宣布他们成功让 3 名受试瘫痪者通过简单的想象精准地控制电脑屏幕的光标并在电脑屏幕上输入了他们想说的话，其中一名患者可以在 1 分钟之内平均输入 39 个字母，约合 8 个单词。据论文称，这是世界上首次通过脑机接口实现如此快速精准的字符输入。该脑机接口芯片是一个只有六分之一英寸大小的硅芯片，芯片表面密布着 100 个电极（见图 2 - 54），这些电极浅浅地插入大脑皮层，监测着神经细胞的电信号。配合该脑机接口设备，申诺伊还设计了一套解码神经细胞发射出来的复杂电信号的算法。通过这套算法，研究人员可以通过监测神经细胞激活状态，确定人体想要完成的动作。申诺伊与亨德森希望在未来的几年里，他们这种软件可以在包括智能手机和便携电脑上应用。

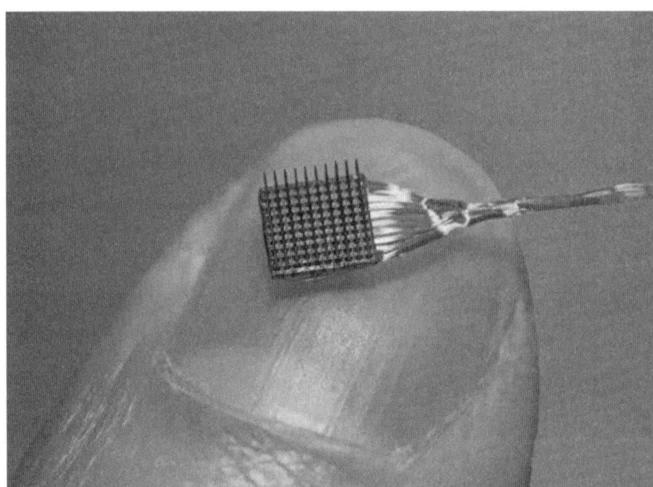

图 2 - 54　斯坦福大学开发的脑机接口芯片

7）高性能皮质内精神拼写脑机接口。斯坦福大学科研人员通过开发基于离散型点击解码器（discrete click decoder）的高性能皮质内脑机接口（intracortical BCI，iBCI），大大提高了精神拼写的速度。2016 年 9 月，斯坦福大学生物工程师保罗·努尤朱基安（Paul Nuyujukian）领导的科研团队通过读取脑信号驱使光标在虚拟键盘上移动，从而实现文字输入。在实验中，研究人员把一个多电极阵列传感器植入猴子大脑，它可以直接读取负责控制移动鼠标所需手及手臂活动的大脑区域的信号。而研究人员开发的算法可以解读上述脑信号，并实现在虚拟键盘上移动光标、选择字母键。研究人员训练猴子用这种技术把所看到的文字通过意念“隔空”复写出来。猴子打字的方式是通过改变屏幕上字符的颜色来选择字符进而生成句子（尽管他们不会理解这些单词的意思）。结果显示，猴子最快可以每分钟 12 个单词的速度输入莎士比亚名著《哈姆雷特》经典台词“To be or not to be. That is the question”（见图 2 - 55）。2017 年 2 月，斯坦福大学塞詹·潘德瑞纳斯（Chethan Pandarinath）领导的科研团队利用高性能皮质内脑机接口使三位瘫痪病人的打字速度比之前快出 4 倍。研究人员在受试者的大脑表面植入一或两个小型（六分之一英寸）电极阵列，这些皮质内植入物含有 96 个微电极，这些微电极能够穿透 1～1.5 mm 进入控制手臂运动的运动皮质部分。由电极记录的神经信号通过电缆传输到计算机，利用离散型点击解码器经算法解码后掌握受试者的想法，并将信号转换为计算机光标的移动。实验采用让受试者使用设备来回答问题的方式执行自由书写任务来验证该脑机接口系统的性能，采用复制打字（copy typing）的方式来评测打字速度（见图 2-56 和图 2-57）。通过三位瘫痪的临床试验参与者进行的测试，其中两位葛雷克氏症患者打字速度分别达到 2.2 bit/s和 1.4 bit/s，是之前记录（相同的参与者在之前的记录）的两倍以上，另一位瘫痪患者达到了 3.7 bit/s，这比之前的最高速度快 4 倍。综合实验分析，最终实现的打字速度是之前记录的 1.4～4.2 倍，信息流通量是之前记录的 2.2～4 倍。这种高水平的表现表明了 iBCI 作为运动功能受限者的强大辅助交流设备的潜在应用价值。

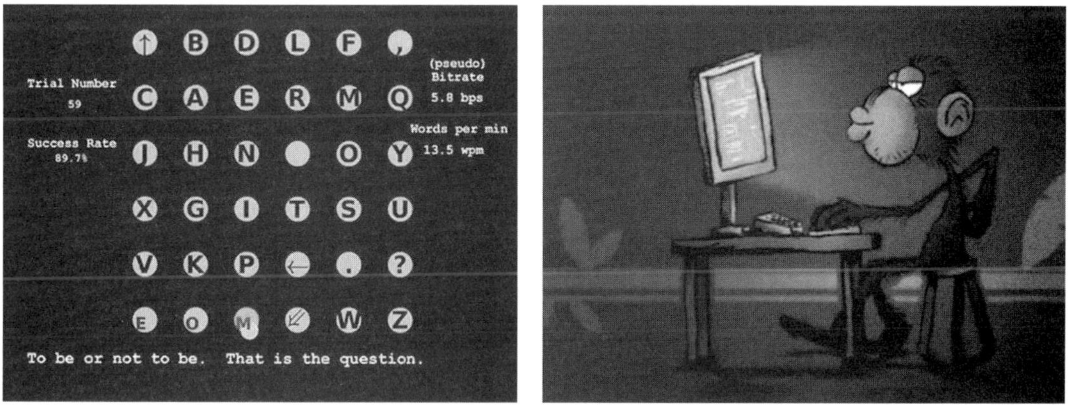

图 2-55　猴子精神拼写实验

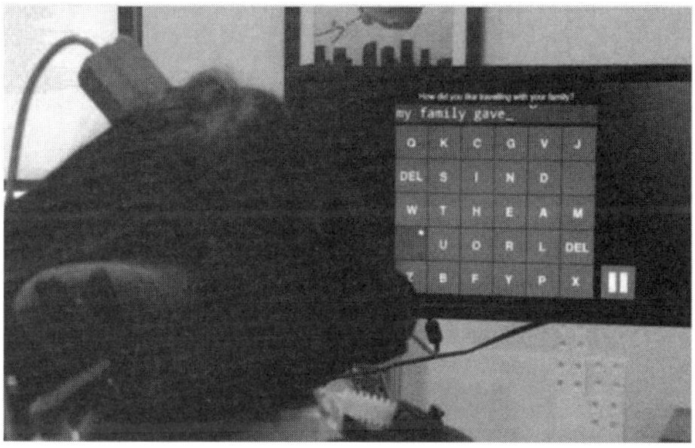

图 2-56　一位被试者使用脑机接口通过意念控制计算机光标来打字

8）完全植入式家庭型精神拼写脑机接口。2016 年 11 月，荷兰乌特勒支大学医学院尼克·拉姆齐（Nick Ramsay）领导的科研团队开发了一种完全植入式的脑机接口，其包含了安装在大脑皮层运动区的膜下电极（subdural electrodes）和一个安装在胸部左侧皮下的发射器（transmitter）。通过对一名患有肌萎缩侧索硬化（ALS）的闭锁综合征患者进行实验（见图 2-58），该病人在脑机接口植入 28 周后，就能够准确和独立地控制一个计

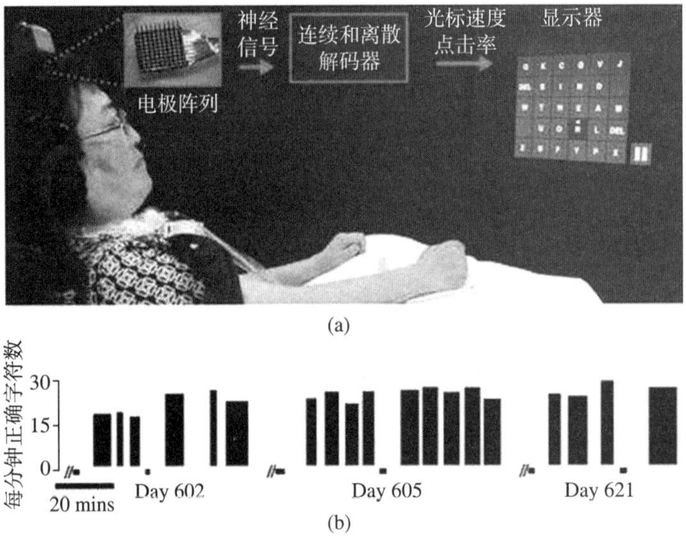

图 2-57　实验配置（a）和在自由书写的问答环节的键入速度（b）

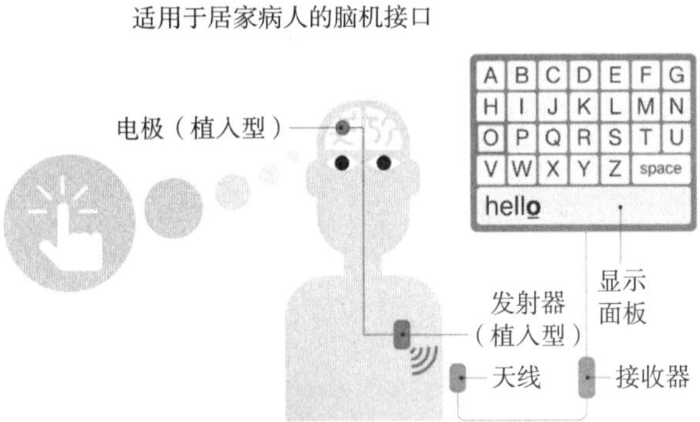

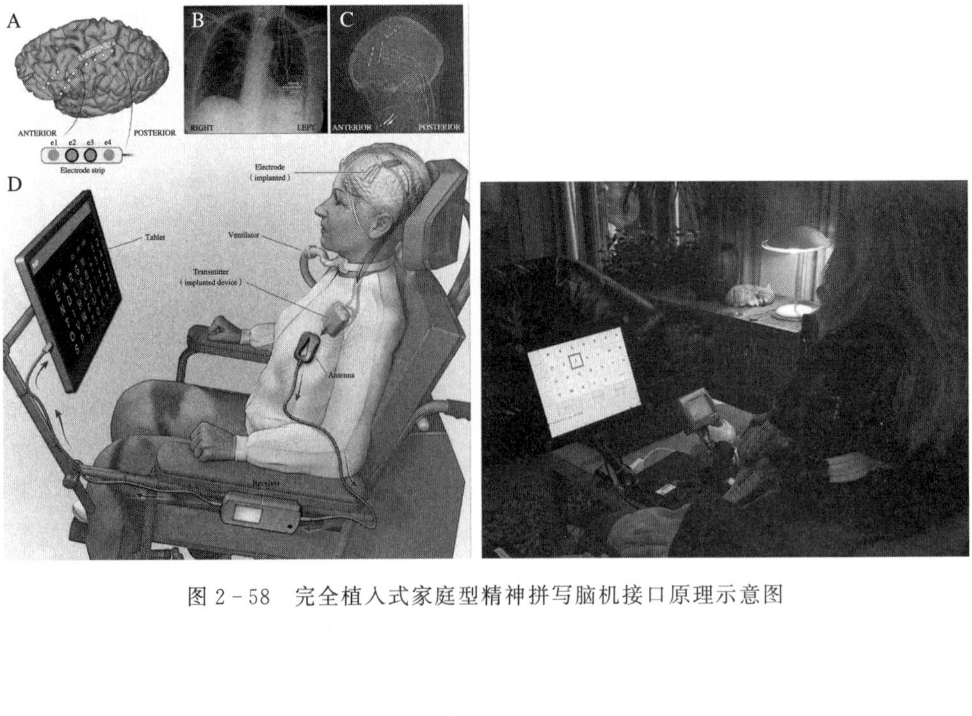

图 2-58　完全植入式家庭型精神拼写脑机接口原理示意图

算机打字程序，差不多一分钟可以打出2个字母，准确率达到95%。这是世界上首例完全植入、不需要专家协助、病人在家就能实现精神拼写并与人交流的案例。

（2）外界物体控制

利用脑信息控制外界物体的技术验证对象经历了从小型到大型、从简单到复杂的发展过程，包括光标等小型物件控制、机械臂控制、机器人等复杂设备控制、生命组织控制甚至异体控制等。这些实验主要分为两类，一类是利用侵入式脑机接口装置（主要以动物以及失去行动能力的病人为研究对象）开展大脑意念控制外界物体的实验；另一类是利用非侵入式脑机接口装置（主要以健康的人为研究对象）开展大脑意念控制外界物体实验。

①光标、鼠标等小型物件控制

利用脑信息控制外界物体，科学家们首先从容易实现的小型物件着手，一方面是以猴子为研究对象，开展大脑控制光标实验，另一方面是利用瘫痪患者为对象，开展大脑控制鼠标、光标等实验。

1）美国布朗大学以猴子为研究对象，开展大脑控制光标试验。

美国布朗大学进行了一项实验：首先训练3只猴子，使它们学会利用游戏手柄控制电脑光标的技术；然后把微小的电极接入猴子的大脑皮层，观察猴子在控制游戏手柄时的大脑活动电波，并把这些脑电波记录下来。科研人员通过反复实验，确定了猴子操纵电脑光标的“想法”及其产生的脑电波之间的对应关系。当科研人员拿走游戏手柄后，猴子产生的脑电波被转化成相应的操作命令，电脑光标随即做出响应。此次研究成果超过了以往任何实验，只需要6根电极就可以把猴子的想法变成真实的行动。以前科学家们的实验中曾经使用过上千根电极。

2）科学家以全身瘫痪患者为研究对象，成功利用脑电波控制光标。

1998年，美国埃默里大学菲利普·肯尼迪在获得美国食品及药物管理局（FDA）的临床批准后，将一个名为“亲神经电极”（Neurotrophic electrode）的特制电极植入一名52岁越战退役老兵强尼·雷的脑中（见图2-59）。他因大脑中风而全身瘫痪，需要依赖呼吸机生存，与人沟通只能通过眨两次眼表示“是”，一次表示“不是”。植入装置能够提取到强尼·雷的脑电信号，然后通过无线电发射机将脑电信号发射出来，并被电脑接收。该特制电极拥有神经生长和低阻电线的神经信号记录两种功能，带有一个1.5 mm的中空玻璃尖端和两根0.1～0.4 mm直径的金属电线。在电极植入之前，神经生长因子涂在电极尖端，可将相邻的神经元突触诱导过来并生长在玻璃电极尖端成而为髓鞘。神经元的生长以及髓鞘的形成大约需要3个月的时间，之后便可以产生稳定的神经信号。通过开颅手术，电极尖端侵入大脑皮层2 mm，电极尾端连接位于头颅上方的放大器和无线电发射机，可与电脑进行通信。经过6个月的训练，强尼·雷能够通过集中注意力来用意念自由控制电脑鼠标，最开始能够让鼠标指向一些表达自己感觉的词句，后来做到了能够用电脑打出词句（见图2-60）。当时这个实验几乎引起了整个科学界的震动。1999年之后，他将电极植入另外两位闭锁综合征患者大脑中，但都以失败告终。其中一位是因为切口无法闭合，不得不摘除植入物，而另一位则是疾病迅速恶化，导致无法记录数据。而且在2002

年雷因脑动脉瘤去世。2004 年，肯尼迪对另一位志愿者艾瑞克·拉姆齐进行了电极植入（见图 2-61）。利用该装置，拉姆齐用合成器成功发出了简单的元音。但随着拉姆齐的健康每况愈下，而无法再参与研究。之后在肯尼迪寻找实验对象之时，FDA 撤销了他植入电极的合法资格。最后，肯尼迪以自己为实验对象，在 2014 年自费请外科医生为其植入电极。但由于植入电极太大、太多，手术后切口一直无法完全闭合，电极在他脑内只待留了一个月，之后肯尼迪不得不要求医生做手术将电极取出。在那短短的一个月内，肯尼迪收集到了近 300 个短单词的相关神经元数据，并发布了重要论文。当肯尼迪把自体实验的数据公布时，业内研究者对此表示除了惊讶，还将其称为“最疯狂的科学家”。

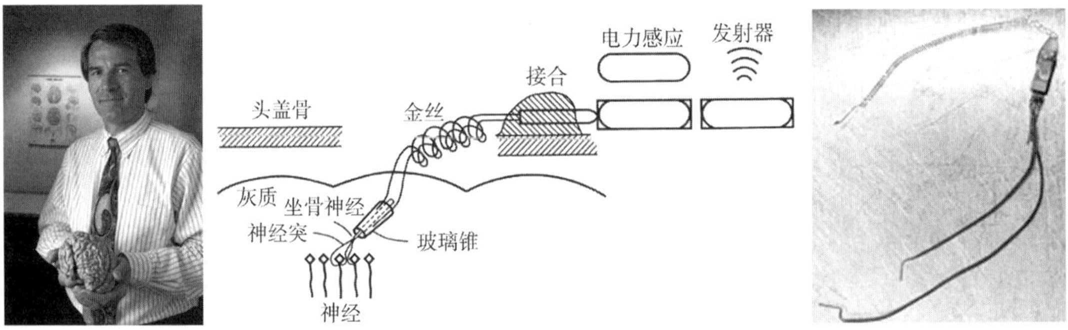

图 2-59　菲利普·肯尼迪及其发明的“亲神经电极”

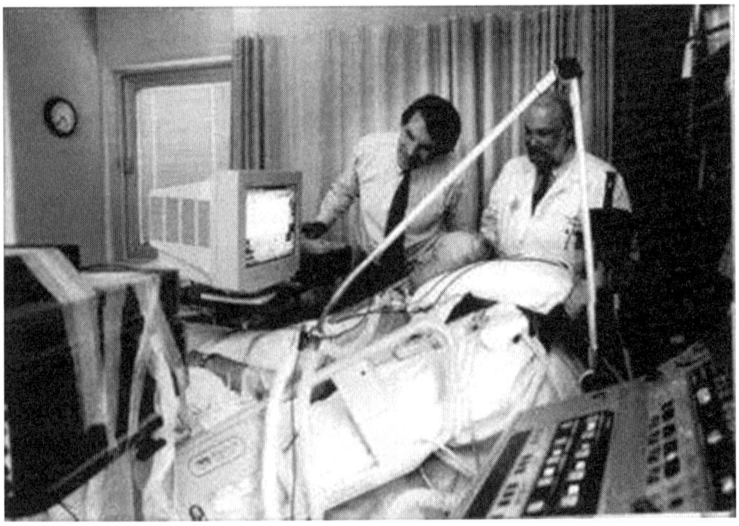

图 2-60　肯尼迪在教雷控制电脑光标

2004 年，美国 Cyberkinetics 公司开展了将犹他电极芯片植入到人脑中的实验研究。该公司资助了美国 Brain Gate 计划并成功招募到 4 名瘫痪的志愿者植入该犹他阵列电极。其中一名 25 岁全身瘫痪男子马特·内格尔在 2004 年 6 月被植入大小和药片相当的电极芯片并开始了长达 9 个月的神经信号记录。犹他电极将记录到的神经元细胞外电信号经由导线同时传输到固定在头骨上的钛合金基座。基座再通过连接器将信号传输到放大器和电

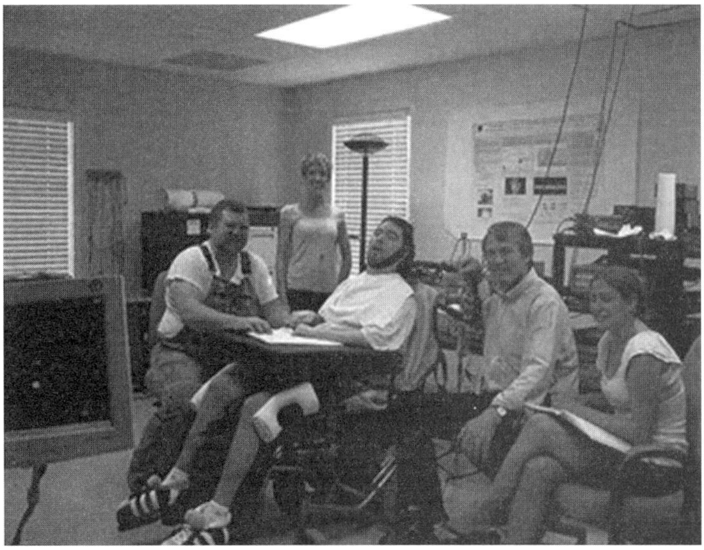

图 2 - 61　肯尼迪与拉姆齐及其家人

脑，用于后续解码分析。图 2 - 62 中志愿者坐在一个轮椅上，前面有一个显示器，显示器上会随机出现一个目标点，他用意念想象光标朝目标点前进。计算机实时分析病人在用意念控制时的运动相关神经元的发放模式，通过神经发放重构病人意念中的运动轨迹，从而

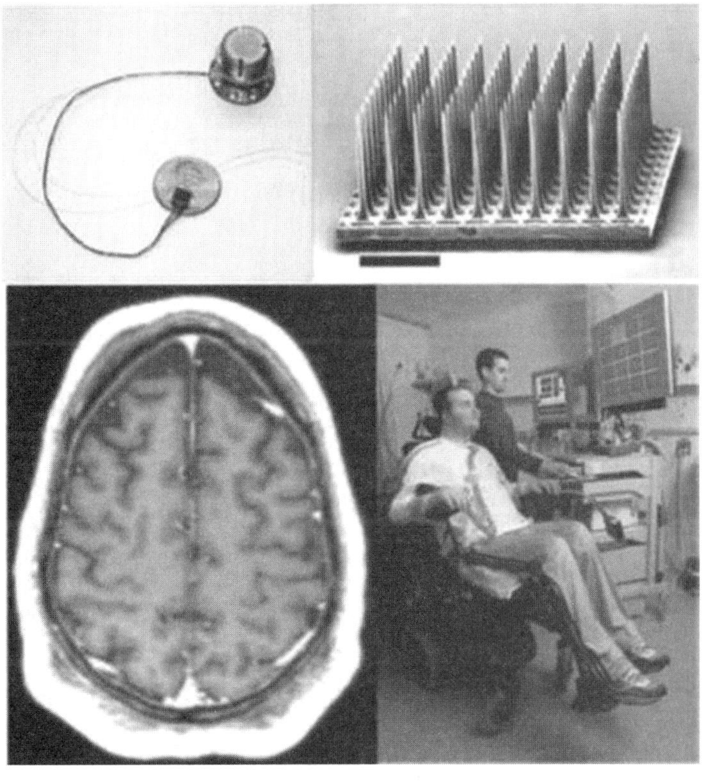

图 2 - 62　犹他电极及实验

控制光标在屏幕上的移动。3 个星期后，在 8 次实验当中，他有 7 次能通过脑电波控制计算机光标移动。Cyberkinetics 公司表示，内格尔利用该电极可以用他的脑电来控制电脑、电视和发电子邮件，甚至玩电脑游戏，准确率达到了 70%。内格尔由此成为全球植入芯片后成功靠思想操控计算机的第一人。

②机械臂控制

通过大脑控制机械臂进而具备手部行为能力，成为脑科学领域的研究热点。在脑控机械臂方面，科学家们主要是以猴子和病患人员为研究对象，开展脑机接口技术验证实验。

以猴子为研究对象，开展大脑控制机械臂的技术验证实验最早发生在 20 世纪 90 年代，一组美国科学家在恒河猴的脑中植入了一些电极，通过直接采集的脑电信号来控制机器手。经过一段时间的训练之后，这只猴子把这只机械臂当成了自己的手一样灵活运用自如。之后的进展主要有：2000 年美国杜克大学训练猴子控制机械臂抓东西的实验，2008 年美国匹兹堡大学科学家实现意念控制机械臂喂食实验。

以病患人员为研究对象，科学家们开展了一系列的验证性实验，已实现使瘫痪病人操作机械臂完成简单的动作以及给自己喂食等，甚至还通过机械臂让患者体验到了触觉。

1）美国杜克大学训练猴子控制机械臂抓东西、玩游戏。

2000 年，美国杜克大学科学家就以猴子为研究对象探索大脑意念控制机械臂。美国杜克大学教授米格尔·尼克里斯（Miguel Nicolelis）训练一只名叫贝尔的猴子，实现它遵照指示去摇动摇杆。尼克里斯教授在其大脑的运动皮层中植入了一组电极，可将其脑电信号传输至隔壁房间的计算机，该计算机控制着一个机械臂，猴子的脑电信号被传到机械臂时，机械臂成功模仿了猴子所做的运动。同时，尼克里斯还将猴子的脑电信号通过互联网传送至 1000 多公里意外的麻省理工学院的一个实验室，该实验室里也有一个机械臂，而猴子的脑电信号同样控制这个机械臂做出相应的动作。经过 3 年多的训练，尼克里斯成功地在实验室里让猴子控制机械臂伸手去抓东西。

2003 年，杜克大学科学家训练一只名叫奥罗拉的猴子练习使用操纵杆控制光标穿过圆形目标的游戏（见图 2-63）。当它每次操作光标穿过目标，就可以得到一滴巴西橙汁。

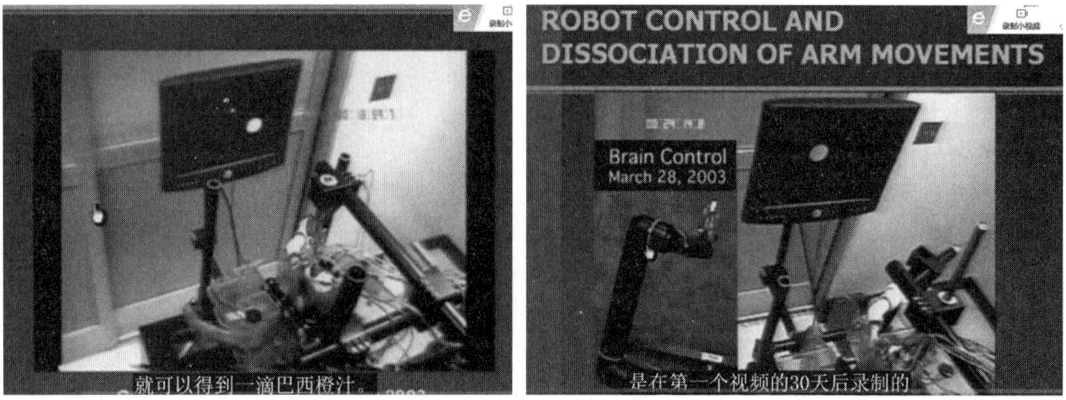

图 2-63　奥罗拉练习使用操纵杆控制光标穿过圆形目标的游戏

每天进行 1 000 次判断，可以达到 97％的正确率，获得 350 mL 橙汁奖励。科学家记录它大脑中产生的信息，并将其发送到一个机器手臂，控制机械手臂重现奥罗拉正在进行的动作，即让奥罗拉通过思考就可以玩游戏，而不需要肢体的加入，它的大脑将控制机械臂移动光标穿过目标，奥罗拉实现这一成果用时 30 天。通过练习，奥罗拉已然知道，它可以用机械臂玩这个游戏，同时还可以随心所欲使用自己的生物手臂去干别的事情，包括用自己的手臂挠自己等。

2）美科学家完成意念控制机械臂喂食实验。

2008 年 5 月，美国匹兹堡大学和卡内基·梅隆大学的研究人员称，他们让两只大脑被植入微型传感器的猴子，学会只凭借意念思维控制机械臂，用机械臂去够食物，甚至在必要的时候，它们可根据食物的大小和黏性做出适当的调整。

在实验中，两只短尾猴先用操纵杆感受了一下机械臂，机械臂上有肩关节、肘以及有两个机械手指的抓爪。随后，科学家在短尾猴的头骨下植入了一个大块雀斑大小的电极栅格。该电极栅格位于运动皮层处，上面是一层能发出有关手臂和手活动信号的细胞。电极栅格上有 100 个微型电极，每一个同一个神经细胞连接，其电线由大脑导出，连接至电脑。电脑通过编程可分析 100 个运动神经细胞的集体放电，将这些电信号转变成电子指令，即时发送至装在短尾猴左肩的机械臂。科学家最初用电脑去帮助短尾猴拨动机械臂，基本上是教它们理解生物反馈。

在此次实验中，猴子大脑似乎将机械附肢当成自己的肢体，在与真正物体相互作用过程中实时地改进附肢的活动。研究人员将猴子的两条胳膊轻轻绑起来，以便让它们学会如何使用机械附肢，如图 2－64 所示。

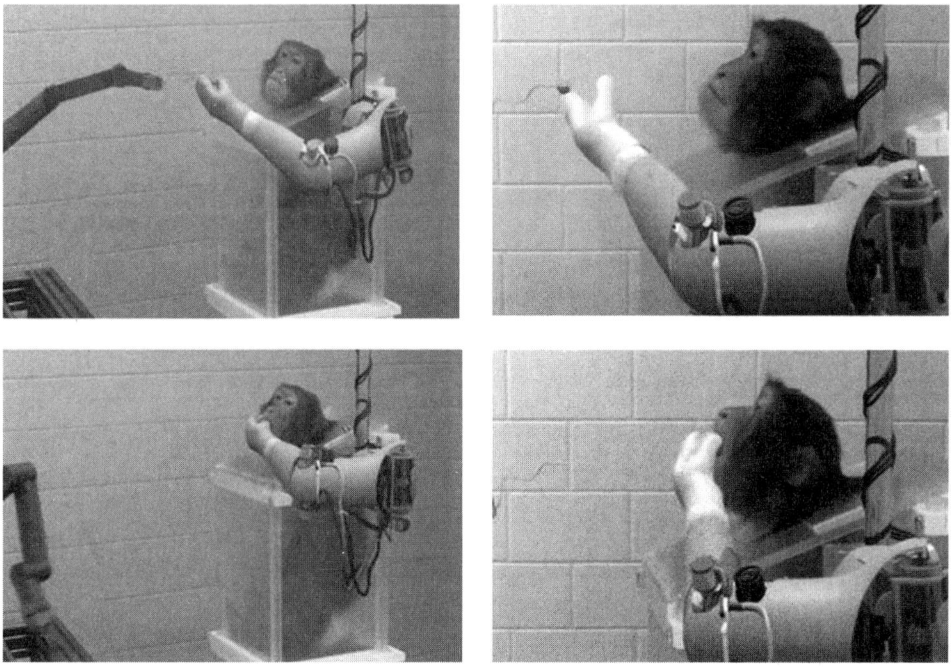

图 2－64　猴子意念控制机械臂喂食

经过几天的重复练习，两只短尾猴很快适应了机器臂，其中一只猴子在安装机器臂两天后开始用机器臂抓取食物，另一只猴子也在 13 天后开始。甚至两只猴子在无任何帮助情况下也能做到通过大脑操作机械臂去够和抓葡萄、果浆软糖和其他在面前摇摆的食物。这些东西当时有三分之二被放入它们的嘴里，与之前的研究工作相比，这绝对是令人印象深刻的成功率。虽然它们还不能每次都准确地把食物放进嘴里，获取食物的概率分别为 61%和 78%，但它们用机器臂获取食物的动作已十分流畅。

在自主调整方面，短尾猴学会了在靠近食物时，将机械臂的手掌放开，将手指闭合到足以抓住食物的姿势，且在被喂食时会逐渐将紧握的手掌再松开。有时，短尾猴在往回收机械臂的过程中将爪子张开，此时食物粘在一根手指上。有时，它们移动胳膊以将手指添干净，或是将剩余的一点食物添进嘴里，对新给它的食物置之不理。研究人员表示，两只短尾猴显然是不折不扣的创造者，它们发现了机械臂的新用途，表现出“在虚拟环境中从来没被看到的一幕。”

此次实验是一次能够表明动物如何仅凭借大脑活动同复杂物体进行相互作用的深入研究。虽然一只短尾猴脑部的电极探针在植入 3 个月后不再工作，但另一只短尾猴脑部的电极探针在经过 18 个月正常运转后仍能敏锐地接收大脑指令。科学家希望，基于该实验的脑机接口技术最终可以令脊髓损伤患者和具有其他瘫痪疾病的患者能够更为自主地照顾自己的生活。

3）瘫痪患者通过大脑控制机械臂。

通过脑机接口将大脑与计算机相连，科学家们开展了一系列实验，已实现使瘫痪病人操作机械臂完成简单的动作甚至给自己喂食等，甚至还让患者体验到了触觉。

2011 年，研究人员第一次把人脑控制机械臂的实验从猴子转移到人身上。美国布朗大学的神经科学教授约翰·多诺霍（John Donoghue）让一名因中风瘫痪 15 年的女性病人凯茜·霍奇森能够用意念控制机械臂，拿起一杯饮料送到自己嘴边喝，如图 2-65 所示。首先，研究人员将电子芯片植入患者脑部控制运动的区域，芯片上有 100 个电极，其中 96 个能够用于记录神经信号，每个电极长 1 mm，排成 10×10 的阵列，电极间彼此相距 400 μm。当患者想要移动机械手臂时，电极收集的大脑电波信号会通过连接在患者脑部

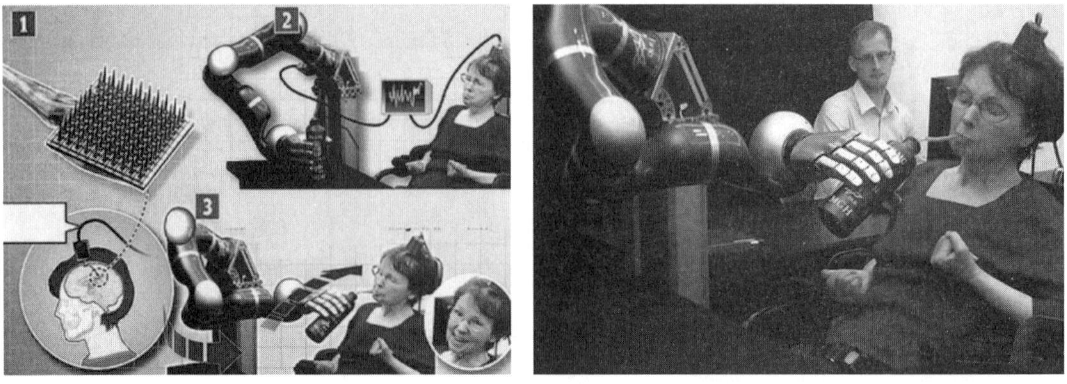

图 2-65　大脑控制机械臂（凯茜·霍奇森）

的感应设备传输到电脑系统，解码后电脑会将信号发送到机械手臂使其执行指令。这一研究成果发表在当年的《自然》（Nature）杂志上，成为历史上首个人类意念控制机械臂的临床试验。实验中，霍奇森 6 次尝试喝咖啡，成功了 4 次。

2011 年，美国匹兹堡大学科学家实现一位四肢瘫痪的病人用意识操作机械手与女友握手（见图 2-66）。2012 年，实现另一位病人给自己喂了巧克力（见图 2-67）。2012 年 12 月，美国匹兹堡大学安德鲁·施瓦茨（Andrew Schwartz）教授在 52 岁瘫痪女子简·舒尔曼的的大脑左运动皮质上植入了一块 16 mm^2 的芯片，该芯片与一只机械臂相连。舒尔曼学习用意念控制这只机械臂致力于实现三维平移、三维旋转以及一个抓握手势运动共七维空间运动。训练 2 天后，她能够用意念让机械臂运动，训练 1 个星期后，能够用意念让机械臂上下左右运动，训练 13 周后，能够用机械臂去拿不同的物体，再放到想要放的位置上，完成动作成功率已达到 91.6%，而且使用的平均速度也比刚开始使用的时候快了 30 s。

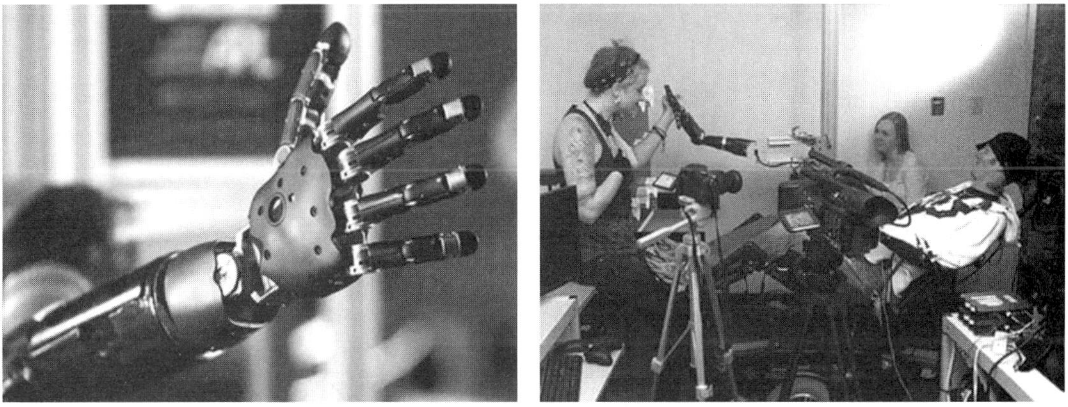

图 2-66　提姆·赫姆斯成功地使用机械手与女友握手

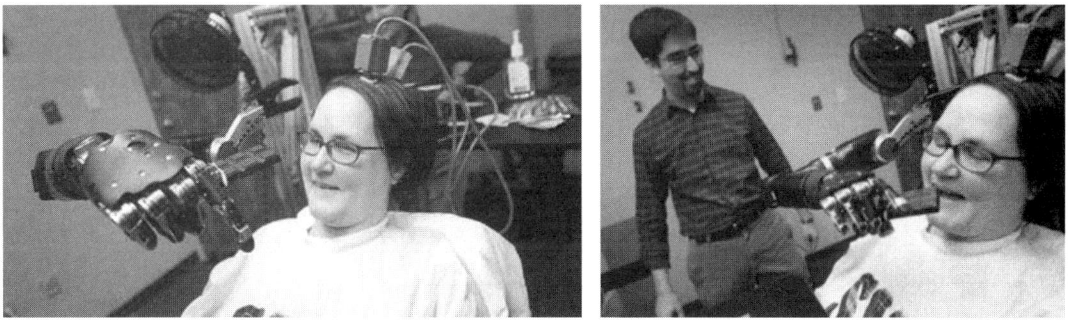

图 2-67　大脑控制机械臂成功吃到巧克力（简·舒尔曼）

2013 年，美国加州理工学院、洛杉矶大学 Keck 医学院和米格斯国家康复中心合作开发出了一种仅靠思维就能控制的机械手，并成功地应用在一位名叫埃里克·索尔托的高位截瘫患者身上，使他能够运用一只机械手流畅地完成挥手和喝水的动作（见图 2-68），甚至还能玩“石头剪刀布”的游戏。4 月 17 日，洛杉矶大学 Keck 医学院的外科团队用五个小时完成了电极植入手术。该团队在索尔托大脑中形成意识的区域，即后顶页皮层的两个部分分别植入了一个小型电极阵列，一个部分控制伸手，另一个部分控制抓握。每个电极阵列的面积都是 4 mm×4 mm，上面有 96 个电极，负责记录后顶页皮层的神经细胞的活动。这两个电极阵列通过一根电缆连接到一个负责处理神经信号的计算机系统上，来解码大脑的意图和控制输出设备，比如计算机光标和机械手。植入手术完成 16 天之后，索尔托就开始在米格斯国家康复中心接受训练。一台计算机直接与他颅骨中伸出来的端口相连，与他的大脑沟通。虽然索尔托很快就能通过思维让机械手动起来，但是他还是花了很多时间让自己对机械手的控制更加精细。经过一段时间的练习，索尔托能够用意念完成一些很高级的任务，比如控制计算机光标、喝饮料、挥手等。索尔托由此成为“全球第一个在大脑产生意念的区域植入神经修复元件的人”。

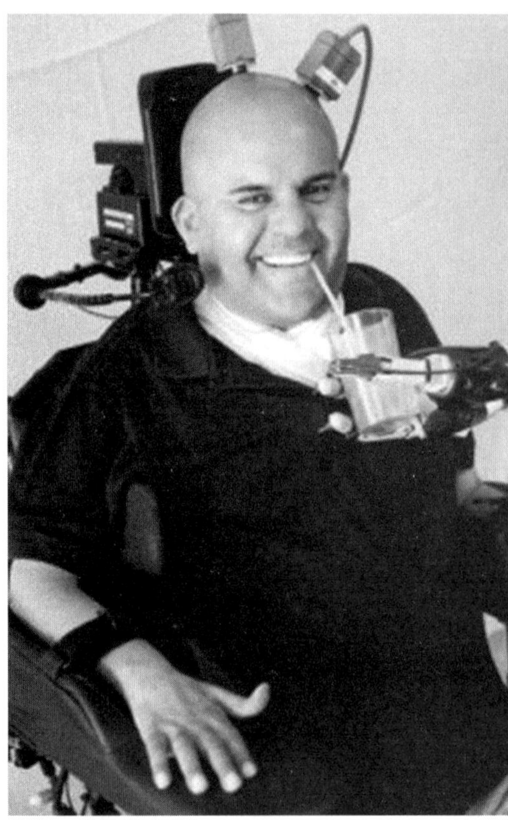

图 2-68　大脑控制机械臂喝水

2014 年 8 月 25 日，我国浙江大学附属二院神经外科与浙江大学求是高等研究院合作的“脑机接口临床转化应用课题组”向公众发布最新进展，研究人员在我国首次将脑机接口成功用于人，实现在人体颅内植入电极，让“意念”控制机械手，完成高难度的“石头剪刀布”手指运动。这是课题组在前期动物研究成果的基础上，首次破译人脑信号，并建立了信号对机器的准确传递的研究模型，为临床上因中风、脊髓及肢体神经损伤、肌萎缩侧索硬化（渐冻人）以及其他神经肌肉退化等肢体运动功能障碍患者实施运动功能重建带来了新的希望。这一研究也使得我国脑机接口技术的临床应用向前迈进了一大步，已基本达到世界最高水平。此次参与临床试验的患者患有复杂性难治性癫痫，需要行颅内埋藏电极来进一步分析皮层脑电。手术前，经医院伦理委员会的批准和患者及家属的知情同意，在不影响病人监测的情况下，课题组用分线器将监测的脑电分出一路，连接到脑电信号分析仪，让电脑可以“旁听”脑电信号。通过开颅电极埋藏手术，患者大脑表面的运动感觉区被植入了一块长 4 cm、宽 8 cm 的电极。电极可持续监测其脑电活动。通过患者 10 多次“石头剪刀布”的动作，科研人员建立相关模型，“解密”的脑电信号再“指挥”机械手，控制其手指活动。在本阶段实验中，“意念”控制机械手的准确度达到 80%左右。在常规用于明确癫痫病灶部位手术后的第 5 天，患者已经能在病房通过“意念”控制机械手玩“石头剪刀布”了（见图 2－69）。

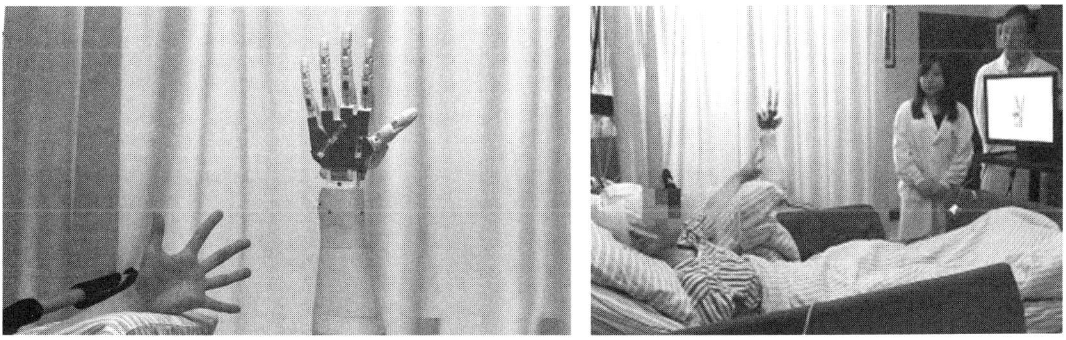

图 2－69　病患利用意念控制机械手

4）科学家实现利用机械手来帮助四肢瘫痪病人恢复触觉。

2016 年，美国匹兹堡大学科学家实现了利用大脑控制机械手来帮助一名四肢瘫痪病人恢复触觉。该机械手由约翰·霍普金斯大学制造，上面均匀布满传感器，每个传感器连接不同的电极，可以将感觉到的压力转化成电信号。首位尝试这项技术的人是来自美国宾夕法尼亚州的内森·科普兰（Nathan Copeland）。他在 2004 年时不幸因车祸而高位截瘫，多年来既无法使用也不能感觉自己的四肢。首先，医疗团队通过成像技术确定了他脑部接收手指和手掌触觉的区域。随后，科普兰大脑运动皮层和感觉皮层植入了由贝莱德微系统公司开发的一个硬币大小的微电极，电极被植入位置是人脑通常处理来自四肢的触觉信号的区域。当机械手指受到压力时，由机械手产生的电信号通过微电极传入到脑内，并刺激感觉皮层，让科普兰感受到类似触感的感觉（见图 2－70）。手术后大约一个月，科普兰就感觉到了他的手指。之后的几个月中，研究团队重复地刺激大脑的这些区域，找到产生触摸食指、无名指等的感觉的模式和位置。实验开始时的正确率有 85%，之后准确度几乎为 100%。实验相关成果发表在《科学-转化医学》（Science Translational Medicine）期刊上。2016 年 10 月，科普兰在白宫科学前沿大会上与时任美国总统奥巴马见面，并成功利用意念控制的机械手臂和奥巴马“握手”和撞拳（见图 2－71）。这个“握手”的特别之处就在于，它不仅实现了机械手的控制，同时还可以让科普兰“感觉”到被握住。当时奥巴马惊呼：“This is what science does!”

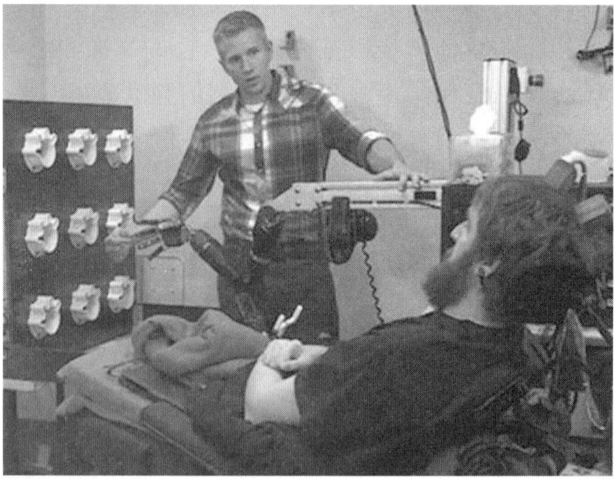

图 2-70　科普兰正在控制机械手进行触摸实验

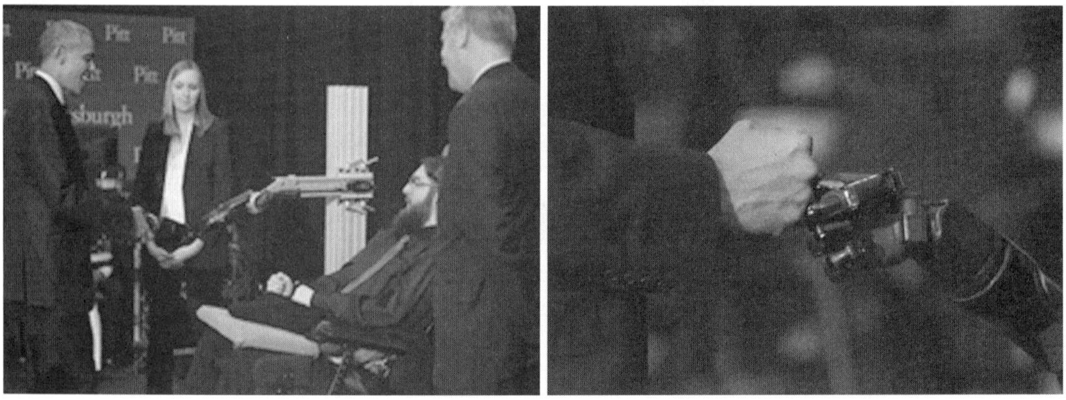

图 2-71　科普兰通过机械手与奥巴马总统撞拳

5）美国明尼苏达大学利用非侵入式脑机接口实现复杂三维空间内物体控制。

2016 年 12 月，美国明尼苏达大学贺斌研究团队实现普通人通过穿戴非侵入式脑机接口只凭借“意念”在复杂的三维空间内实现物体控制，包括操纵机器臂抓取、放置物体和控制虚拟飞行器飞行（见图 2-72 和图 2-73）。经过训练，试验者利用意识抓取物体的成功率在 80% 以上，把物体放回货架上的成功率超过 70%。相关论文发表在《自然》（Nature）旗下期刊《科学报告》（Scientific Reports）。

研究人员选取 13 名健康的普通人作为实验者，其中包括 7 名女性和 6 名男性，平均年龄为 27.3 岁。所有实验者都佩戴了一个布满 64 个电极的 EEG 帽子。当实验者想象运动的时候，运动皮层的神经元会被激活，产生微弱电流，而这种 EEG 帽子能够记录这种电流，并将电流传送到负责控制的计算机，并转化为相关物体的运动。

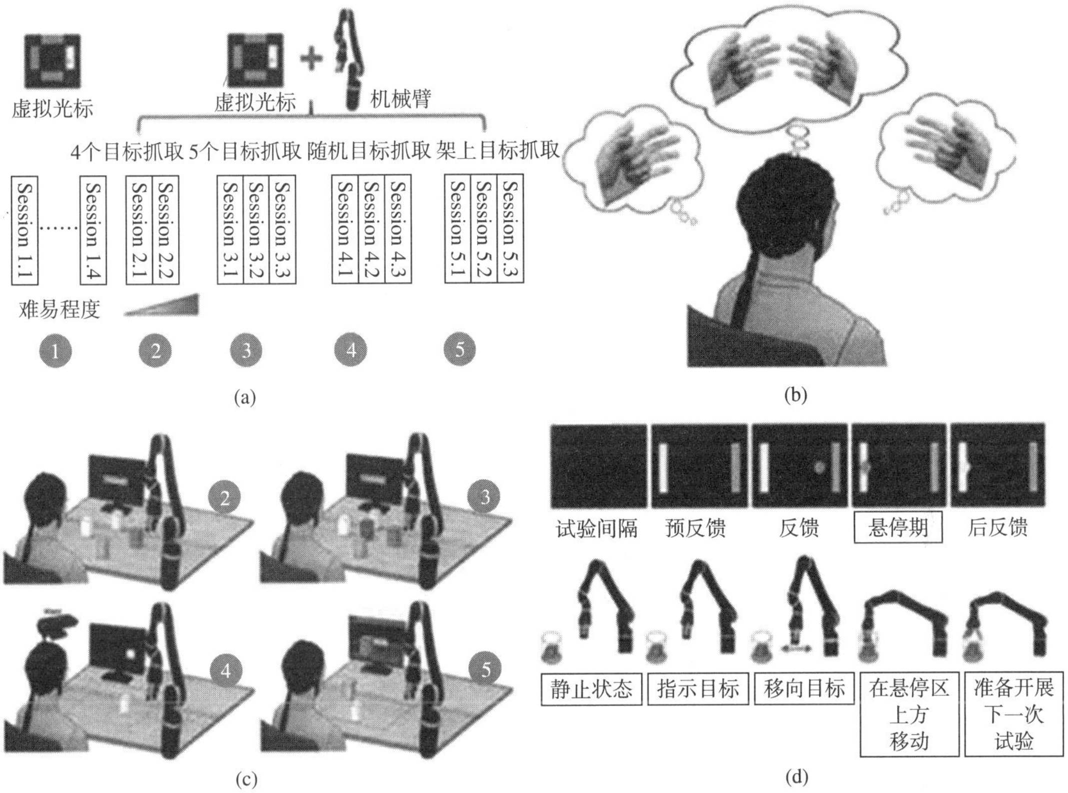

图 2－72　脑控试验设置：在 15 个场景中，受试者需要对物体依次实现不同级别的控制：仅控制虚拟鼠标，用机械臂抓取四个物体、五个物体以及随机在货架上抓取目标物体

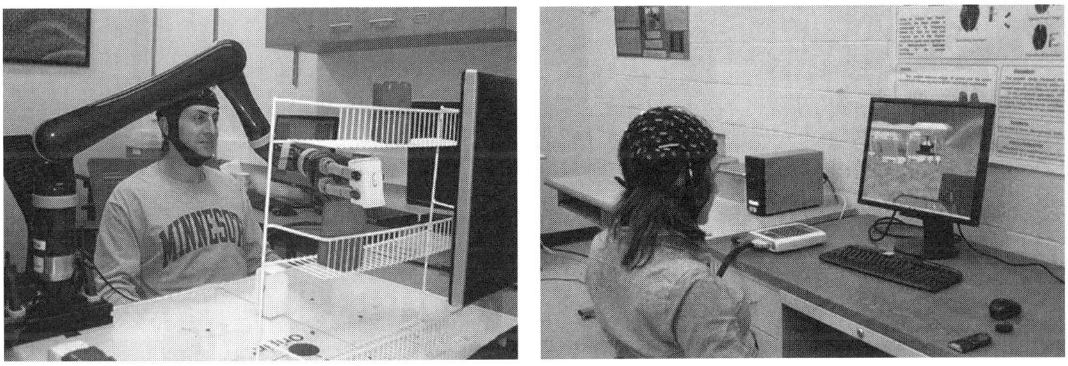

图 2－73　受试者通过脑波控制机械臂抓取物体和视频游戏中的虚拟直升飞机

研究人员表示，开发这套 EEG BCI 系统的目的是希望能实现在三维空间内自然、无阻碍的机器人运动，比如拿起水杯，在桌子上任意移动，甚至举起杯子喝水。下一步目标是继续发展这一 BCI 技术，让中风或者瘫痪患者使用无创 EGG 设备，通用意念在三维空间中控制假肢运动。

③机器人/轮椅/外骨骼等大型复杂设备控制

随着研究不断深入，科学家开始探索利用大脑控制大型复杂设备的研究，例如机器人系统。以猴子为研究对象，开展大脑控制大型复杂设备的技术验证实验主要有：2008 年美国杜克大学和日本合作机构联合开展远程脑电波控制机器人实验；2016 年美国研究人员成功让猴子通过意念操控机械轮椅。

以病患人员为研究对象，开展大脑控制大型复杂设备的技术验证实验主要有：2006 年清华大学开展了人脑控制机器狗踢足球实验；2006 年美国华盛顿大学展示脑电波控制机器人实验；2013 年日法联合开展了大脑控制机器人行动的实验；2014 年我国南开大学公布脑控机器人；2015 年国防科技大学公布脑控机器人；2015 年俄罗斯“未来研究基金会”宣布开发了通过思维控制机械的脑机接口；2014 年一名瘫痪少年在巴西世界杯开幕式上实现利用脑控外骨骼成功开球。

1）美日联合完成远程脑电波摇控机器人实验。

2008 年初，美国和日本的科学家联手完成了一项远距离实验：获取在美国的一只猴子大脑发出的信号，通过互联网传输，成功实现对位于日本的一个机器人的控制（见图 2－74）。

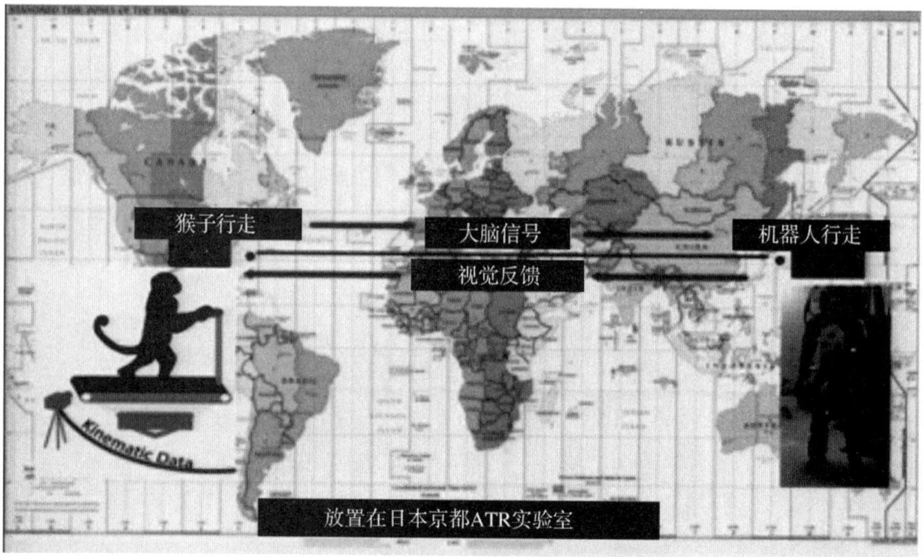

图 2－74　远程脑电波摇控机器人实验

实验由美国杜克大学的米格尔·尼可里斯教授牵头组织开展。他和同事首先训练一只名叫艾多亚的猴子学会以直立方式在跑步机上行走。他们让这只猴子用手抓住跑步机的支架并以不同速度向前和向后行走 15 分钟，一周行走 3 天，每天以葡萄干和雀巢脆谷乐加以奖励。就这样一共训练了 2 个月，它才真正熟练在跑步机上直立行走。期间，研究人员在猴子脑部主管腿部运动的部位植入电极，记录行走时 250～300 个神经元的变化情况，并在猴子脚踝、膝盖、臀部涂上萤光物质，以高速摄影机捕捉它的行动方式，据此预测腿关节的位置，并将预测的结果通过互联网发送到日本京都，用于控制一个机器人，实时录像信号再反馈过来通过显示器显示给猴子看，如图 2 - 75 所示。

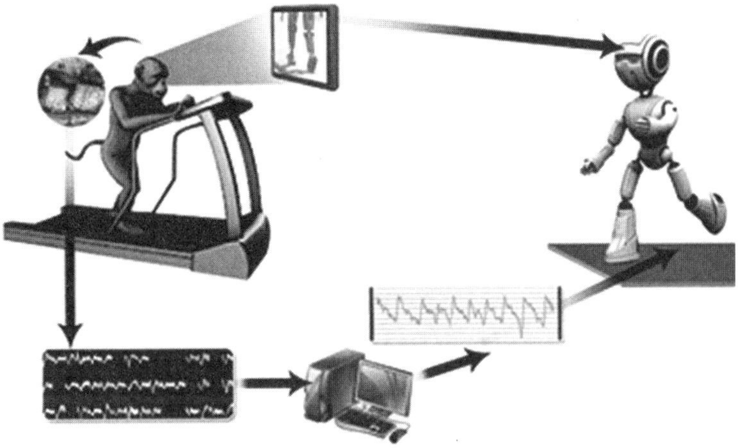

图 2 - 75　猴子远程遥控机器人实验示意图

日本东京 ATR 电脑神经科学实验室的这具机器人名叫 Cbi，高 155 cm，重 85 kg，有 51°的移动自由度，能够模仿人类的运动，比如走路、跳、下蹲等，而且脚上有大量的传感器，能够感知地面，不至于失去平衡而摔倒（见图 2 - 76）。

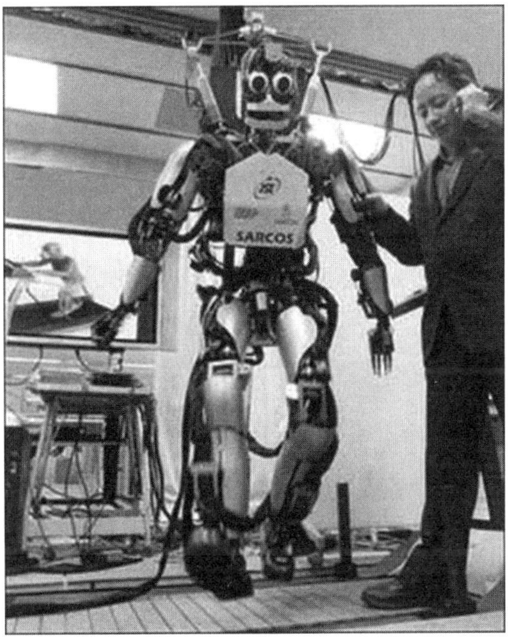

图 2 - 76　位于日本京都的机器人

研究人员发现，部分神经元在猴子实际运动时会发出信号，部分则在脚接触地面时才有反应，另一部分则是在预测下一步动作时才有活动。结合脑部活动及录像画面，科学家将这些资料编写成电脑能读懂的语言格式。在猴子做出动作之前的 3、4 秒钟内，此格式预测其腿脚运动的准确率达 90%。

1 月 10 日，研究人员开始正式测试，学会了在跑步机上行走的猴子被送上位于美国北卡罗莱纳州的一个跑步机，它开始步行后，脑部活动及影像经过电脑处理后将信号发送到远在日本京都的机器人。猴子前方是一块大荧幕，清晰地显示出猴子后脚的活动状态，如果它能让机器人跟它同步前进，研究人员就给食物奖励。结果显示，大屏幕里的机器人的动作和艾多亚的动作相差不到 0.25 s，它们的动作几乎就是同步的。但是由于艾多亚和机器人的重心不同，机器人无法在地面上保持平衡，所以机器人在实验时是悬空的。当猴子和机器人同步移动时，猴子的神经元不仅对自己的动作有反应，对机器人的动作也有反应，这表明它已经认定机器人的脚也是它身体的一部分。

最后，研究人员决定进行一次大胆尝试。当实验进行了 1 个多小时后，他们将跑步机电源关闭。这样猴子就不再行走了，但它仍然把机器人的脚当成了它自己的一部分，它的大脑仍在不停地发出信号，而靠着这些脑波的指挥，机器人继续走了 3 min（见图 2-77）。这一实验充分说明，灵长类动物是可以利用脑波让机器人做出某些动作的。

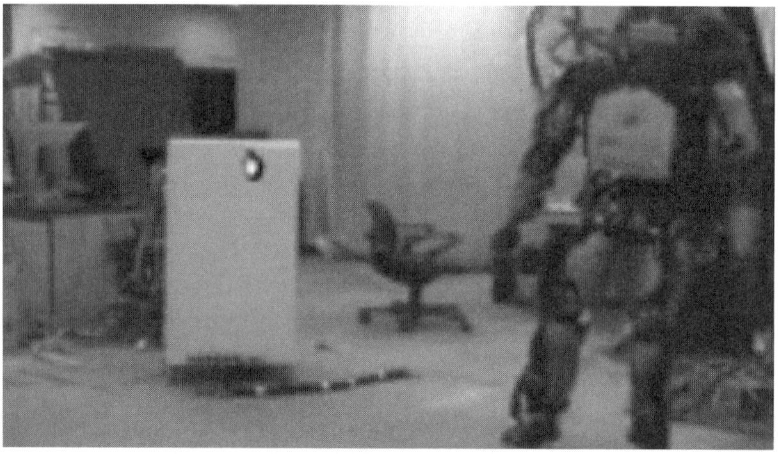

在灵长类动物大脑活动的控制下，完成自己的梦想

图 2-77　机器人行走现场

这是世界上第一个脑波摇控机器人实验。虽然这项结果目前仅限于动物实验，但未来如果能用于人类，医生可以帮助肢体严重瘫痪的病人恢复肢体活动能力，也有助开发更像人的机器人。

2）美国研究人员利用脑机接口技术成功让猴子通过意念操控机械轮椅。

2016 年，美国研究人员利用脑机接口技术，成功让猴子仅通过意念就可以操控机械轮椅。这项研究发表在《科学报告》（Science Reports）杂志上。

美国杜克大学研究人员在两只猴子的脑部负责躯体运动和感觉的两个区域植入数以百计、只有发丝大小的微细纤维，形成微电极阵列。通过这一阵列，外部设备就能接收神经元发出的脑电波。

研究人员首先让猴子坐在轮椅上，观察猴子驱使轮椅向一个装满葡萄的碗移动。过程中，他们记录下猴子的脑电波活动情况，再利用电脑系统将脑电波转化为可操控机械轮椅的数字指令。

在随后的阶段中，当猴子再产生向碗靠近的想法时，脑机接口设备就能根据脑电波信号，发出数字指令操控机械轮椅移动。猴子逐渐学会用意念来操控轮椅向碗移动。随着次数增加，它向碗移动的准确率和速度都相应增加，完成任务的速度也越来越快。也就是说，这只聪明的猴子通过几次学习，便掌握了如何控制轮椅的速度与方向（见图 2－78）。研究人员还从猴子脑电波的变化中发现，在完成任务的过程中，它会估算自己离碗的距离有多远。

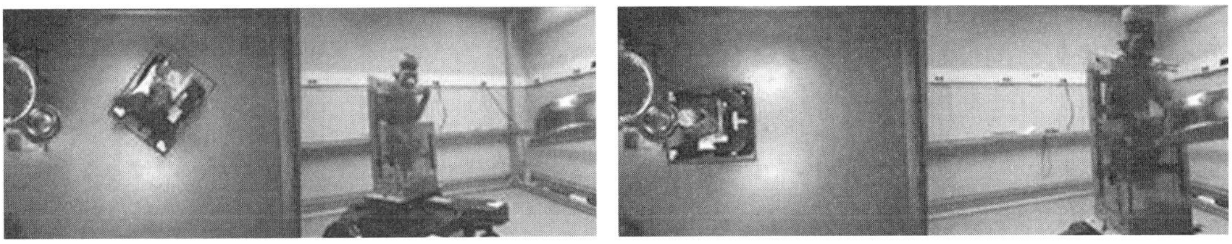

图 2－78　猴子脑控轮椅取食

研究人员计划利用猴子开展更多相关试验，以提升操控的精确性和可靠性，并希望未来让人参与到实验中来。

3）清华大学开展了人脑控制机器狗踢足球实验。

2006 年，清华大学医学院神经工程研究所通过脑机接口技术实现利用运动脑区的脑电波控制机器狗踢足球。在利用脑机接口技术实现思维控制机器狗踢足球的过程中，一块约 2 m 长的绿色地毯上，一只红色的机器狗守着球门，另一侧一只白色的机器狗越过阻挡它的纸杯，渐渐地接近球门。白色机器狗灵巧地躲过“守门员”红色机器狗，将球“踢”进了球门，如图 2－79 所示。机器狗踢足球的行为是由两名戴着特殊电极帽的学生用意念控制。该脑机接口系统由电极帽、脑电波放大器和一台计算机信息处理器 3 部分组成。

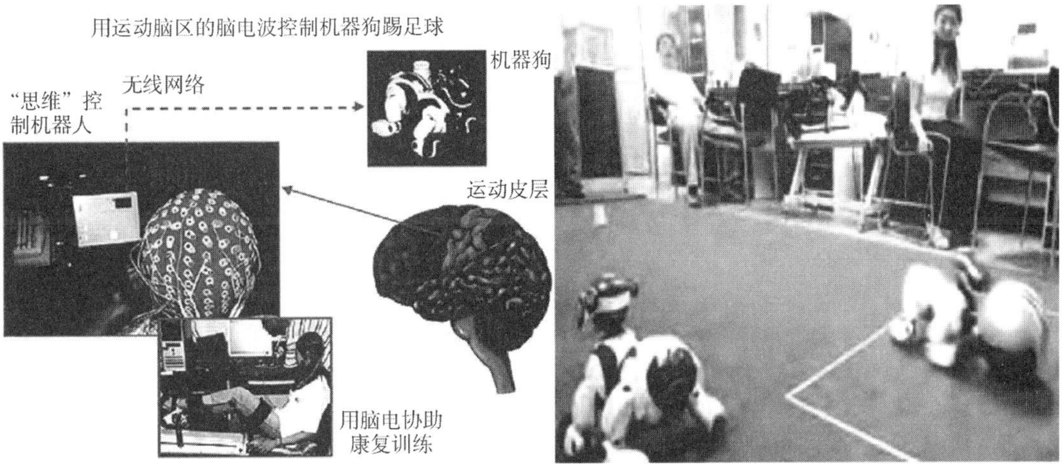

图 2－79　清华大学脑控制机器狗踢足球

4）美国华盛顿大学展示脑电波控制机器人实验。

2006 年 12 月 17 日，在英属哥伦比亚的惠斯勒市举行的国际人脑-计算机学术会议上，美国华盛顿大学教授拉杰什·达里奥（Rajesh Dario）展示了他们最新研制成功的脑电波控制机器人。演示实验分为 3 个步骤：一是机器人前面摆放好实验用的桌子和物品。机器人通过计算机视觉找到桌子的位置，并辨认桌子上的物品，如图 2－80 所示。二是发现物品画面被传送到人脑-计算机界面，操控者戴上一顶特制的帽子控制机器人，这顶帽子上共有 32 个独立的电极与大脑头皮接触。操控者把焦点放在需要机器人拾起的物品上，如图2－81所示。三是通过接受人脑思维产生的脑电波，机器人可以完成一系列动作指令，包括捡拾物品并把它们拿到另一目标桌子上，机器人还可以左右移动。在演示过程中，科学家们还尝试将操控者与机器人分隔在两个不同的房间内，机器人同样可以利用脑电扫描仪接受人脑发出的信号指令，并做出各种正确的动作，如图 2－82 所示。这一最新技术取得的成功表明，科学家们未来将可以利用脑电波机器人来帮助残疾病人。

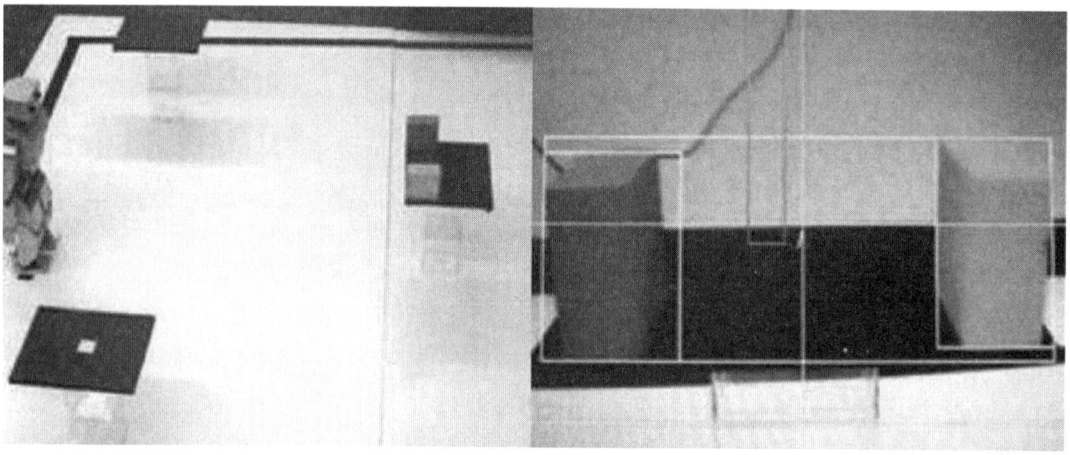

图 2－80　机器人辨识物品

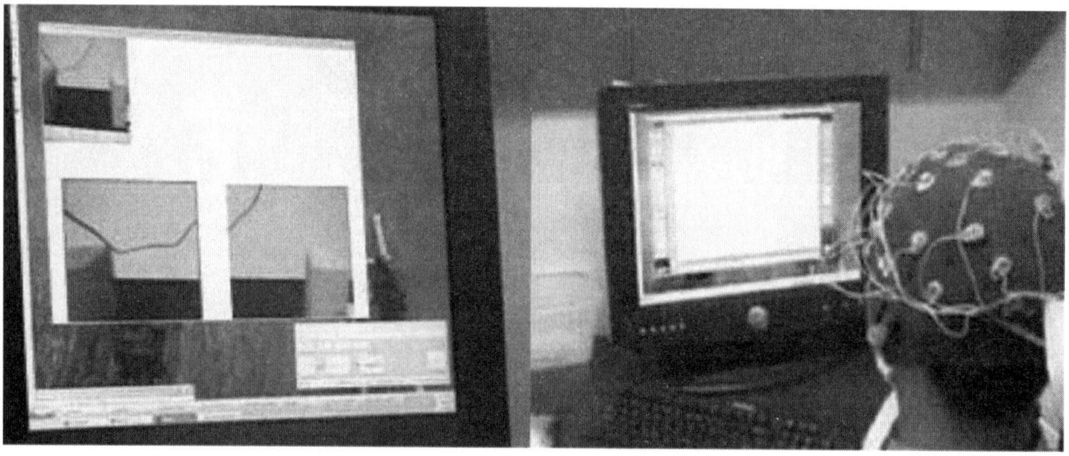

图 2－81　人脑聚焦目标物品

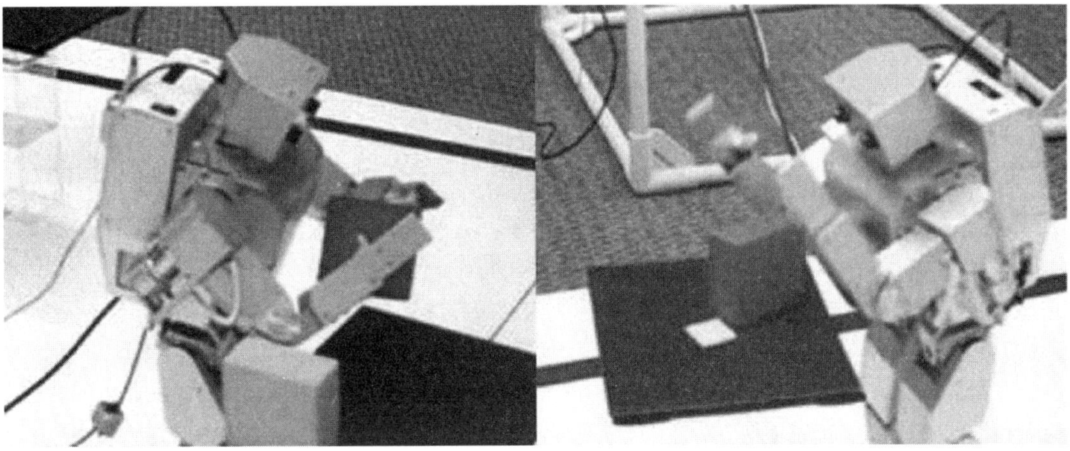

图 2－82　控制机器人拿起物品

5）日法联合开展了大脑控制机器人行动的实验。

2013 年 7 月，日本产业技术综合研究所（AIST）与法国国家科学研究院（CNRS）联合开展了大脑意念控制机器人行动的实验。在实验中，在对机器人进行操控时，操控者佩戴一个安装电极的头盔。当操控者双目紧盯屏幕上显示的蓝色瓶子时，站在 1 m 外的人型机器人立即小心地调整步伐，向蓝色瓶子一点点靠近。当靠得足够近时，机器人会伸手抓住瓶子拿在手里，然后走开，如图 2－83 所示。这一人脑意念控制机器人行动的工作原理是：显示器上排列着红蓝黄 3 个颜色的瓶子，以一定间隔闪烁，每种颜色的瓶子闪烁的节奏各不相同，因此在脑电波上也会表现出差异；如果操控者盯住特定瓶子，头盔就会从检测到的脑电波中读取操控者大脑关注的瓶子的信息，并将信息传送给计算机，计算机将这些信息用软件翻译成数字指令传送给机器人，机器人在接收到这些指令后，便会去拿瓶子。研究人员称，目前两家研究机构正在对该机器人进行改进，以使机器人在未来能够完成更复杂的动作。

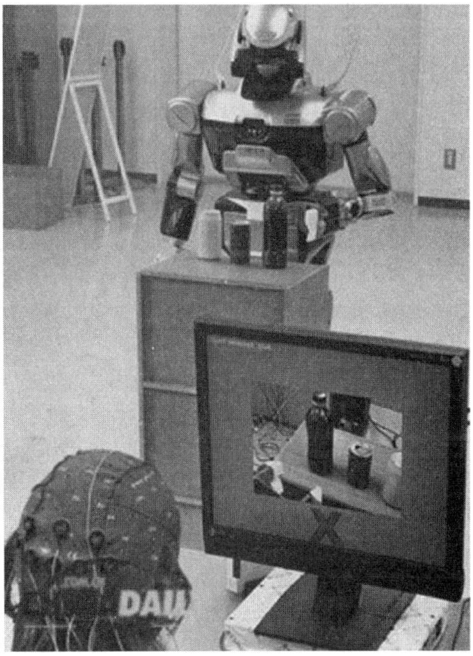

图 2－83　日法联合打造脑控机器人

6）我国南开大学研发出脑控机器人。

2014 年 10 月 20 日，南开大学展示了一套脑控机器人系统（见图 2－84）。该系统由该校计算机与控制工程学院 5 名本科生共同研发。系统通过戴在头部的感应器捕捉人的脑电信号，利用计算机分析人的意图并向机器人发送动作指令，以此实现人脑控制机器人的目的。在现实生活中，这一系统可为现代家庭生活及孤寡老人和残疾人士的生活起居提供便利。

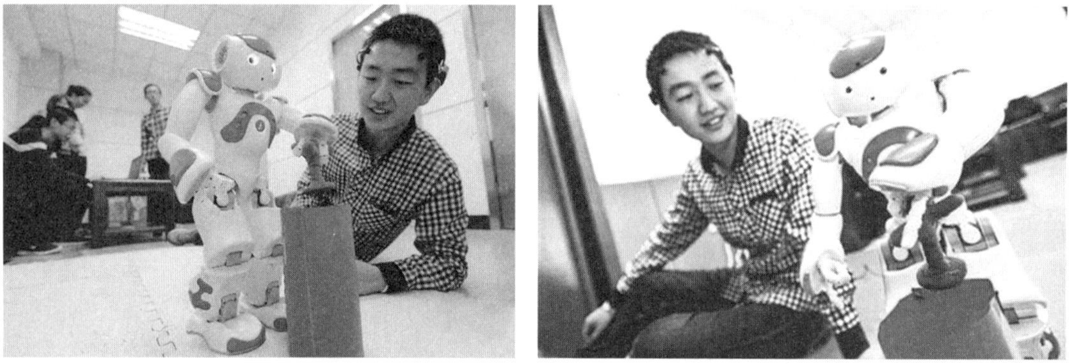

图 2-84 南开大学脑控机器人

7）我国国防科技大学研发出脑控机器人。

2015 年 4 月，我国国防科技大学认知科学基础研究与创新团队通过技术将人脑电波转换成指挥机器人的计算机指令，从而实现用人脑直接控制机器人运动。通过佩戴脑电波电极帽采集人的脑电波，并将微弱的脑电波放大后传送到计算机中。利用计算机从脑电波信号中读取人的想法，然后转换成机器人的控制指令，并通过无线装置发送给它。这样就可以仅仅通过大脑的想法来控制机器人完成前进、左右转弯等动作（见图 2-85）。

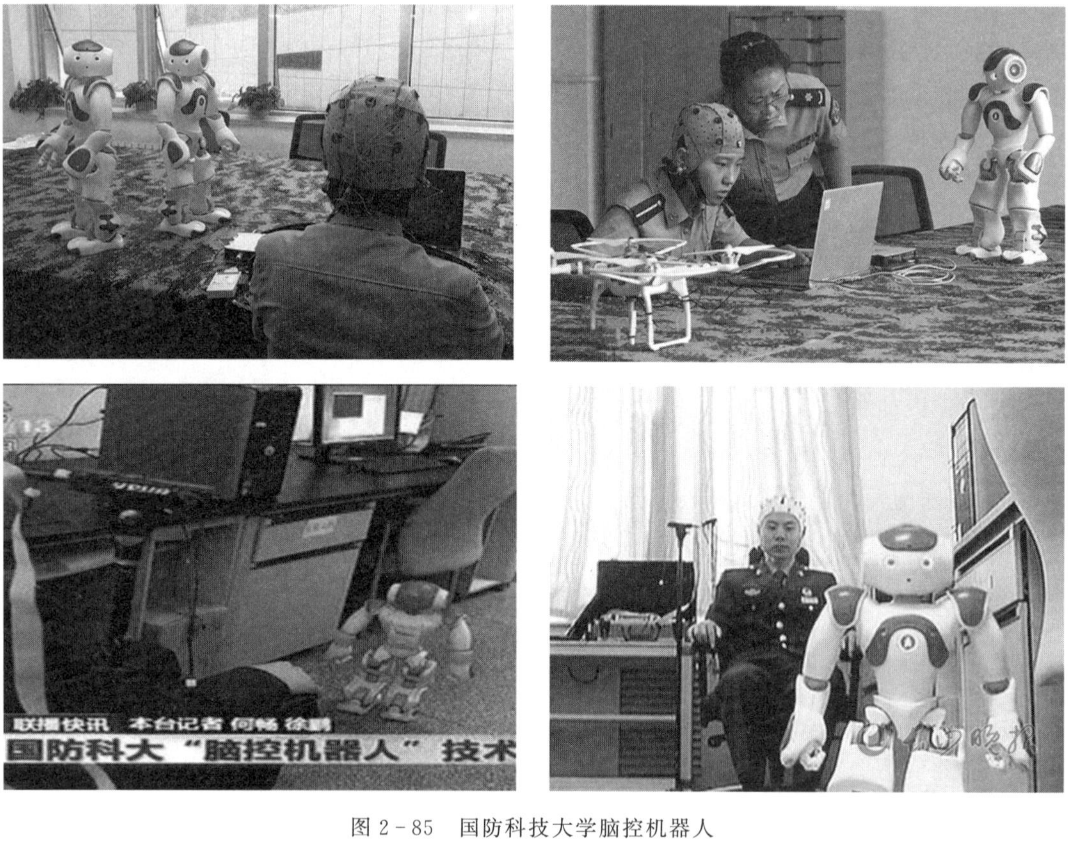

图 2-85 国防科技大学脑控机器人

8）俄罗斯成功开发了通过思维控制机械的脑机接口。

2015 年 6 月 8 日，俄罗斯“未来研究基金会（FPI）”负责人安德烈·格里戈里耶夫（Andrey Grigoriev）表示，让人能够以思维控制机械的脑机接口在俄研发成功，已可向国家机关转交。格里戈里耶夫称，“脑机接口项目已经多次展示过。其中的技术已引起俄罗斯行政机构的兴趣，已经提起过将相关知识产权和成果依法向其移交的问题。目前基金会正在研究如何正确安排项目的移交”。2015 年 1 月，基金会代表向俄罗斯总统普京展示了以人脑电信号控制机器人的系统。该脑机接口使用在医学上广泛普及的脑电描记法来捕捉脑电活动。“未来研究基金会”成立于 2012 年，主要负责在国防和国家安全方向推进科研发展和研发工作。

9）瘫痪病人利用脑控外骨骼重获或恢复行为能力。

2014 年 6 月 13 日，在巴西世界杯开幕式上，身患截瘫的 28 岁巴西青年诺平托在脑控外骨骼技术的帮助下，为巴西世界杯开球（见图 2-86）。这个精彩瞬间得益于杜克大学神经科学教授、巴西著名神经科学家米格尔·尼克里斯领导的 150 位科学家团队实施的神经装置项目“重新行走工程”（the Walk Again Project），该项目由巴西联邦创新委员会资助 1400 万美元，所制造的神经设备可以让截瘫、瘫痪病人通过神经控制下肢行走。这是在

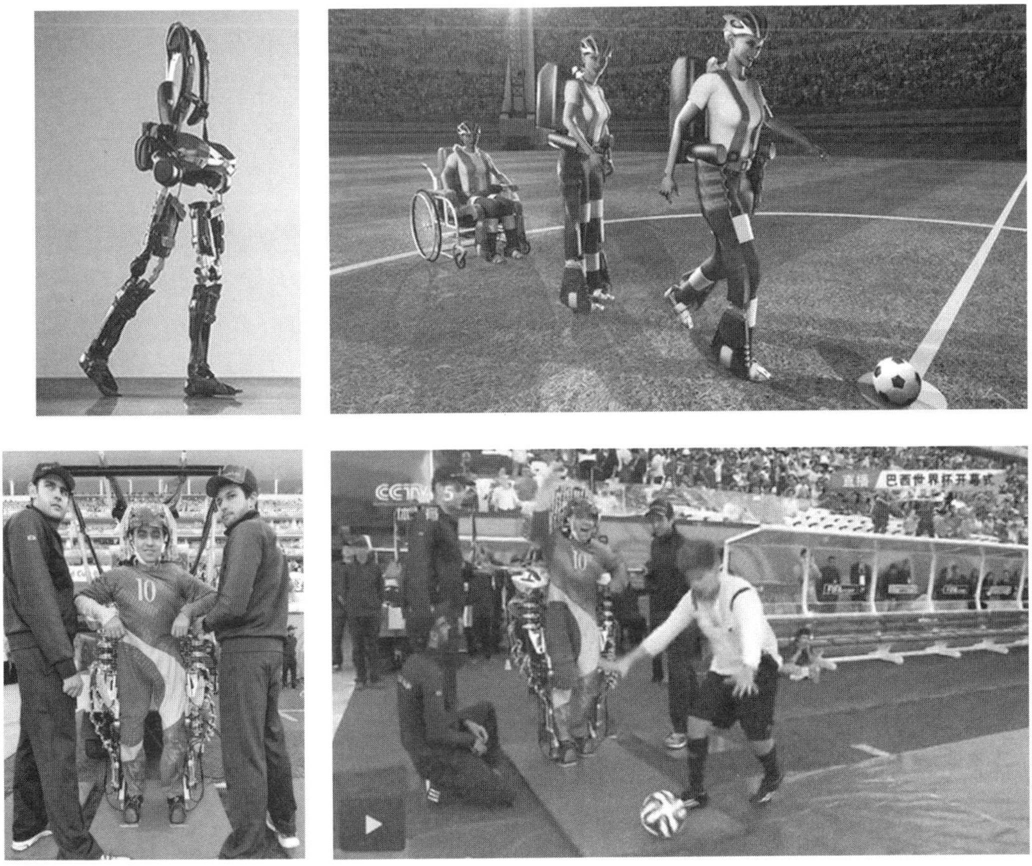

图 2-86　脑控外骨骼概念图及巴西青年开球瞬间

科技史上首次实现机械外骨骼结构受瘫痪患者大脑活动的控制。这套外骨骼装置通过一个头盔实现对患者大脑意识活动进行控制，大脑活动由放置在患者大脑皮层上的芯片和电极探测到，提取出控制全身外骨骼所需要的初始运动指令，指令信号将无线传输至使用者携带的计算机系统上，再转换成机械动作。在数字指令的驱动下，穿着外骨骼的患者会逐渐迈开步子，调节自身行进的速度，甚至可以屈膝、弯腰、爬楼梯。外骨骼装置由尼克里斯和德国慕尼黑理工大学的程向阳（Gordon Cheng）联合开发，成本高达两万美元，重量为近 10 kg。

2016 年 8 月 11 日，“重新行走工程”的最新研究成果在《自然》子刊《科学报告》刊登：8 名瘫痪多年的脊髓损伤患者通过不断训练，借用脑机接口控制仿生外骨骼，利用 VR 技术解决触觉的反馈问题，他们下肢的肌肉功能和感知功能得到部分恢复。本次研究中，有一些患者在接受 7 个月的训练之后，就开始发生一些变化。一年之后，有 4 名患者下肢的感知能力和肌肉控制能力发生了显著变化，以至于医生把诊断结果从一年前的“完全瘫痪”改成“部分瘫痪”。其中一名瘫痪 13 年的 32 岁女患者，在接受训练之前，即使给她提供支持工具，她也没办法站起来；在接受完整的训练之后，在支持工具和医师的帮助下，她竟然可以行走。到 13 个月的时候，在安全带的支撑下，她就可以自主地移动双腿。尼克里斯认为，大部分瘫痪患者的部分脊髓神经是完好的，由于与大脑之间信号中断，那些神经就静静地躺在那里，通过脑机接口和外骨骼可以重新激活这些“沉睡”的神经。即使只有一小部分神经保持完好无损，通过这种训练，也可以使患者机体的部分功能得以恢复。

10）瑞士科学家展示远程脑控机器人。

2012 年 4 月，瑞士研究人员展示了一款可由意念操控的机器人，由一名瘫痪者发出脑电波指令，借助电脑传输信号，操控百公里外实验室内的机器人快速行走。研究人员希望，这种机器人有朝一日能成为瘫痪者的替身，帮助他们四处“走走”。

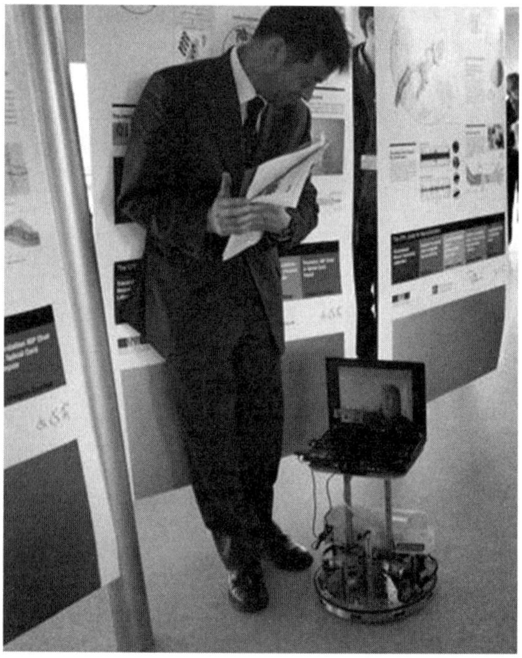

图 2－87　作为瘫痪者替身的脑控机器人

该机器人由瑞士洛桑联邦工学院何塞·米兰（Hersey Milan）教授研究小组开发（见图 2－87）。4 月 24 日，距洛桑大约 100 km 的瑞士南部锡永镇一家医院内，瘫痪者马克·安德烈·迪克头戴一顶帽子，帽内装有电极，记录大脑信号。他想象自己举起麻痹的手指，这一大脑信号传输至病房内的笔记本电脑，发往洛桑实验室内的电脑，转化成指令，操控实验室内 30 cm 高的机器人。

如果配备摄像机和屏幕，该机器人可以作为使用者的替身，前往轮椅不便到达的场所，譬如画廊、国外婚礼现场等。目前，这款机器人已经在病患家中多次测试，有望数年后上市。

④生命组织控制

在生命组织控制方面，国内外科学家们主要是通过在大脑和肢体之间建立起了一条能够绕过神经系统的全新信息通路，实现大脑不通过神经系统而直接控制自身肢体。在研究进展方面，主要是以瘫痪的动物和人为对象，开展了重建肢体行为能力的实验研究。在以瘫痪动物为对象开展实验方面，一个国际性联合团队实现了让瘫痪猕猴重建行走能力的实验。在以瘫痪患者为对象开展实验方面，我国天津大学开发了“纯意念控制”人工神经康复机器人“神工一号”实现让偏瘫患者通过“想”来指挥原本无法动作的肢体完成相应动作；美国俄亥俄州立大学开发了“神经旁路系统”让瘫痪患者重获手臂运动能力；美国一名瘫痪患者成功用意念控制自己的手臂进行自主进食。

1）国际联合团队通过脑机接口让瘫痪猕猴再次行走。

2016 年 11 月，《自然》杂志上发表了一项来自瑞士、德国、意大利、法国、中国、英国和美国的联合研究团队开发的一种无线大脑接口，它可以通过再现来自大脑的信号记录刺激腿部的电极，使脊髓损伤的猕猴能够行走（见图 2－88）。

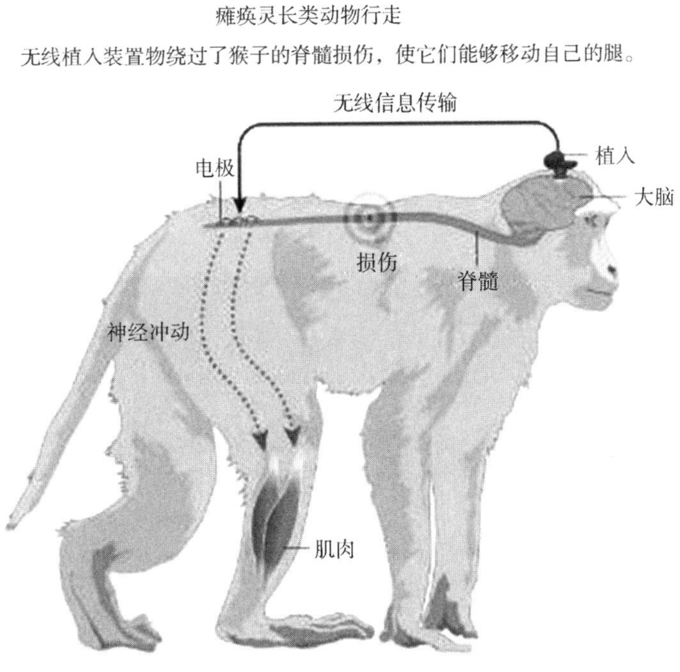

图 2－88　瘫痪猕猴重建行走能力示意图

科研人员首先让健康的猴子在跑步机上行走，并记录大脑在此时发出的电信号。与此同时，他们还记录了脊髓里的电信号，此处的神经细胞接受了大脑的信号，并向腿部的肌肉发出指令（见图 2－89）。然后在脊髓切断的猕猴身上再现这些信号。他们将微电极阵列植入于瘫痪的猕猴的大脑中（见图 2－90），以记录并解码那些试图控制腿部运动的电信号。这些信号通过无线传输被发送到位于低位脊柱的电脉冲发生装置（见图 2－91），该装置发出的脉冲将能够刺激猴子腿部的肌肉进行运动。这个方法实际上运用了一套配对的无线装置绕过了受损的脊髓，而成功地将大脑产生的指令送到了腿部。

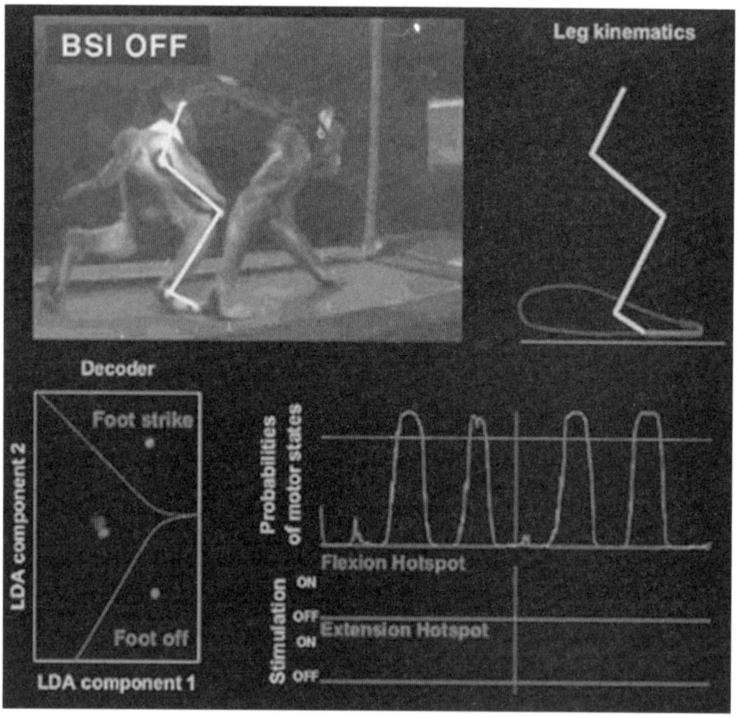

图 2－89　瘫痪猕猴运动信息分析

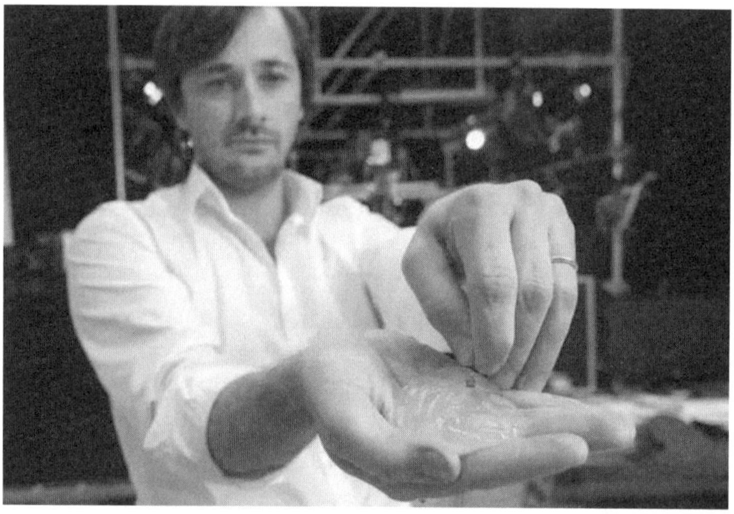

图 2－90　科研人员展示植入大脑的电极

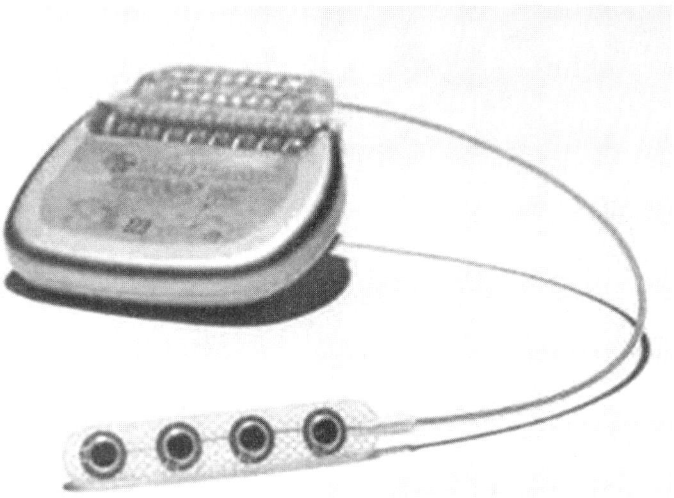

图 2 - 91　植入脊髓的电脉冲发生器

经此治疗的猴子不仅恢复了双腿的协调功能，还能够支撑起自己的体重，后者对于运动功能来说是非常重要的。虽然腿部运动的节奏不够完美，但是猕猴的脚没有拖曳并且运动的协调度足以支撑灵长动物的体重（见图 2 - 92）。目前，研究小组正试图更加精确地控制腿部肌肉，确保这些灵长动物不仅可以支撑自己的体重，也能够保持平衡、避免障碍。

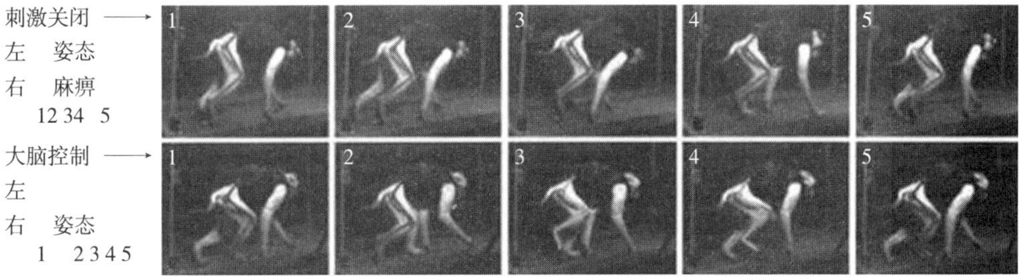

图 2 - 92　刺激前后猴子的不同走路方式

2）我国天津大学开发“纯意念控制”人工神经康复机器人“神工一号”。

2014 年 6 月 14 日，由我国天津大学开发的“纯意念控制”人工神经康复机器人“神工一号”系统新闻发布会在天津市人民医院举行。发布会上，因中风导致偏瘫的患者通过“想”来指挥自己原本无法动作的肢体“听话”地完成相应动作（见图 2 - 93）。这一历时 10 年的技术，是国家“863 计划”“十二五”国家科技支撑计划和国家优秀青年科学基金重点支持项目，在复合想象动作信息解析与处理、异步脑—机接口训练与识别、皮层—肌肉活动同步耦合优化、中风后抑郁脑电非线性特征提取与筛查等关键技术上取得了重大突破，目前已拥有包括 23 项授权国家发明专利、1 项软件著作权在内的自主知识产权集群。

中风偏瘫或者截瘫的患者是因为中枢神经（如脑部）或者周边神经（如四肢）受损，神经通路受阻，大脑无法发出正确指令，或者指令无法传输到周边神经，进而无法“指

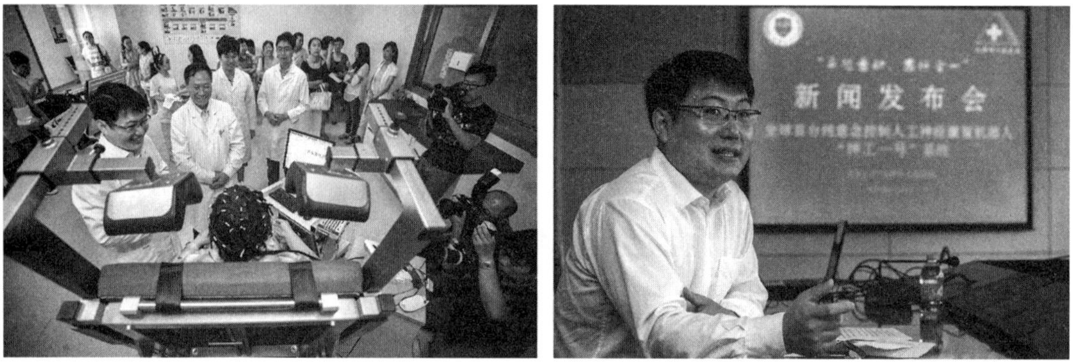

图 2-93　“神工一号”系统新闻发布会

挥”肢体肌肉收缩，无法正常行动。体验者需要把装有电极的脑电探测器戴在头部，并在患病肢体的肌肉上安装电极，借助“神工一号”的连接，就可以用“意念”来“控制”肢体了。

该系统包括无创脑电传感模块、想象动作特征检测模块、运动意图识别模块、指令编码接口模块、刺激信息调理模块和刺激电流输出模块 6 部分。这套系统不仅要正确、快速解码脑部信号，“重塑”中枢神经，还仿生构筑了一条完整的“人工神经通路”，把人体受损的中枢神经和周边神经连通起来。首先，需要提取体验者的脑电数据，构建出带有个体特征的意念控制指令的“密码本”。随后，通过脑电的异步“脑-机接口”技术模拟中枢神经通路，解码体验者的运动意念信息，进而驱动多级神经肌肉电刺激技术模拟周边神经通路，刺激瘫痪肢体产生对应动作。体验者的“想象”并非只是单纯的控制命令，而是一种脑区激活方式，想象即为待实施的实际肢体动作，做到身随意动、思行合一。

与脑控机械外骨骼利用被动机械牵引、非肌肉主动收缩激活相比，“神工一号”则是利用神经肌肉电刺激、模拟神经冲动的电刺激引起肌肉产生主动收缩，带动骨骼和关节产生自主动作，与人体自主运动原理一致。这一点对于病人来说意义重大，他们借助“神工一号”不仅能够完成相应动作，还能加快康复进程。与传统的康复手段相比，“神工一号”使患者的康复由被动变为主动。仅体验过 3 次“神工一号”，患者的脚、腿和大拇指已经可以自主动作了（见图 2-94 和图 2-95）。

3）科学家开发“神经旁路系统”让瘫痪患者重新控制手。

2016 年，美国俄亥俄州立大学的科学家开发了一套被称作“神经旁路系统”（NBS）的新型设备，能够绕过受损脊髓并在大脑和手臂之间建立起了一条全新的信息通路，从而让瘫痪患者重获运动能力。相关研究成果刊登在 4 月 14 日的《自然》期刊上。

使用 NBS 设备的是名为伊恩·伯克哈特的美国青年，他在 19 岁度假游玩时不幸撞坏了脖子，致使他颈椎第五节处的脊髓损伤，由此瘫痪并失去了几乎全部的手部运动能力。通过使用 NBS 系统，他用原本瘫痪的手顺畅地完成了抓握瓶子、刷卡等一系列动作，甚至还玩起了“吉他英雄”（guitar hero）游戏（见图 2-96）。

人体运动控制的“司令部”位于大脑皮层，最终的“执行官”就是分布在身体各处的

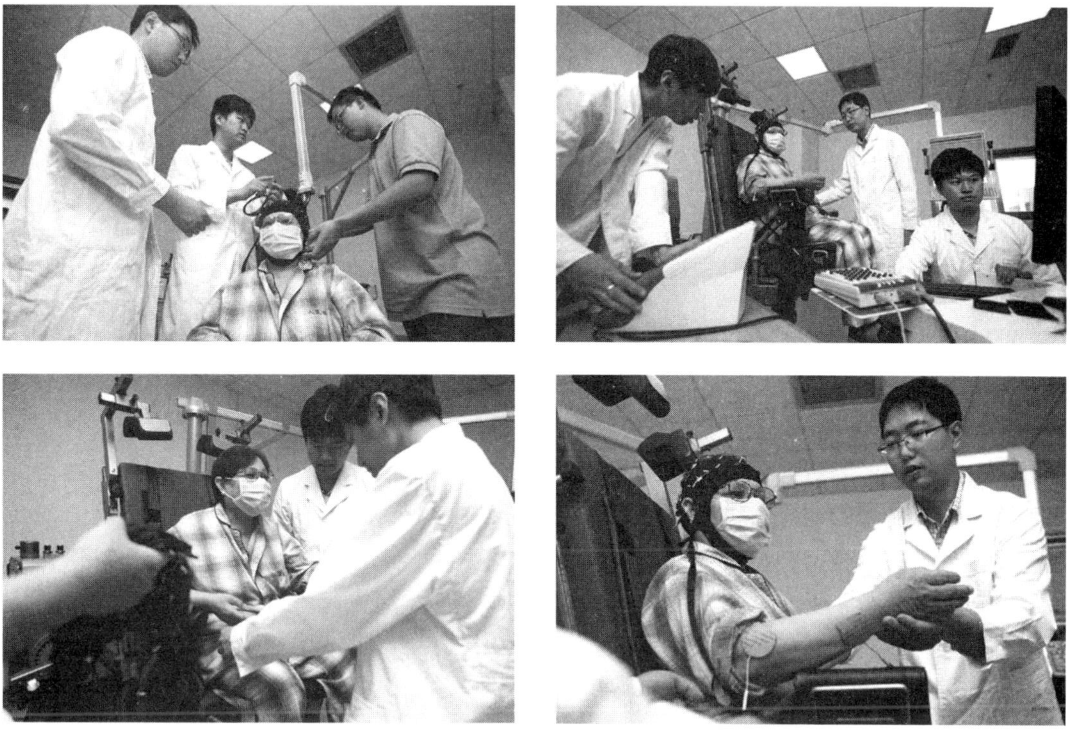

图 2－94　工作人员在为患者调试系统

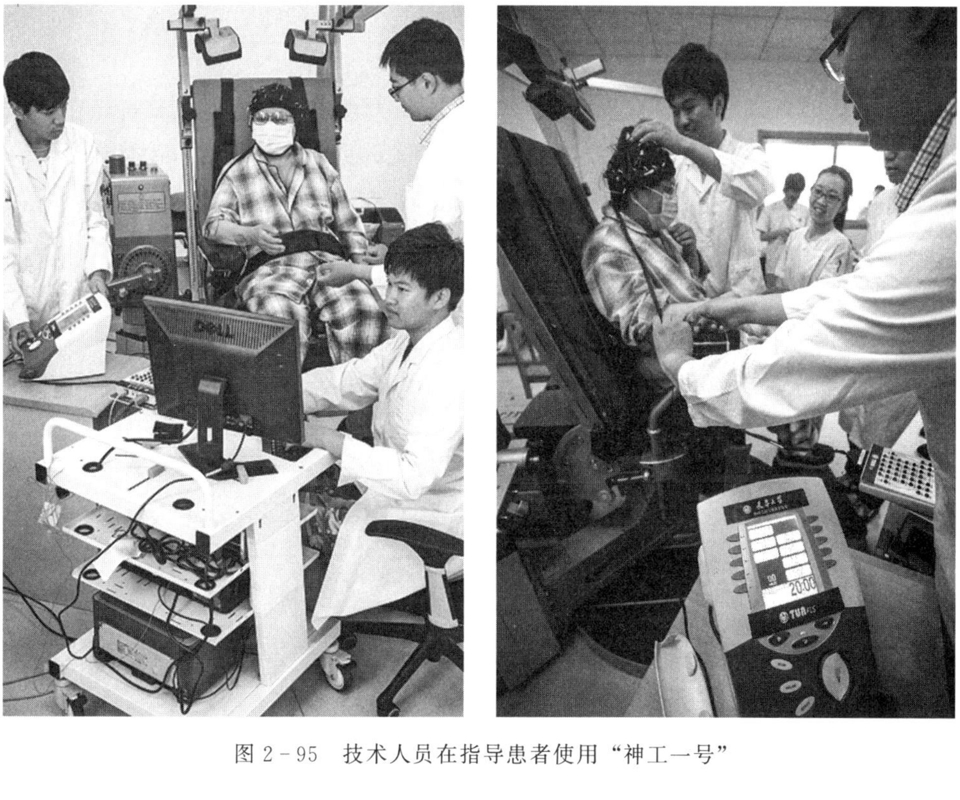

图 2－95　技术人员在指导患者使用“神工一号”

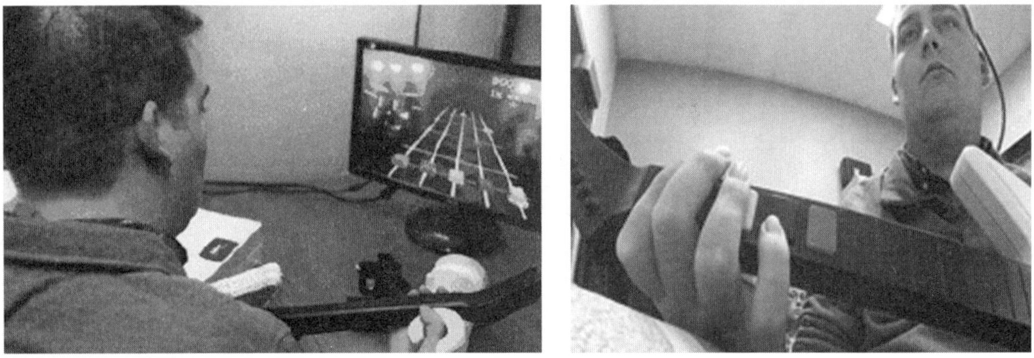

图 2－96　伊恩·伯克哈特使用 NBS 系统玩“吉他英雄”游戏

肌肉，而在这中间，脊髓又是神经信号的必经之路。脊髓发生损伤的时候，“神经高速公路”被截断，神经控制信号无法传递，尽管患者的肌肉和大脑都完好无损，但运动功能却无法实现，由此导致“截瘫”。脊髓的神经损伤很难修复，因而想方设法绕过它传递神经信号就成了科学家们研究的热点。

为了建立绕过脊髓的神经旁路，研究人员首先通过磁共振扫描在伊恩的左半球运动皮层上识别出了负责右手运动的区域，然后在这块脑皮层上植入了一块约有 5 mm 见方的电极阵列。阵列上均匀分布了 96 个探针电极，它们将电极附近的神经信号源源不断地传输到电极后端的工作站上。经过工作站上“机器学习”算法的处理，患者的运动意图被解读出来，最后转化成电刺激信号，通过贴在手臂上的电极刺激肌肉，最终就让患者自己的肢体动了起来。

在实验的初期，科学家为伊恩播放手部运动的三维动画，让伊恩想象自己在按照动画做手部运动（见图 2－97）。此时大脑产生的活动会被阵列电极捕捉，再由机器学习算法不断“领会”。经过人与机器的多次训练“磨合”之后，伊恩再想象某个手部运动时，算法

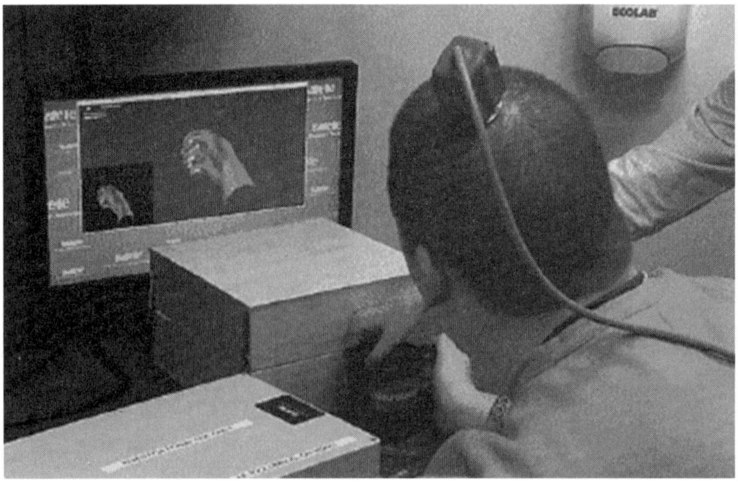

图 2－97　伊恩·伯克哈特对着屏幕上的动画进行练习

就会识别出来，并驱动肌肉完成这个动作。

此项研究成果的一大亮点在于，它让瘫痪人士重新恢复了肢体功能，而且还是重要的手部功能。在适应了 NBS 系统的操作方式之后，伊恩做出了手腕屈伸、手掌开合等动作（见图 2－98）。

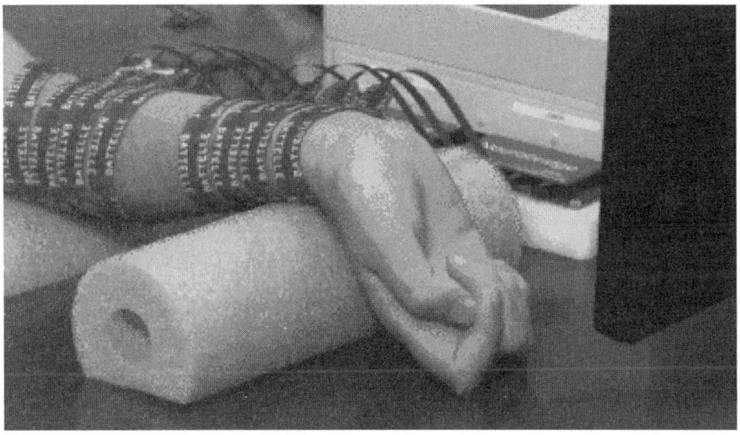

图 2－98　伊恩·伯克哈特利用 NBS 系统屈伸手腕

更重要的是，这套系统不仅实现了简单的手指运动，它还能让患者掌握拇指屈伸、中指屈伸等单个手指的精细动作，甚至可以顺利完成抓握瓶子、倒水、搅拌、刷银行卡等动作（见图 2－99 和图 2－100），这无疑为患者的生活带来了极大的便利。

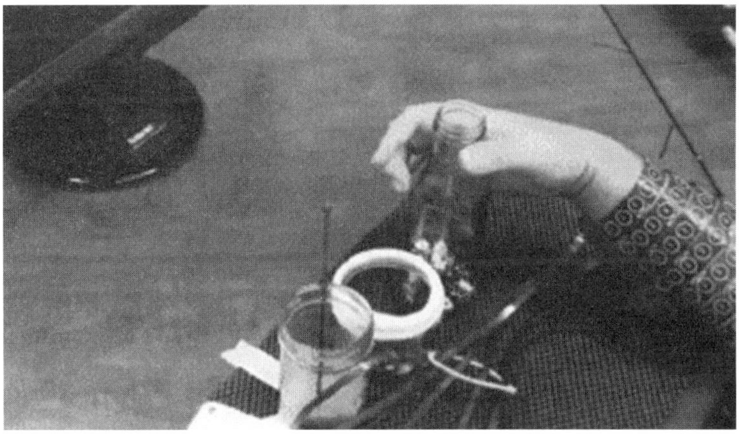

图 2－99　伊恩·伯克哈特使用 NBS 系统完成抓握瓶子和倾倒的动作

NBS 系统读取大脑运动信号的部分采用了著名的犹他阵列电极，其长期植入的安全性和有效性都得到了一再证实。经过计算机实时处理，NBS 系统作出的反馈也相当迅速。屏幕上每变换一个手部姿势，伊恩都能很快借助 NBS 系统随之做出动作，脑部指令与手部运动几乎可以实现同步实时进行。

研究人员希望将这套新技术应用于脑卒中、颅脑损伤等各种神经运动障碍的患者。但

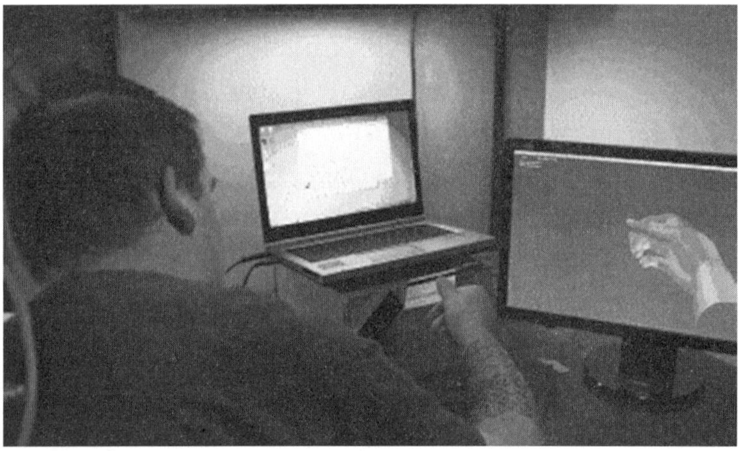

图 2-100　伊恩·伯克哈特使用 NBS 系统刷银行卡

这需要对 NBS 系统进行不断改进。

4）美国一名瘫痪患者成功用意念控制自己的手臂进行自主进食。

2017 年 3 月 28 日，美国研究人员宣布，一名瘫痪 8 年的名为比尔·科奇瓦尔的 56 岁美国男子借助脑机接口技术成功用意念控制自己的手臂进行自主进食，靠自己意念吃下了一些土豆泥。该项研究成果发表在英国医学杂志《柳叶刀》(Lancet)。研究人员在患者脑中植入两枚传感器来捕捉其大脑的神经活动，每个传感器约有婴儿用阿司匹林大小，上面有 96 个电极，旨在接收大脑神经活动信息。科奇瓦尔来自美国俄亥俄州克利夫兰市，借助脑机接口和电刺激系统，他可以用意念控制自己的手臂运动。当科奇瓦尔在脑中想象移动自己的手臂时，传感器会记录下来这一信号，并将其传输至电脑系统，电脑系统再通过控制电刺激系统来控制肌肉运动，从而实现科奇瓦尔的意念。科奇瓦尔手臂的肌肉中被植入了大约 30 根电线。

⑤异体控制

在探索大脑控制外界物体的同时，科学家们还在探索大脑控制生物体的可能性，并且取得了成功。

2014 年 2 月，美国哈佛大学医学院等机构研究人员在英国《自然-通讯》杂志上发文称，他们利用一只作为发出指令的“主体”猴子和一只作为接收指令、完成动作的“阿凡达”猴子实现了异体操控实验（见图 2-101）。

研究人员先在“主体”猴子的大脑中植入一个芯片，对多达 100 个神经元的电活动进行监控，以记录它支配每个身体动作时的大脑神经元电活动（见图 2-102），而在“阿凡达”猴子脊髓中则植入了 36 个电极。

在实验中，研究人员通过仪器将这两只猴子身上的装置相连接，并给“阿凡达”服用了镇静剂，使它的身体动作可完全由“主体”的脑活动所控制。两只猴子的任务是协作使得电脑屏幕上的光标上下移动，操纵杆掌握在“阿凡达”手中。结果“主体”控制“阿凡达”完成这一任务的成功率高达 98%。

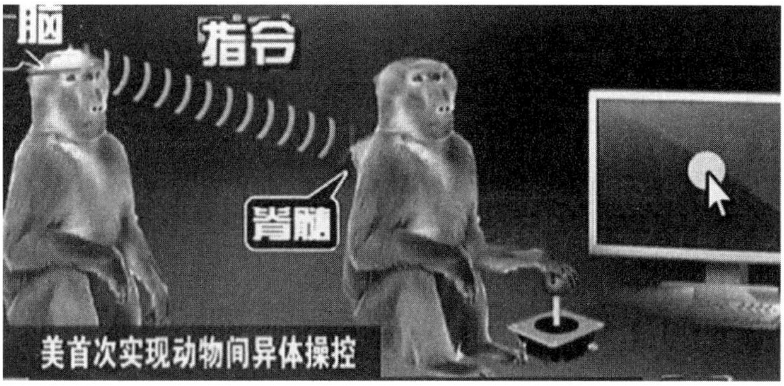

图 2 - 101　猴子异体控制实验示意图

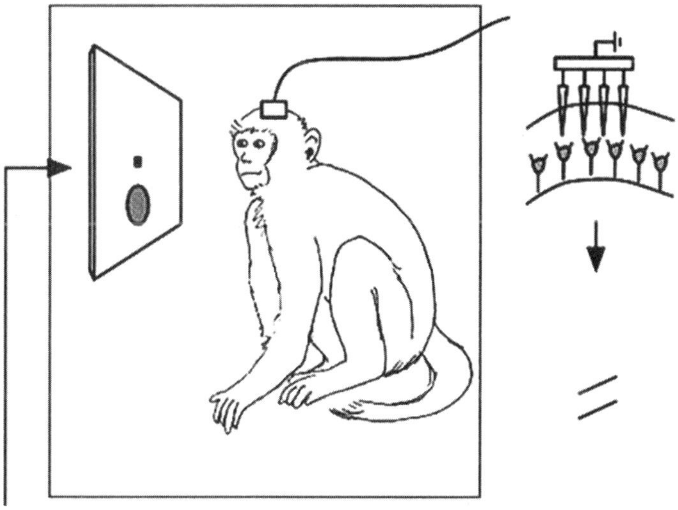

图 2 - 102　大脑安装电极的“主体猴”

研究人员表示，他们的终极目标是利用此类技术使瘫痪人士重获运动能力，不过上下移动光标这种简单能力还远不足以改善瘫痪患者的生活，而且猴子与人有很大的机体差异，将这种技术运用到人体前还需更深入的研究。

2.3　脑信息控制技术发展现状

2.3.1　脑信息控制技术的内涵

脑信息控制是将外部控制信息直接输入大脑，对人脑神经活动与思维能力进行干扰甚至控制的过程，是一种以脑信息获取技术和脑信息交互技术为基础、进行大脑控制的技术手段，如图 2 - 103 所示。

脑信息控制系统由信息源、脑机接口装置以及二者之间的连接通道组成。用于大脑控

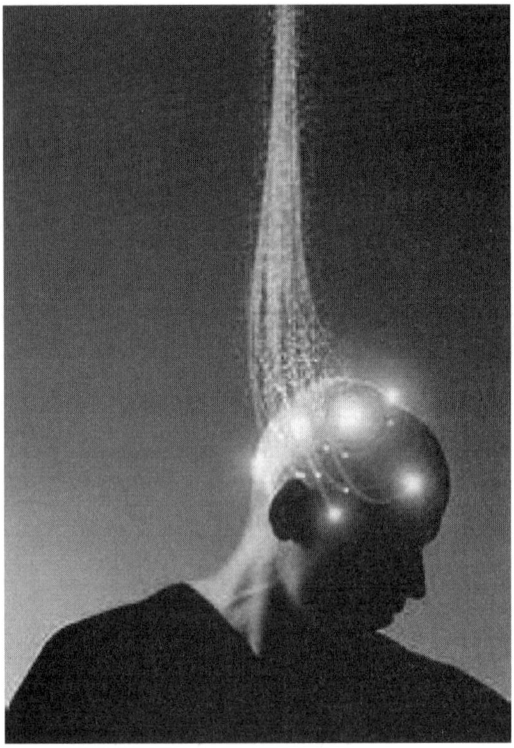

图 2 - 103　脑信息控制示意图

制的信息可以是脑电波、脑磁波等各类脑信号，也可以是计算机控制信号。脑机接口装置的作用是将外部控制信息输入大脑，信息源和脑机接口装置之间可通过有线和无线两个方式联通。

实现脑信息控制的主要途径是利用外部信息刺激控制生理行为的大脑特定区域的神经，促使这些神经发生活动，达到对神经活动与思维能力进行干预以及按照刺激方式的意图产生相应生理行为的目的。

2.3.2　脑信息控制技术进展

利用脑信息控制技术，能够实现对生物神经活动与思维能力进行干扰甚至控制。当前深入开展的是采用脑电信号控制大脑，利用计算机控制信号对大脑进行控制的研究还不是很深入。

近年来，国内外在脑信息控制技术方面取得了一定的进展。一是“脑对脑”异体控制实验取得成功，科学家们围绕动物之间、人与动物之间、人与人之间开展了一系列探索性实验研究。二是探索将外部信息植入大脑的可能，科学家们在以动物为对象开展大脑植入外部信息的同时，还探索将知识下载到人脑的可行性。三是探索构建“脑联网”，科学家们实现了将猴子和老鼠等动物大脑相连形成大脑网络以及人脑与人脑之间的信息传输。

2.3.2.1　“脑对脑”异体控制实验取得成功

实现控制大脑需要将外部控制信息输入大脑。外部控制信息的来源可以是机械设备，也可以是另一个大脑。“脑对脑”异体控制是脑信息控制技术的一个重要方向，是一个主体大脑通过控制另一个主体大脑的思维进而控制其行为的过程。

目前，国内外开展“脑对脑”异体控制的研究，主要围绕动物之间、人与动物之间、人与人之间开展实验研究。

在“脑对脑”异体控制进展方面，围绕动物之间的“脑对脑”异体控制，美国杜克大学研究人员将分别位于美国和巴西的两只大鼠的大脑通过接通植入脑内的芯片和计算机并建立彼此之间的脑电波传输回路，实现了成功率为 65％的“脑对脑”异体控制实验。围绕人与动物之间的“脑对脑”异体控制，美国哈佛大学科学家开展了人脑电波控制老鼠大脑使其尾巴摆动的实验，我国上海交通大学实现人脑控制蟑螂大脑使其走 S 形轨迹和 Z 形轨迹的实验，我国浙江大学团队实现人脑控制老鼠大脑使其执行复杂路线活动的实验。围绕人与人之间的“脑对脑”异体控制，美国华盛顿大学两名科学家通过一个人的脑电信号刺激另一个人控制肢体运动的皮层部位，实现了人类首次“非侵入式脑对脑接口”异体控制实验。

（1）动物之间的“脑对脑”异体控制

脑机接口可以让脑电信号通过计算机转译成指令，来移动机器手臂或计算机鼠标，未来通过更多研究，还有可能影响他人的大脑。这类研究希望帮助瘫痪病患重拾部分行动能力。美国科学家以大鼠为对象开展了“脑对脑接口”异体控脑实验研究，取得了初步成功。

2013 年 2 月，美国杜克大学医学中心的神经生物学家米格尔·尼克里斯等研究人员对两只大鼠进行了一次“脑对脑接口”实验。实验中，科学家将两个只有头发 1％宽的微电极阵列植入两只大鼠的大脑皮层运动区，并将电极连接起来，还通过一根线缆将其与计算机接通，以建立彼此之间的脑电波传输回路。两只大鼠分别被标注为“编码器”和“解码器”，分别位于美国和巴西。

在实验中，研究人员利用 LED 灯光和食物来吸引“编码器”大鼠的注意力并引诱它通过触碰踏板来关闭灯光，同时观察“解码器”大鼠的行为。结果显示，“编码器”大鼠关闭灯光时所产生的脑电波指令信号有 70％的几率会干扰到“解码器”大鼠的行为，后者会在无灯光亮起的情况下同样去触碰处于同一相对位置的踏板。

实验第二部分针对大鼠的触觉和嗅觉脑电波信号影响展开观察，结果显示，在 65％的情况下，“解码器”大鼠会受到“编码器”大鼠脑电波的干扰，而试图从未放置食物的洞口获取食物。

（2）人与动物之间的“脑对脑”异体控制

①美国哈佛大学科学家实现脑电波控制老鼠

2013 年 10 月，美国哈佛大学的科学家在 PLOS One 网站上发表文章，宣布成功地进行了人对动物的意念控制实验，志愿者以脑电波控制老鼠，使其摆动尾巴。这意味着意念控制的研究又进了一步，科学家希望将来能用意念控制系统帮助瘫痪患者重新学会活动四肢。

哈佛大学医学院的柳承世（Seung-Schik Yoo）等人研制的意念控制系统，原理并不复杂（见图 2-104）。人类志愿者佩戴电极帽记录脑电波，当他们看到屏幕上的频闪信号时，脑电波就会与频闪的频率保持一致。当他们把注意力转移到正在摆动的老鼠尾巴上时，注意力的变化对脑电波产生干扰，干扰信号经处理后被发送到电脑上。

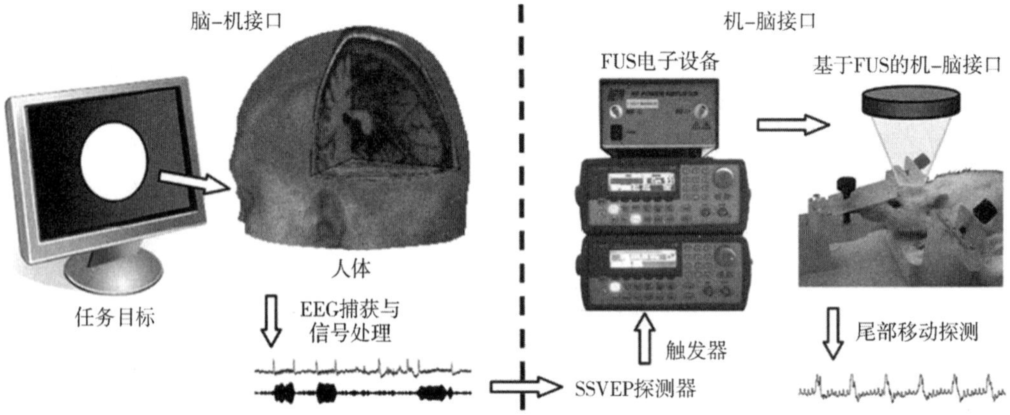

图 2-104　人脑电波控制鼠尾运动的意念控制实验原理（左侧为基于稳态视觉诱发电位的脑-机接口，右侧为基于聚焦超声的机-脑接口）

意念控制系统的电脑再将信号传到一个超声波发生器上，这个 350 kHz 的脉冲对准了大鼠的运动皮层，刺激老鼠的神经元，因此 2 s 后，老鼠的尾巴会抬起来再放下（见图 2-105）。不过，为了将超声波准确聚焦在大脑皮层运动区上，不得不将老鼠麻醉并固定住。

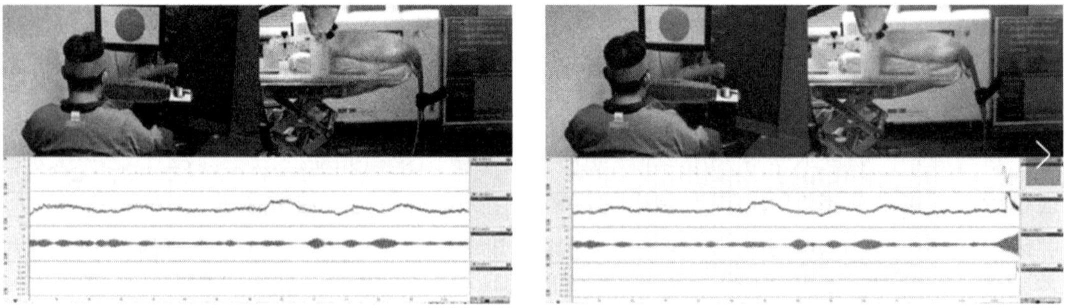

图 2-105　脑电波发生变化，鼠尾抬起，实现生物间的意念控制

全部 6 个志愿者都能使老鼠的尾巴运动起来，在最优化条件下，从人脑产生信号到老鼠尾巴运动的精确度高达 94%。

②我国上海交通大学实现人脑控制蟑螂大脑

2015 年，我国上海交通大学机械与动力工程学院研究人员利用人类的大脑意念遥控活体蟑螂，并实现了人脑实时控制活体蟑螂走 S 形轨迹和 Z 形轨迹等任务（见图 2-106）。

该成果获得 2015 年国际机器人与自动化学会（IEEE RAS）学生视频竞赛第二名，并在机器人顶级会议 ICRA2015 上展示。

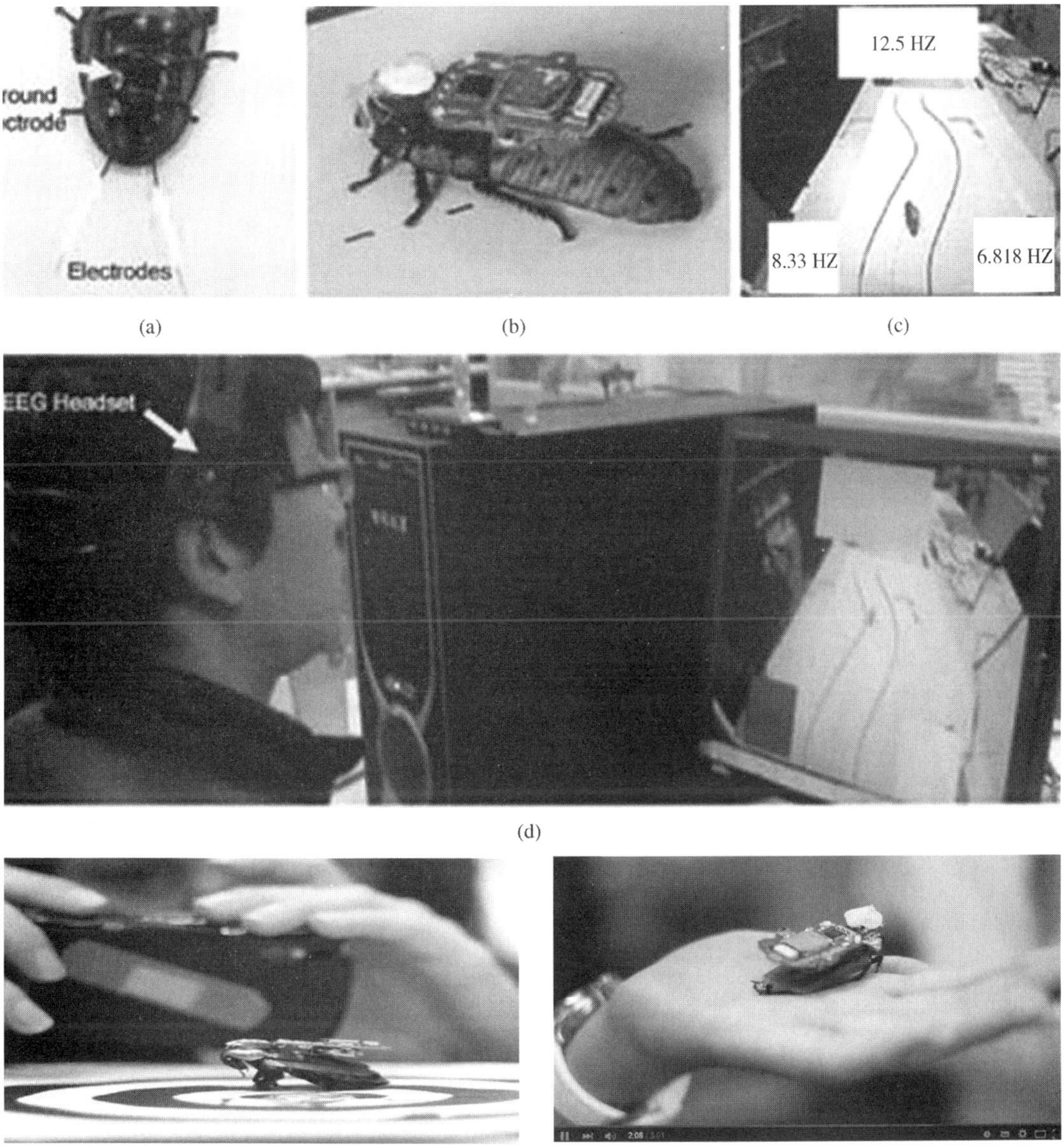

图 2-106　人脑控制蟑螂大脑实验

该研究建立起了人脑与蟑螂大脑的功能性“脑脑接口”，把人脑信号发送到了蟑螂大脑，实现了人脑对蟑螂运动的远程无线控制。控制者头部佩戴便携式无线脑电采集设备，蟑螂脑部的触角神经被植入了电刺激的微电极。控制者根据视觉反馈和视觉刺激，脑部产生方向控制意图；计算机程序解码脑电信号，识别控制者的控制意图，控制意图转换为控制指令后无线发送到蟑螂的电子背包接收器。利用蓝牙通信技术，建立计算机同电子背包的无线通讯，电子背包可接收来自控制者大脑的指令，通过侵入式神经电刺激技术向蟑螂的触觉神经发送特定模式的电脉冲，进而实现人脑对蟑螂运动的控制（见图 2－107）。

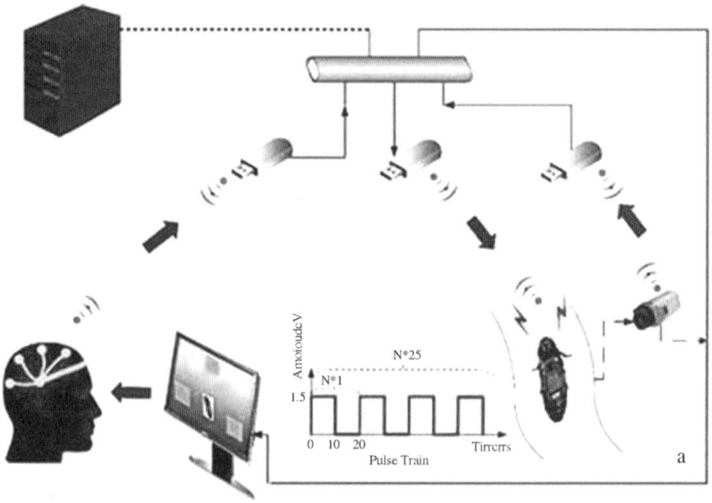

图 2－107　人脑控制蟑螂大脑示意图

这项研究实现了人脑实时控制活体蟑螂走 S 形轨迹和 Z 形轨迹等任务。研究者指出，此项技术拓展了传统的脑机接口技术，初步尝试了“阿凡达”式的“脑-脑”通讯，将来亦可用于现实中复杂地形侦察、排险等操作，还为“脑联网”的发展奠定技术基础。

后续，研究团队将继续改进控制模式，实现多人协同控制多只蟑螂竞赛模式演示。

③我国浙江大学团队实现人脑控制老鼠大脑

2016 年 12 月 18 日，我国浙江大学求是高等研究院脑机融合感知和认知项目组成员在中央电视台《挑战不可能》节目中展示了人脑控制老鼠大脑及其行为的实验。

挑战实验目标是用脑电波操控名为“小飞侠”的小白鼠走迷宫。挑战迷宫共有四关，包括城镇道路、水桥、隧道和沙漠（见图 2－108）。评委将任意设置前三关以增加小白鼠闯关阶段的难度和不确定性，挑战者将用脑电波操控小白鼠按照评委设置的既定路线前进。第四关小白鼠需在 60 s 内穿越沙漠进入飞碟，即为挑战成功。

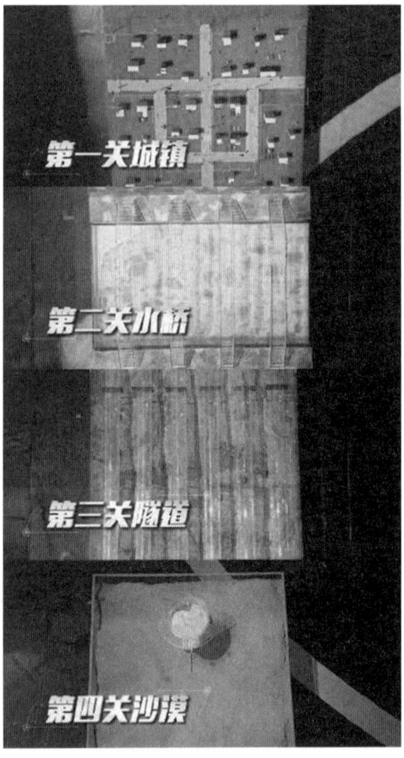

图 2－108　脑控小白鼠挑战四关设置

研究人员头戴的“脑电帽”能够紧贴头皮采集脑电信号。这些信号传输到他眼前的一台计算机，由专门设计的程序加以处理，编码成电刺激参数，再传递给“小飞侠”背着的芯片。这块芯片根据这些参数指示，通过小白鼠脑中的电极向特定的脑区释放信号。利用这只小白鼠开展科学实验，经由浙江大学实验动物伦理委员会审查通过。

在本次挑战中，计算机能识别出研究人员脑内想象“动左手”和“动右手”时的脑电波信号、眨眼睛时产生的肌肉运动信号，分别对应指挥小白鼠左转、右转和前进。在城镇道路关和水桥关，“小飞侠”很快通过了。而在过隧道关时，“小飞侠”虽然一度在一个隧道前游移不定，最终还是成功进入了正确的隧道。在最后一关，在研究人员脑电波控制下，实现了在 60 s 内穿越沙漠进入飞碟（见图 2－109）。

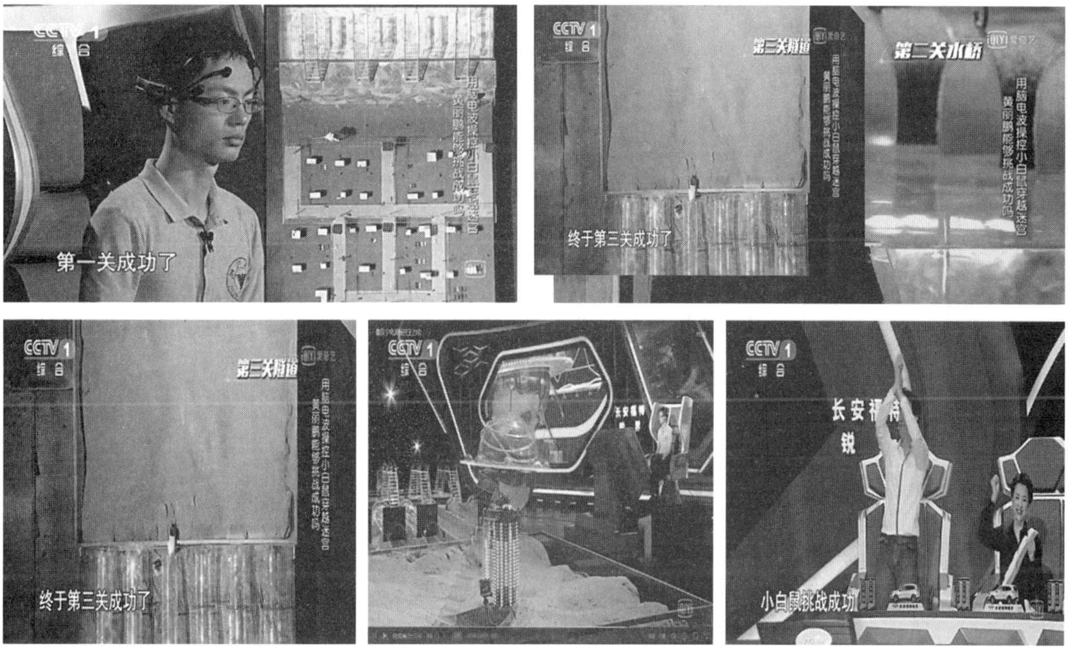

图 2－109　小白鼠成功通过四关挑战

在完成四关挑战后，评委李昌钰仍有疑虑：如何证明不是别人在通过其他技术手段操纵小白鼠？为此，他提出了一个更加“刁钻”的难题：指定一个隧道，只有他和研究人员两人知道，再让“小飞侠”尝试。结果，研究人员再一次用脑电波成功引导小白鼠钻过了评委李昌钰指定的隧道（见图 2－110）。

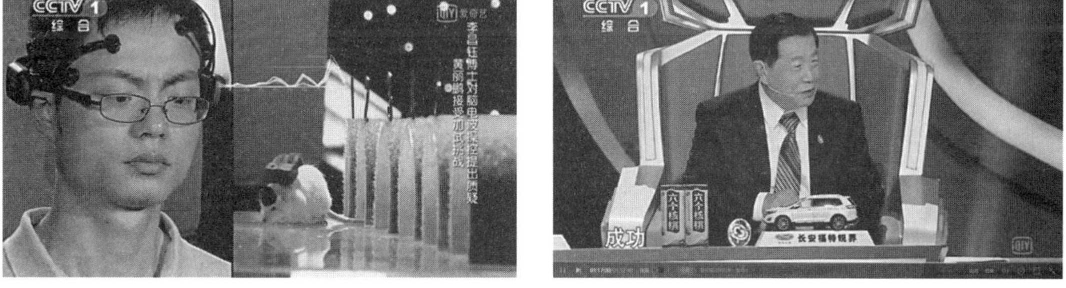

图 2－110　小白鼠成功通过加试挑战

(3) 人与人之间的“脑对脑”异体控制

以人为研究对象实现脑对脑控制是脑信息控制技术发展的重要方向，也是脑科学领域的新突破点。美国科学家成功实现了这一突破。美国华盛顿大学公布了人类首次非侵入式脑对脑接口实验，不需要在大脑内插入电极，一人成功遥控了另一人的手部运动（实验原理见图 2 - 111）。

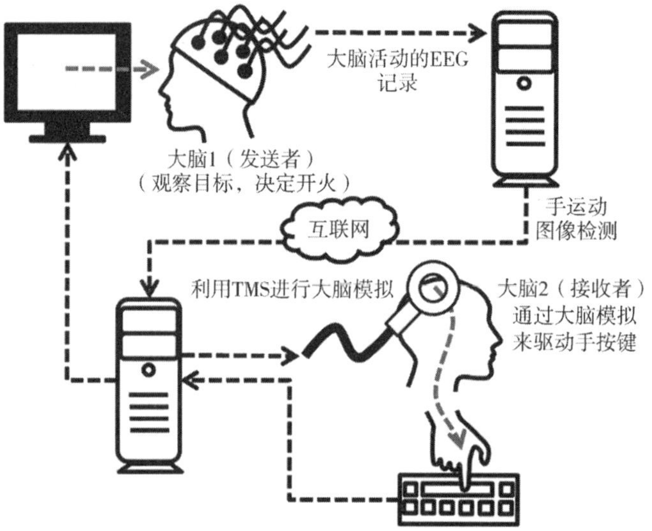

图 2 - 111 美国华盛顿大学实现人类首次非侵入式脑对脑异体控制原理图

2013 年 8 月 12 日，华盛顿大学计算机科学与工程教授拉加什·拉奥（Rajesh Rao）戴上能读取脑电图的电极帽，看着电脑屏幕，但不动手，只是臆想自己在玩游戏。当他要向目标发射炮弹时，他想象着自己移动了右手，让光标点空格键，寓意“开火”。电极帽读取了他的这个想法所产生的信号，并通过互联网，用 Skype 软件将这个信号发到大学另一处的实验仪器上。在该仪器旁边是华盛顿大学学习与脑科学研究所心理学副教授安德烈·斯托克（Andrea Stocco）。斯托克与拉奥一样，不许主动活动，也看不到 Skype 屏幕，不知道信号的到来。他戴着的磁刺激线圈“帽子”正对着他的左运动皮层部，该位置控制着他右手的运动。信号抵达的瞬间，他几乎是立刻地、无意识地用右手食指按了键盘上的空格键（见图 2 - 112）。实验圆满成功，整个过程均有视频记录，并遵守一套严格的国际人类

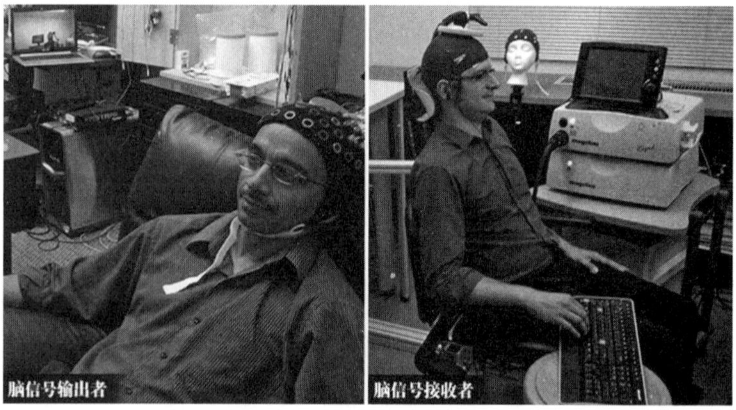

图 2 - 112 “脑对脑”异体控制实验

实验标准。

2.3.2.2　探索将外部信息植入大脑

要实现控制大脑的目的，需要向大脑输入外部控制信号。按照这一思路，也可以向大脑输入各种信息和知识，来改进人类的学习方式。在这一研究方向上，科学家们在以动物为对象开展大脑植入外部信息的同时，还探索将知识下载到人脑的可行性。

（1）以动物为研究对象探索对大脑植入记忆

近年来，围绕大脑植入记忆，美国、欧洲等国家和地区研究人员以老鼠为对象，开展了改变记忆、植入记忆方面的探索性试验。

①美国科学家成功将虚假记忆植入老鼠大脑

2013 年，麻省理工学院研究人员成功把假记忆植入老鼠大脑。通过设计控制回忆的大脑细胞，这些研究人员成功改变老鼠记忆（见图 2－113）。此项实验成果在《科学》（Science）杂志网络版上发表。

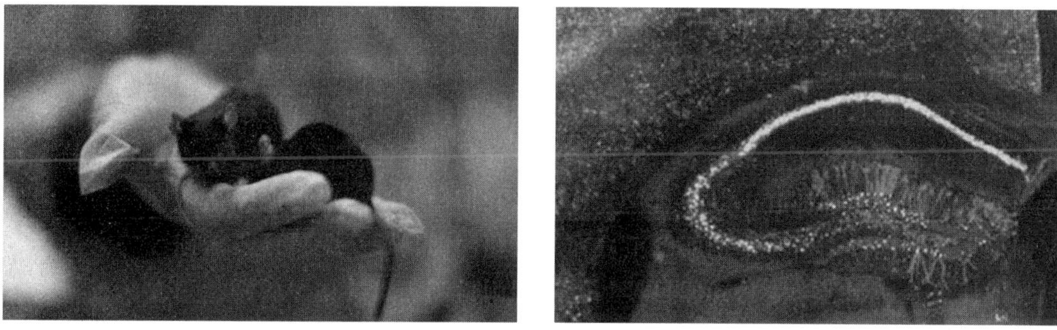

图 2－113　被“制造”了一段记忆后的老鼠大脑海马体。红色细胞记录着一个特定环境下遭受特别危险的记忆，可以随时被激活（见彩插）

人类的虚假记忆往往是另一段或者几段记忆交换混合的产物，并非完全凭空生造出来。麻省理工神经科学家史蒂夫·拉米雷斯（Steve Ramirez）带领的研究团队使用的也是类似的手法，将小白鼠已有的一部分记忆和体验混合起来，创造一段全新的记忆。他们首先将记录了几段特定记忆的大脑部分孤立开来，刺激这部分大脑细胞联合起来，并在不同的条件下激活这些神经细胞，令其产生不同的“记忆”。具体来说，科学家们先将这只老鼠放入几个不同的“房间”，令其对这些空间产生不同的记忆。因为老鼠会探索每一个房间，对其中的每一个角落和缝隙留下印象。例如，老鼠首先被放入一个红色墙壁的“房间”内，正在它四处探索时，它的脚突然被电流电了一下，那么第二天，当同一只老鼠再次被放入这个红色“房间”时，哪怕实际上没有通电，它仍然会自然而然想起前一天的恐怖经历并害怕地缩成一团、不敢动弹。由于电击，老鼠产生了一段新的记忆，那就是：这个房间很危险。

第二步，研究团队让记录这段“红色-电击”的神经细胞休眠，然后再在其他的场合下激活这些细胞。他们将同一只小白鼠放入一个蓝色墙壁的“房间”内，小白鼠起初很正常地活动、探索新环境，但只要科学家激活了那些经过处理的神经细胞，它就立刻回忆起了“被电击”的可怕经历然后缩成一团不动了。

之后，研究团队在红色“房间”内放入另一只小白鼠，并且完全没有对环境动任何手脚，令 2 号小白鼠相信这是一个安全无害的环境，可以在里面自由活动。第二天将它放入蓝色“房间”，并给予电击刺激，同时淡化其对于红色“房间”的印象。简单来说，科学家们就是在人为地改变 2 号小白鼠的记忆，令它将已经确认为安全的红色“房间”与被电击的恐惧联系起来。到了第三天，研究人员将 2 号小白鼠放回了红色“房间”。没想到，2 号小白鼠竟然缩成了一团，动也不敢动。这证明，一段虚假的记忆已经形成，并发挥了作用。

由于目前已经成功的实验所植入的是负面情绪“恐惧”，拉米雷斯希望在接下来的实验中能植入“快乐”或“幸福”等正面情绪。如果实验成功，那么，人类的记忆从理论上来说也是可以被更改和植入的。通过改变以往糟糕、痛苦的经历和回忆，如创伤后应激障碍等心理疾病也许就能得到较好的治疗。不过，该成果距离人体运用还有相当漫长的路。

②法国科学家成功实现为老鼠大脑植入有意识记忆

2015 年，法国巴黎工业物理与化学高等教育机构的科学家成功为熟睡的老鼠的大脑植入有意识记忆。这项技术有望在未来用于人类，帮助改变记忆。研究发现刊登在《自然-神经科学》(Nature Neruoscience) 杂志上。

无论是人类的大脑还是动物的大脑，都会在进入梦乡后“重放”一天内的活动。这种行为允许大脑巩固记忆和学习新东西。巴黎工业物理与化学高等教育机构的一支科学家小组利用这个回放过程在熟睡的老鼠大脑内形成新的记忆。研究小组由卡里姆·本切纳 (Kareem Benqiena) 领导，将目光聚焦位置细胞。位置细胞是与行为活动所处位置密切相关并具有复杂锋电位的海马锥体细胞，帮助动物和人类形成心理地图。在老鼠探索一个场地时，研究人员利用电极对这些细胞的活动进行监视，锁定老鼠进入场地的一个确定位置时活跃的细胞。

在老鼠进入睡眠状态后，研究人员监视老鼠的大脑活动。当特定的位置细胞进入活跃状态时，一个电极便会刺激与奖励有关的大脑区域。醒来后，老鼠立即跑到与获得奖励的满足感联系在一起的位置，证明科学家成功在老鼠大脑内形成一段与这个位置联系在一起的一段新的快乐记忆。这是科学家第一次将一段有意识记忆植入睡眠中的动物大脑。

③美国麻省理工学院科学家开展控制老鼠梦境实验

2012 年，美国麻省理工学院的科学家通过重复播放先前几天老鼠所遭遇的环境中的各种声音，成功影响了老鼠们的梦境。

负责该项目的神经科学家马特·威尔逊 (Matt Wilson) 表示，他的团队目前正在研究大脑中海马体（即大脑中被认为是感情和记忆中心的部分）把实践变成记忆的方法。他们已经发现当人类处于睡眠中时，海马体还忙于重放日间人们所经历的一些事件以强化记忆，但关于这些重放内容是否会受到周围环境的影响目前尚未有定论。

为了获取较准确的信息，威尔逊用两种不同的声音信号训练了一组老鼠们穿越迷宫的情况。其中一种声音暗示老鼠们左边有食物在等待它们；而另一种声音信号则暗示老鼠们如果向右转的话，便会在迷宫内寻找到食物。同时，科学家们记录了老鼠们在真实情况下穿越迷宫时的大脑活动相关信息以及随后睡眠时的脑波情况。通过相关分析，科学家证实老鼠在睡觉时确实梦见了之前觅食的情景，但当研究人员播放试验中所用到的声音信号时，他们发现老鼠们的梦境产生了变化。随着第二种声音信号的传出，老鼠们开始梦见自己右转在迷宫中觅食的情景。这就证明了如果睡眠时外部有物体重新激活脑部一定的记忆时，老鼠们的梦境内容就可以被修改。

（2）探索将知识植入大脑的技术可行性

美国和日本的科学家研究了一种将信息翻译成大脑代码并利用功能磁共振成像技术将其灌输进大脑的技术，进而有望实现知识植入大脑的可能。

2011 年 12 月 9 日，美国波士顿大学和日本京都国际电气通信基础技术研究所的科学家在《科学》杂志上发表文章称，他们研究了功能磁共振成像如何通过传递信号改变一些人的大脑活跃模式，来诱使知识经过他们的视觉皮层。这一过程被称为 Decoded Neurofeedback 或者 DecNef。简单说，该技术是将信息翻译成大脑代码，利用 fMRI 技术将其灌输进大脑，这样人类大脑就可以如插入芯片一般，将知识“下载”到大脑，如图 2-114所示。当然，对于被灌输者来说，这些新的知识并非直接被吸收，他们只是存储在大脑中的“已知知识”，当有需要的时候，这些知识能够使其潜移默化地更快地学习和适应新技能。如果这一技术得以实现，未来学习一项新知识只需坐在电脑显示器前，等待把该知识“下载”到大脑即可，甚至在不清醒的状态下学习各类知识的梦想也将变成现实。

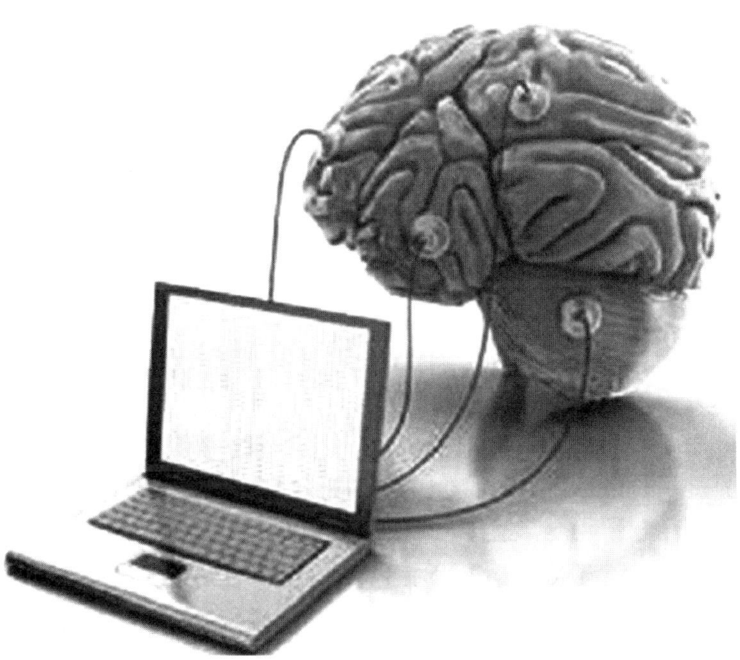

图 2-114　“下载”知识到大脑示意图

2.3.2.3　探索构建“脑联网”

在对大脑进行信息控制研究基础上，科学家们还开展了构建“脑联网”方面的探索性研究。主要方向包括生物大脑连接、脑与脑之间信息传递等。特别是在 2015 年，美国杜克大学科学家首次成功地将猴子和老鼠等动物大脑相连形成大脑网络。此外，近两年科学家们还成功实现了人脑与人脑之间的信息传输。

（1）初步探索动物大脑间的联网

2015 年，美国杜克大学神经科学家真正地实现了两个大脑的物理连接并较好地协作完成了既定实验任务。在两个独立开展的实验中，研究人员分别将猴子和老鼠的大脑用电极物理相连，形成所谓的“大脑网络”（brainets），并分别将其与一台计算机连接，构成一台“有生命”的计算机，用来预报天气、分享思想、协调动作等。大脑连接后，猴子们展示了动作技能，老鼠也表现了计算能力。

在第一项实验中，科学家们将猕猴的大脑链接在一起，组成含有两个大脑的网络 B2，或者含有三个大脑的网络 B3。B2 网络中的猴子仅仅能够控制猴臂运动的两个维度（例如上下或者左右），而在 B3 网络中的猴子能够控制猴臂运动的三个维度（例如靠近和远离）。三只猴子的大脑被连接到一台计算机上，它们的大脑活动信号被传输到该计算机中。通过想象如何移动计算机显示器上的一条虚拟手臂，它们学习如何共同协作控制手臂的运动。首先，两只猴子被分别带到两个不同的房间内，它们可以看到计算机显示器上出现的相同手臂。通过同步它们的思想，一只猴子控制手臂水平方向的运动，而另一只猴子则负责控制手臂垂直方向的运动，通过这种同步协作，它们较好地完成了手臂移动任务，碰到了一个移动的目标。猴子们则得到了果汁作为奖励。当第三只猴子加入到这个大脑网络中时，它们能够更好地完成相同的任务，不过这一次则是三维方向的运动。实验证明，即使其中有一只猴子分心，其他两只猴子所形成的大脑网络仍然起作用。随着这些猴子经验越来越多，研究人员发现它们也变得越来越喜欢挑战。所有三只猴子都能够同步它们的大脑活动，形成一个统一的输出能力，共同协作在三维方向移动这条虚拟手臂（见图 2－115）。研究人员发现，当大脑网络形成时，三只猴子共同移动虚拟手臂去接近目标的成功率比单只猴子单独完成这一任务的成功率要高得多。这是共享大脑机器界面的首个成功案例。

在第二项实验中，四只老鼠的大脑被相互连接起来并与一台计算机相连。它们的大脑通过两组电极相连，这些电极被植入到它们大脑中负责运动控制的区域中。首先向一只老鼠大脑发送电脉冲，另一只老鼠则负责接收这一活动信号。老鼠们互相学习其他老鼠的大脑反应。不同类型的电脉冲被发送到老鼠大脑中，分别代表温度、气压等信息，老鼠们会根据这些信息综合判断预测天气情况。例如，在北卡罗来纳州气压降低和温度升高往往预示着春季傍晚雷电暴雨的发生。这个大脑网络预测降雨的准确率能达到 41%，远远高于随机预测的准确率，而且也要高于单个老鼠预测的准确率。实验结果证明，这组老鼠的大脑能够快速同步并协同完成一项任务，而且大脑网络比单个老鼠完成任务的效果更好（见图 2－116）。

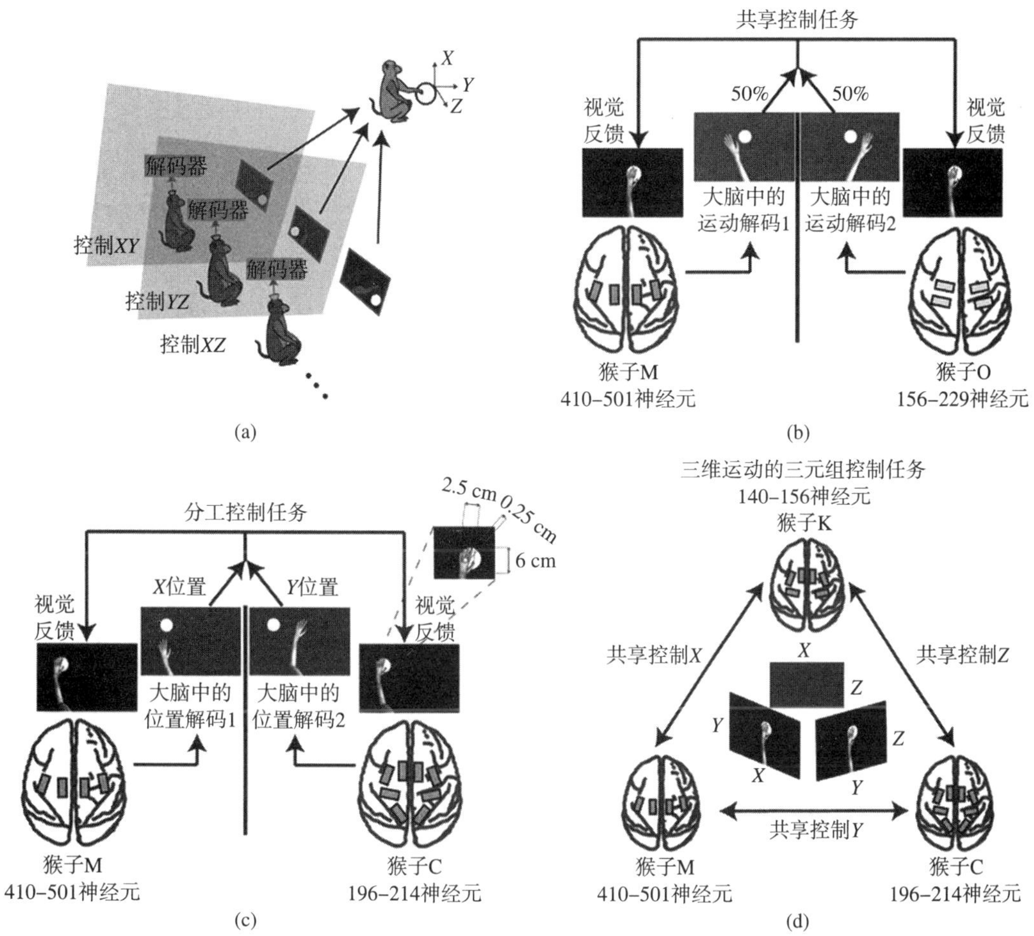

图 2 - 115　(a) 猴子位于不同的房间里，均面对一台电脑显示器，显示着虚拟化手臂；(b) 展示了共享控制任务，两只猴子各负责 50% 的虚拟手臂（x，y）维度运动控制，还显示了电极阵列在大脑中安放的位置；(c) 显示分工控制任务。虚拟手臂的 X 维度控制由一只猴子负责，Y 维度控制由另一只猴子负责；(d) 显示 3 只猴子协同控制任务。每只猴子控制 3 个维度（x，y，z）中的 2 个。这三只猴子必须一起准确地完成一个三维的中心运动来获得奖励

（2）积极探索人脑间的信息交流

2014 年，美国和欧洲科学家联合成功开展了人际脑电波通讯实验，发自志愿者大脑的两个单词跨越 8 000 km 被接收者获悉。该项通讯技术是由西班牙巴塞罗那大学、法国阿克斯卢姆机器人技术公司、美国哈佛医学院和西班牙巴塞罗纳星实验室联合开发。研究人员称，这是人类首次“几乎直接”地通过大脑收发信息。相关论文发表在《公共科学图书馆·综合》上。在此次研究最初的测试中，有 4 名 28 岁至 50 岁的健康志愿者参与，一名位于印度特里凡德琅的志愿者借助脑电图记录设备将“你好（hola）”和“再见（ciao）”这两个单词发给了远在法国斯特拉斯堡的 3 名志愿者。这两句问候语首先被转换成为二进制进行发送，法国方面的计算机在收到这些信号后，先对其进行解码，然后再用电刺激将其输入到接收者的意识当中。这些信息在接收者的视觉看来就像一道闪光一样。

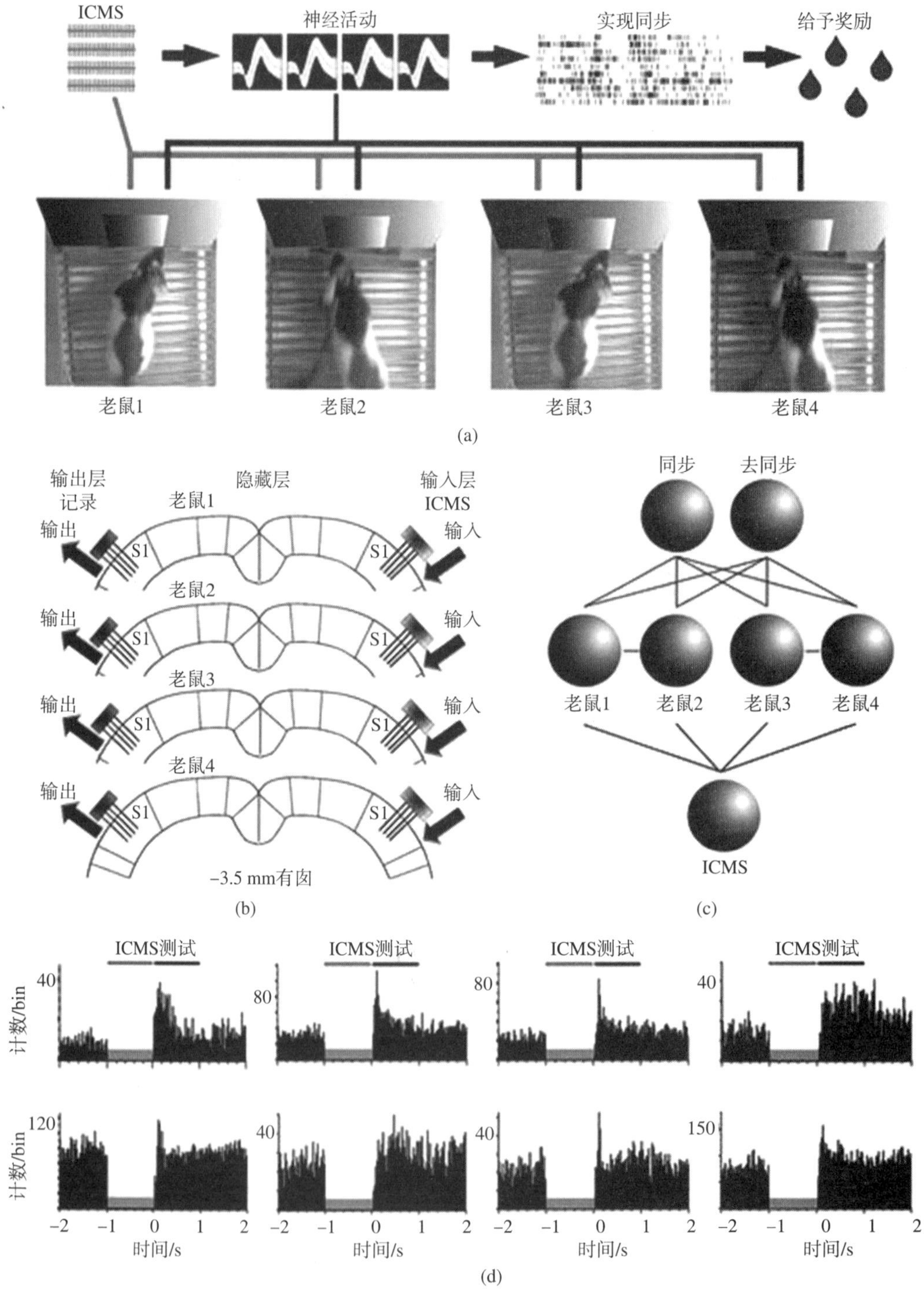

图 2-116　(a) 显示了四个大脑互联形成的大脑网络。箭头代表大脑网络中的信息流。通过对每只大鼠 S1 皮质进行同时皮层电刺激（ICMS）模式形成输入。然后对神经活动进行实时记录和分析。四只大鼠神经活动需要实现同步才能得到喝水奖励；(b) 大脑网络的输入由左侧 S1 皮质的 ICMS 模式形成，输出则利用右侧 S1 皮质记录到的神经反应计算；(c) 大脑网络体系结构被设置为人工神经网络的模仿隐藏层；(d) ICMS 后神经元的刺激事件后直方图示例

这种闪光具有逐次性，使接收者能够理解其中所包含的信息。尽管这些接收者没有听到也没有看见这些问候语，但他们都能正确回答所收到的问候信息。在第一次实验获得成功以后，研究人员紧接着又在一个位于西班牙和一个位于法国的志愿者身上进行了类似的实验。第二次实验的总错误率仅为 15%，其中 5%的差错来自编码端，10%的差错来自解码端。

2015 年 9 月 25 日，美国华盛顿大学安德烈·斯托克（Andrea Stocco）团队通过实验证实，人类大脑可以通过脑电波实现思维沟通。首先，研究人员让测试者戴上脑电图帽，其中一个参与者（信号发出者）观看屏幕上的图片，脑电图帽就会捕捉和翻译大脑活动，并将信号通过互联网传给另一个实验参与者（信号接收者）大脑后面放置的线圈。该线圈会将信号翻译成磁信号，然后再通过经颅磁刺激（TMS）技术将信号传输给接收者的视觉皮层。之后，接收者需要根据接受到的信息通过点击鼠标来进行作答：如果看见了一闪而过的图片，就回答“是”，如果没看见，就回答“否”（见图 2 - 117）。实验两处地点相距一英里，都是位于黑暗的房间内。共有 5 组参与实验者，每组测试 20 次，其中 10 次是真正测试，10 次是对比测试。每个测试中会出现 8 个物体，针对每一个物体都会提出 3 个问题，如果答对了所有问题则实验成功（见图 2 - 118）。为了保证试验的效果，安德烈·斯托克还设计了一个对比测试。在一组测试中，一个不会被参与者察觉到的塑料垫会阻断传递给接收者的信号。在排除所有作弊可能性的情况下（不让实验参与者听见任何声音，不停调整磁线圈位置），真正测试的参与者一般能答对 72%的问题，而对比测试中，参与者只能蒙对 18%的问题。这个实验结果很大程度上证实了，两个大脑可以直接通过脑电波实现思维沟通，达到交流的目的。

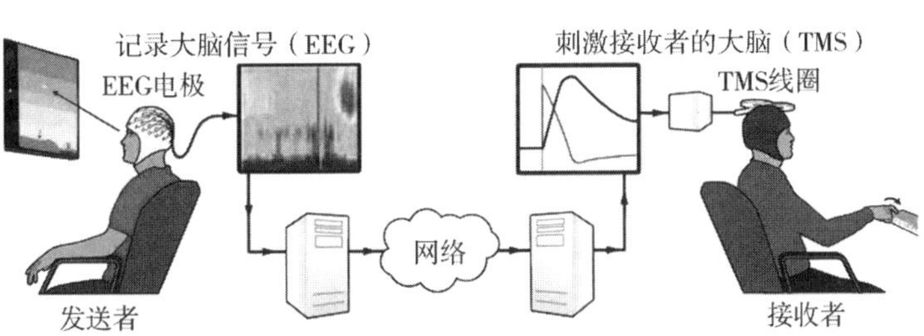

图 2 - 117　人类脑电波交流实验示意图

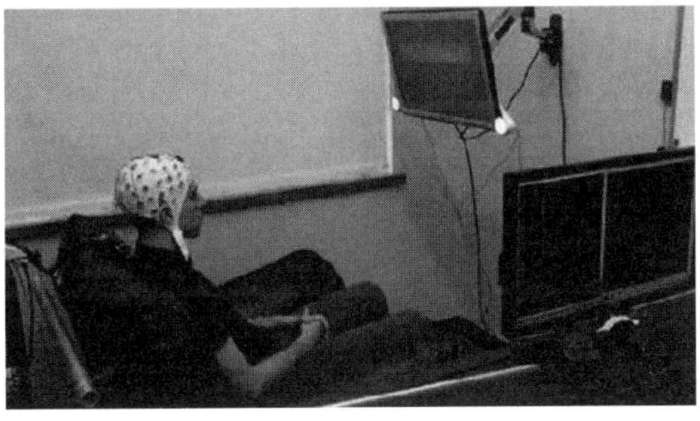

图 2 - 118　人类脑电波交流实验现场

第 3 章　脑科学应用发展现状

从应用角度来看，脑科学的主要应用方向包括“仿脑”“脑控”和“控脑”3 个方面。

“仿脑”是指借鉴人脑机能，开发全新的信息处理系统和更加智能化的机械设备。一是发展脑型器件和结构，包括具有学习和记忆能力的神经元芯片，具有智力、情感和意识等智力认知功能的脑型计算机等（见图 3-1）。二是设计和开发脑型信息处理系统，包括支持人类机能的机器人系统等。目前，美国、瑞士等国开展了神经元芯片、人脑处理器、智能战场机器人以及认知计算等多方面应用。

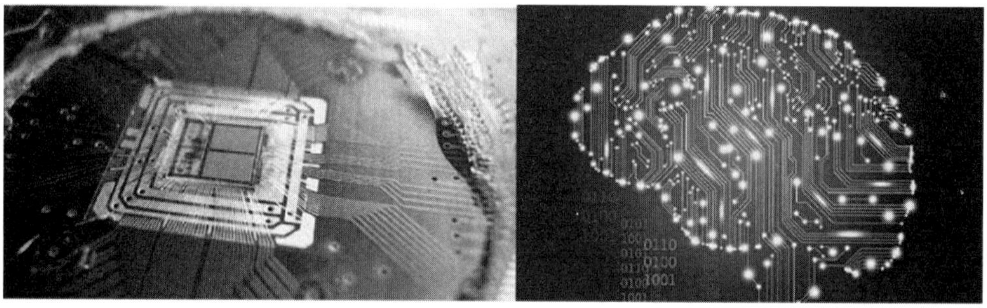

图 3-1　脑型器件示意图

“脑控”是指由意识直接控制外界物体或设备，减少或替代肢体操作，从而提高操作人员操控外部设备的灵活性和敏捷性。“脑控”的技术原理是通过信号采集设备从大脑皮层采集脑电信号，经过放大、滤波、模数转换等处理转化为可以被计算机识别的信号，然后对信号进行预处理，提取特征信号，再利用这些特征进行模式识别，最后转化为控制外部设备的具体指令（见图3-2）。实现“脑控”的关键是突破脑机接口技术，不仅实现大脑与机器的互通互联，还能够实现信息的准确、实时传递。“脑控”应用最初是在电脑游戏软件领域，后来应用逐步拓展到医疗等领域。近年来，随着全球脑科学研究热潮的兴起，“脑控”应用在军民领域得到了进一步深入。

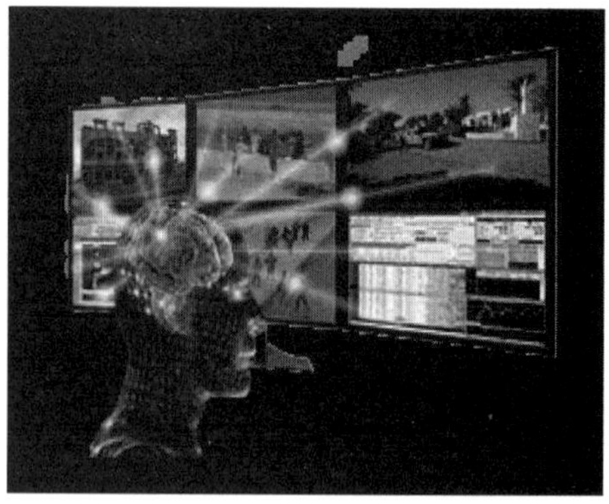

图 3-2　“脑控”示意图

“控脑”是指利用技术手段，将控制信号直接输入大脑，对人神经活动与思维能力进行干扰甚至控制的过程（见图 3-3）。如人工耳蜗、人工视觉，将声音信号、图像信号转成电信号直接刺激大脑，促使大脑具备相应的感知。实现“控脑”能力，重点是开发能够监测和干预大脑思维活动的信息系统，关键是需要攻克连接大脑的脑机接口技术。与“仿脑”和“脑控”相比，这一技术的实现难度最大，特别是在以人脑为对象开展研究时，科学家们持相当谨慎的态度。此外，“控脑”在当前存在着伦理问题。目前开展的控脑应用中，人工耳蜗是最成功的，人工视觉研究比较深入，但距离临床应用还很远，美国等正开展多项“控脑”应用的新概念产品的研发工作。

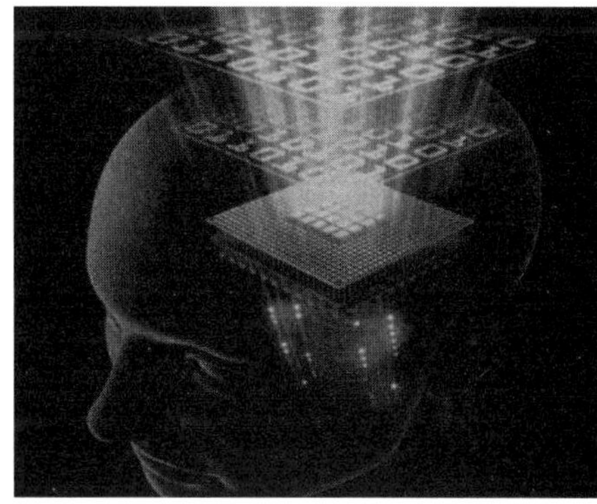

图 3－3　“控脑”示意图

3.1　“仿脑”应用

“仿脑”应用是脑科学应用的前沿。大脑的运算方式与计算机不同，现代计算系统的高速发展主要得益于冯·诺依曼架构。在冯·诺依曼架构中，信息处理和信息存储是分别进行的，这种架构的本质是一种线性过程。计算机软件则是为进行线性处理而编制出的由指令组成的一种线性事件序列。冯·诺依曼架构的简洁清晰，使其成为计算机系统中的主流架构。但随着处理问题复杂程度的增长，冯·诺依曼计算系统本身的复杂度开始急剧增长，运行效率和能耗效率都不尽如人意。例如，IBM 公司用配置了 147 465 个处理器和 144 TB主内存的“蓝色基因”高性能计算机对猫大脑皮层进行模拟，模拟的任务量相当于 4.5%的人类大脑皮层能力，由于采用冯·诺依曼架构，所需能源相当于人类大脑本身能耗的 10 万余倍。

但在大脑中没有意识中心，各个部分协同工作，并且大脑中进行的是并行运算。当外界刺激产生时，不仅仅是一个神经元产生反应，而是上千个神经元一起产生反应，形成了协同处理机制。因此，在冯·诺依曼架构的基础上，结合模仿大脑信息处理功能的机制，开发仿脑型的智能计算机成为当前脑科学、计算机科学领域的热点问题。

开展“仿脑”的研究最早始于 20 世纪 80 年代。现代微电子学和大规模集成电路先驱、加州理工学院教授卡弗·米德（Carver Mead）开创了“神经形态工程（neuromorphic engineering）”研究方向，重点关注神经元的硬件实现，采用亚阈值模拟电路来仿真脉冲神经网络（SNN），并提出了“神经形态处理器（neuromorphic processor）”的概念。1989 年，卡弗·米德撰文提出了“类脑工程”的概念，并撰写了题为《模拟大规模集成电路（VLSI）与神经系统》一书，其应用是仿真视网膜。之后，围绕模仿大脑神经元活动的芯片、处理器等深入推进，尤其是最近 10 年，随着 IBM、高通等电子硬件巨头的加入，神经拟态领域开始呈现加速赛跑的热闹场面。

当前，“仿脑”应用主要是围绕模拟神经元功能、大脑信息处理机制等开展应用，主要体现在：一是应用于开发模仿人类神经元功能的神经元芯片，推动感知系统与强自主能力的无人系统的发展；二是应用于设计开发具备人脑处理功能的仿脑处理器，提高信息处理与分析专业能力；三是应用于开发智能战场机器人，提高武器装备智能化水平；四是应用于开发认知计算技术，推进认知计算在武器装备领域的应用。

3.1.1 开发类脑智能芯片

世界首个商业化神经型态芯片出现在1993年。这款芯片名为ZISC（零指令型计算机），由IBM和General Vision公司联合开发。初始版本含有36个人工神经元（型号为ZISC36），之后推出了ZISC78芯片（含有78个神经元），2001年IBM选择退出商业ZISC芯片的制造和研发。而General Vision公司选择继续开展商业ZISC芯片的制造和研发。2007年，General Vision公司推出Cognitive Memory 1000，一款由1 024个人工神经元并行工作而构成的神经型态芯片，其耗电量仅有0.5 W，并且能够在几微秒的时间识别和应对各种数据模式（图像/代码/文本/其他）。

之后，神经拟态芯片领域的研究进程大大加快，开发多种神经元芯片。神经拟态的关键在于制造可以产生神经电信号的"拟真神经元"，实现这一目的有两种途径：第一种是利用硅的半导体特性，直接在硅元件上用积累的电压来模拟神经元的膜电位，这种方式被称为"模拟式神经拟态"。这种方案是神经拟态工程最经典的技术路线，直接将神经细胞的信号传导方式转换到硅基导体上。用模拟方式制造出来的"神经元"能够轻松达到和生命体一样的运算速度，甚至更快。另一种模拟途径是制造一块类似小型电脑的数字芯片，然后在上面运行神经元的仿真程序，由仿真程序负责生成类似神经冲动的信号，这种方案被称为"数字式神经拟态"。这种数字模拟的优势在于可以灵活采用各种不同的神经元模型，例如在拟真度要求较高的应用中可以加入神经突触和离子通道的详细特性，而在速度要求较高的应用中则可以通过简化模型来保证速度。在神经拟态芯片发展过程中，绝大多数都混合集成了数字和模拟这两种技术，通过优势互补使芯片达到更好的性能。

（1）欧盟启动FACETS项目开发基于模拟混合信号的神经形态芯片

2005年，欧盟启动FACETS项目，该项目汇集了来自7个国家15个研究院所的科学家来从事神经计算机的研究。其中，海德堡大学研究小组负责牵头研制基于模拟混合信号（AMS）的神经形态芯片。第一步是在单个芯片上建立一个由300个神经元和50万个突触组成的网络。研究小组使用模拟电路来代表神经元，利用数字电路来代表它们之间的通信。第二步是通过在一个8英寸单硅片上集成20万个神经元和5 000万个突触，来构建更加复杂的网络。

（2）美国DARPA启动SyNAPSE项目支持多家单位联合研发类脑芯片

2008年10月，为了能够处理来自传感器网络的海量数据、提高兵力利用效率，将无人系统由采用遥控和编程方式的"自动"级别发展到"自主"级别，美国DARPA启动了"神经形态自适应的可塑可调电子系统"（SyNAPSE）项目，旨在研制出模仿大脑架构和功能的通用认知处理器，并与各类军用无人系统结合，大幅提高无人系统在真实作战环境中的智能性和灵活性。最终目标是建立一套内含10亿神经元、100兆突触的"类人脑"电脑，而且其尺寸与功耗也要与人脑相当。

SyNAPSE 项目共分为 5 个阶段，其中阶段 0 的执行期为 0.75 年，阶段 1 至阶段 4 的执行期分别为 1.5 年。该项目由密歇根大学负责器件研究，休斯研究实验室负责工艺研究，IBM 公司负责芯片架构和系统集成研究。

(3) 惠普公司实现忆阻器原型引领全球人造突触热潮

在细胞水平上，突触可塑性被公认为学习和记忆的生物学基础。因此，对突触功能的模拟被视为人工神经网络研究的关键一步。在突触功能模拟上，多个晶体管与电容相组合的 CMOS 器件是一类可实现单一突触功能的电子器件，然而其复杂的制作工艺和高功耗势必给电路的大规模集成带来巨大挑战。由于忆阻器的电阻会随着通过的电流量的改变而改变，并且能够维持相应电阻值的特性，与生物突触在生物电信号刺激下突触权重的变化特性十分相似，从而引起了人们对基于忆阻器的突触仿生器件研究的极大兴趣。

2008 年，由惠普公司斯坦・威廉姆斯（Stan Willianms）领导的研究小组在《自然》（Nature）杂志以“寻获下落不明的忆阻器”为标题发表论文，首度证实了忆阻器确实存在，而且成功实现了世界首个能工作的忆阻器原型，并展示了首个忆阻器与硅材料的混合电路。通过在 CMOS 逻辑芯片上堆叠忆阻器交叉开关矩阵，变化的电阻可以模拟神经网络突触的学习功能。

(4) 美国斯坦福大学研制模拟人脑芯片电路板 Neurogrid

2009 年，美国斯坦福大学生物工程学夸贝纳・博亨（Kwabena Boahen）团队研制出一种基于人脑构造设计的全新芯片电路板 Neurogrid。Neurogrid 的研制工作获得美国国家卫生研究院的资助。

就外观而言，Neurogrid 电路板大小与 iPad 相当（见图 3-4），由 16 块特制的“神经内核（Neurocore）”芯片组成，且每块芯片上都有超过 65 536 个“硅神经元”，每个神经元用 340 个亚阈值工作状态的晶体管模拟。一块 Neurogrid 板可支持 100 万个神经元和 60 亿个突触联结，能耗只有 5 W，在神经系统模拟方面可媲美能耗 1 MW 的超级计算机，其运算速度已经达到了现有普通电脑的 9 000 倍。

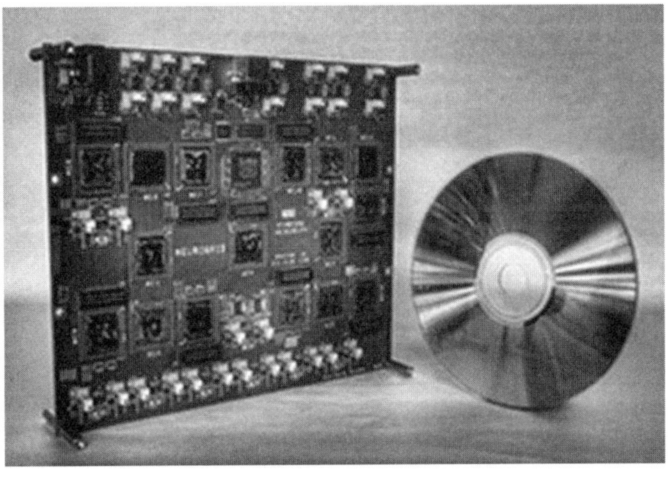

图 3-4　Neurogrid 电路板

在研制 Neurogrid 原型后，博亨团队将进行进一步研究，以降低成本并研发编译器软件，让不具备神经系统科学方面知识的工程师和计算机学家也能够利用 Neurogrid 解决问题，例如控制类人机器人。研究人员称，一个 Neurogrid 电路板的造价为 40 000 美元。但通过大规模生产，成本可以下降 100 倍，达到 400 美元。

（5）美国南加州大学制造出用于智能装备的能模拟大脑突触功能的碳纳米管电路

突触是神经元之间、神经元与肌细胞之间通信的特异性接头，是形成感觉和思维的关键部位，同时也是大脑的基本组成部分之一。开发出能够模拟突触功能的元器件是“仿脑”应用的重要内容。

2011 年 4 月，美国南加州大学的研究人员在人工大脑领域获得重要进展，他们采用跨学科的研究方法和纳米电路设计技术，用碳纳米管成功制造出了一个能模拟大脑突触功能的碳纳米管电路，可实现神经细胞的功能，为构建人造合成大脑和发展智能装备奠定了基础。

碳纳米管是由六边形碳环微结构单元组成的一种纳米材料，如图 3－5 所示，其直径比铅笔芯还要细 100 万倍，具有独特的力学、电学和化学性能，在电路中可作为导体或半导体。

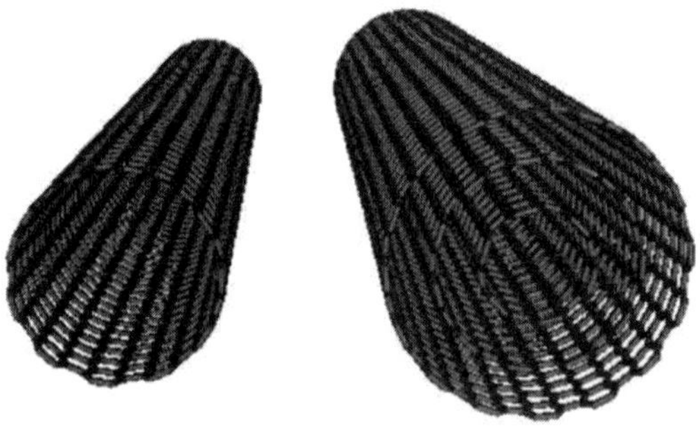

图 3－5　碳纳米管

研究人员表示，制造出人工突触将是整个过程的第一步。而人脑中有 1 000 亿个神经元，每个神经元都与至少 10 000 个突触相连，如何建立模拟大脑功能的神经结构和连接是下一步更为复杂的工作。

（6）IBM 开发出两代神经元芯片

2011 年 8 月 18 日，IBM 公司宣布，该公司主导的美国 DARPA SyNAPSE 项目实现了阶段 1 的目标，研制出模拟大脑神经元的突触功能的两块硅基“认知计算芯片”（CCC）原型，芯片架构如图 3－6 所示。两块原型芯片时钟频率 10 Hz 左右，接近大脑工作频率，均包含 256 个数字“神经元”，其中一个包含 262 144 个可编程突触，而另一个包含 65 536 个学习型突触。这种新型芯片基于神经生物学原理，采用硅材料复制大脑神经元、神经突触和轴突等结构，实现神经元的计算、神经突触的综合存储以及轴突的通信等功能，具备模拟大脑的感觉、观念、行为、互动以及认识能力，同时还能显著降低计算系统的功耗和体积。

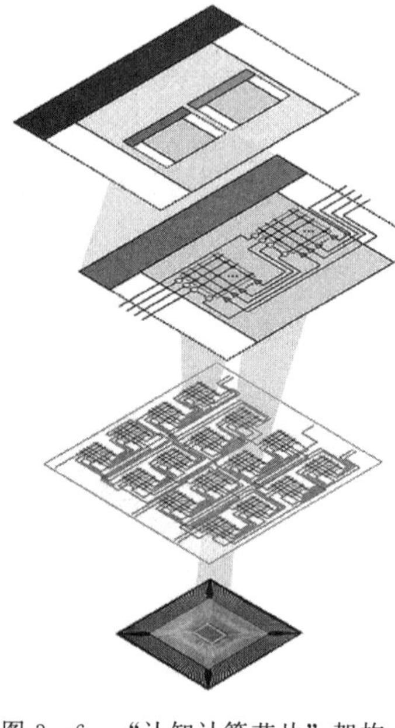

图 3－6　“认知计算芯片”架构

2014 年 8 月，IBM 公司宣布成功研制第二代类脑计算芯片 TrueNorth（见图 3-7），该芯片架构类似人脑，集运算、通信、存储功能于一体。与第一代芯片相比，TrueNorth 芯片的神经元由 256 个增加到 100 万个，突触数量由 26.2 万个增加到 2.56 亿个，集成了 54 亿个硅晶体管，内置了 4 096 个内核，每秒可执行 460 亿次突触运算，总功耗只有 65 mW，每平方厘米功耗 20 mW，比半导体数量相当的传统 CPU 功耗低 5 000 倍左右（见图 3-8）。与此同时，TrueNorth 处理核体积仅为第一代类脑芯片的 1/15，该项成果曾入选“2014 年十大科学突破”。

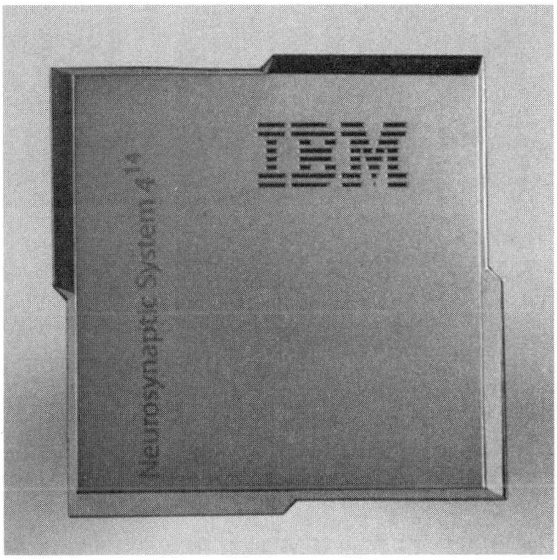

图 3-7　IBM TrueNorth 芯片物理形态图

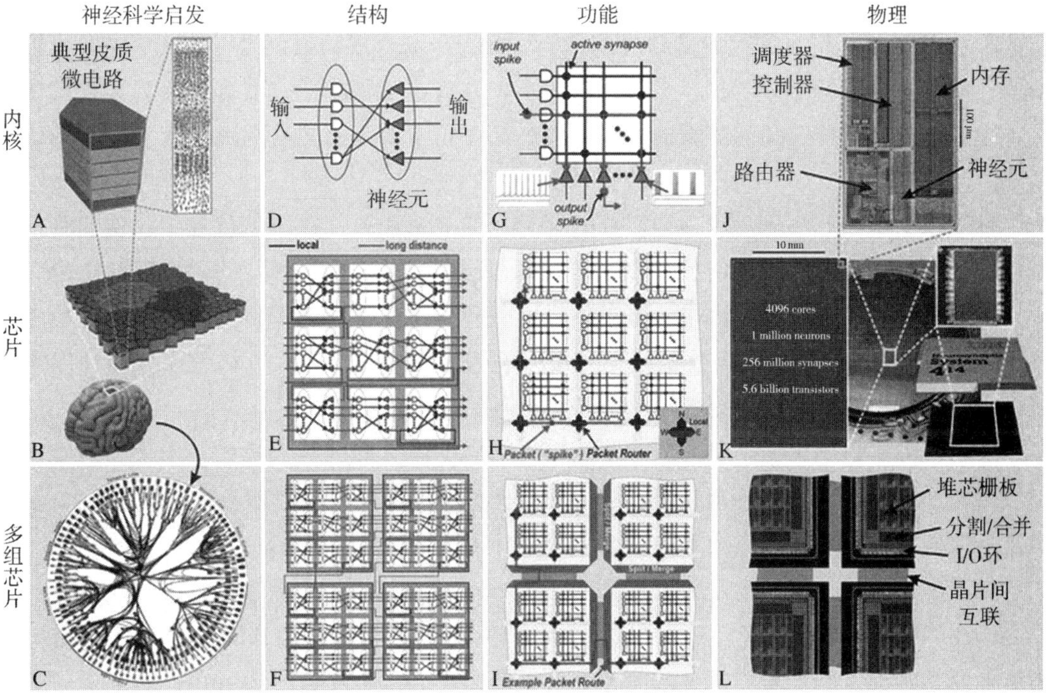

图 3-8　IBM TrueNorth 芯片结构、功能图

为了向物联网厂商、军用无人机制造商、超级计算机制造商等潜在客户展示TrueNorth芯片，IBM推出了单芯片独立板机，一个盘上有16块板（见图3-9），全机48块板，每块板含16枚TrueNorth芯片，IBM计划以后推出64、256、1 024和4 096枚芯片的盘，后者的神经元数目将达到人脑的1%。IBM的第一款16芯片板的客户是劳伦斯·利弗莫尔国家实验室。该实验室用这款板模拟美国日益老化的核武库管理。

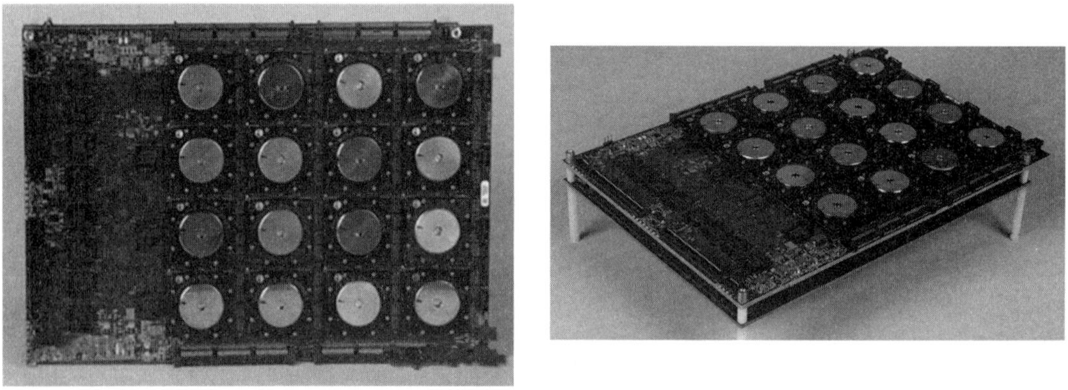

图3-9　IBM集成16块TrueNorth芯片的电路板

（7）美国、瑞士科学家另辟蹊径开发可用于开发交互认知系统的神经元芯片

以往类似研究局限于在传统计算机上研制神经网络模型或在超级计算机上模拟复杂的神经网络，而新研究的思路则是研发在大小、处理速度和能耗方面都可与真实大脑相媲美的电路，即直接在微芯片上模拟生物神经元和突触的属性。

2013年7月，瑞士和美国的神经信息学研究人员联合成功研制出一种能够实时模拟大脑处理信息过程的新型微芯片。该芯片在大小、处理速度和能耗方面都可与真实大脑相媲美，能够模拟生物神经元和突触的属性。该芯片可用于制造能同周围环境实时交互的认知系统。

科学家利用该芯片演示了一个需要短期记忆的决策任务。在演示过程中，他们将这种人造神经元合并成能执行神经处理模块的网络，这些处理模块与所谓的“有限状态机”一样，能够将行为用公式表示出来，因而能采用一种自动化的方式，将其转移到神经形态硬件内。“有限状态机”是一个数学概念，用来描述逻辑过程或者计算机程序。这种网络连接模式与哺乳动物大脑内发现的结构非常类似。

采用新方法研制出的神经形态芯片可以构造出不同类型的行为模式。未来，科学家可以借用这一技术将芯片与传感神经形态元件（例如人造耳蜗或视网膜）结合在一起，制造出复杂的能与周围环境实时交互的认知系统。

（8）高通公司推出基于脑启发计算的Zeroth神经元芯片

2013年10月，高通公司在世界新兴技术峰会（EmTech）上宣布，该公司研制出了模仿神经结构和大脑处理信息方式的神经处理器芯片。该芯片名为Zeroth，是基于“脑启发计算”（brain-inspired computing）开发的，具有生物启发学习能力，有助于促进智能设备模拟人脑神经结构和信息处理方法。

为演示该项技术，高通公司专门制造了一个搭载 Zeroth 的小型机器人。首先，将该机器人安放在含彩色地砖的网格地板上，部分格子涂上不同的颜色。该机器人会全部走一遍，以熟悉环境。每当它走到白色地砖上时都给予正面强化，比如向其输出"Good Robot"信息以鼓励它表现良好。这样，当它下次在地板上行走时，就会专挑白色地砖走，而避开其他颜色的格子（见图 3－10）。高通公司表示，这是通过基于多巴胺能的学习实现的，使用的是硬件内运行的生物学仿真神经网络。

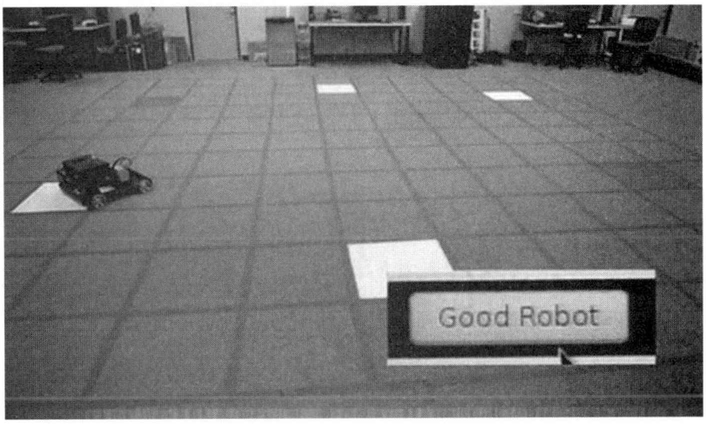

图 3－10　高通公司 Zeroth 生物启发学习演示示例

高通公司表示，Zeroth 发展的终极目标就是实现新型处理架构的创建、定义和标准化，并将其称之为"神经处理器"（NPU），如图 3－11 所示。高通公司设想，NPU 可用于各种不同设备，也能在系统级芯片（SoC）和其他模块并存，既能用传统编程语言开发程序，也能随时调用 NPU 来训练设备，使之具备人脑一样的交互和行为能力。

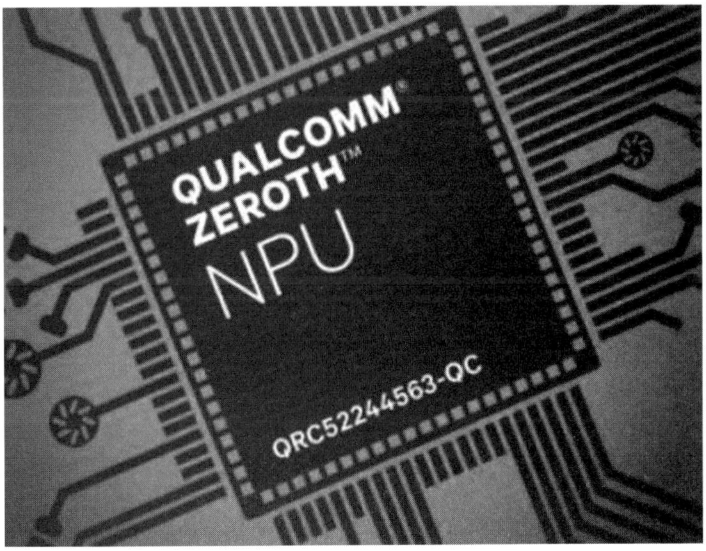

图 3－11　高通公司 Zeroth 神经元芯片宣传图

2015 年 3 月 2 日，高通正式宣布全新的 Zeroth 认知计算平台，并介绍了该平台的芯片骁龙 820 处理器（见图 3 - 12）。这使得 Zeroth 从研究最初专注于生物真实性的脉冲神经网络，到支持终端深度学习的人工神经网络的跨越，进而使得 Zeroth 成为一个旨在增强终端用户体验平台。

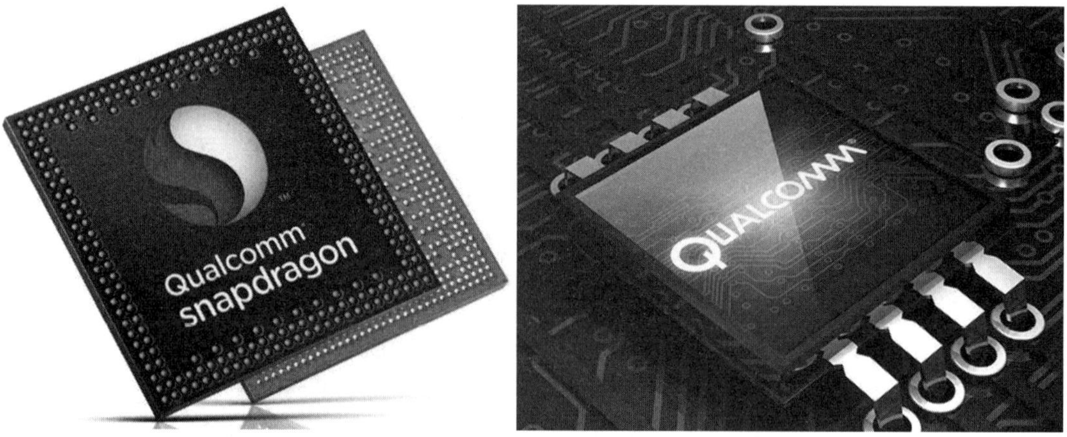

图 3 - 12　用于 Zeroth 认知计算平台的骁龙 820 处理器

（9）美国加州大学和纽约州立大学开发出完全基于忆阻器的神经网络芯片

2015 年 5 月，美国加州大学和纽约州立大学石溪分校的一个联合研究小组，首次开发出一个完全基于忆阻器的神经网络芯片，从而向创建更大规模的神经网络迈出了重要一步。研究成果发表在《自然》（Nature）杂志。

忆阻器全称为记忆电阻器，是模拟人类神经元和突触机制的一种有记忆功能的非线性电阻器。1971 年，加州大学华裔科学家蔡少棠首次提出忆阻器的概念。2008 年，惠普公司的研究小组将这一概念变为现实，并创建了世界上第一个忆阻器器件。目前，大多数神经网络均依托软件，但明显受限于硬件条件。随着神经网络在规模和复杂性方面不断增大，其对计算机运行速度的要求也越来越高。因此，用忆阻器取代晶体管将是未来的一个发展方向。

忆阻器的特性与神经元突触相似，这一特性体现了使用忆阻器制造神经突触芯片的前景。然而，即使性能最优的忆阻器也无法利用互补金属氧化物半导体（CMOS）创建电路，因为使用了 CMOS 的忆阻器的状态很不稳定。

研究小组采用系统性试错法开展研究。通常，忆阻器是由金属氧化物（常用二氧化钛）制成，由于电流会在氧原子消失的地方影响金属材料，进而影响其电流阻力。在这种情况下，实验人员将氧化铝和二氧化钛结合形成了一个忆阻器。从“详尽探究二氧化钛组分及层厚度（5～100 nm）的实验”开始，然后逐步调整增加铝氧化物的厚度。二氧化钛层厚决定了在指定地点生成忆阻器的难易程度，同时氧化铝层影响了实际运行的稳定性与强度（见图 3 - 13）。

研究人员通过将忆阻器链接形成网格，进而构建 12×12 网格的神经网络。研究人员

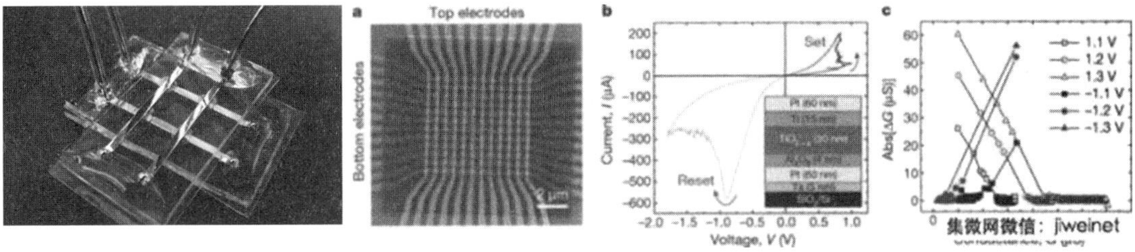

图 3 - 13　忆阻器芯片

首先将金属氧化物层放置于每一个垂直线路交叉处，然后再通入电流，以训练该神经网络识别 V、N、Z 三个字母，其囊括了存在单像素误差的可能。在经过一段时间的训练之后，忆阻器神经网络能够识别出所有三个字母，同时更深入的训练可以进一步提升神经网络的表现。

研究人员表示，该芯片的研发成功，向创建更大规模的神经网络迈出了重要一步，将进一步挖掘出忆阻器的真正潜力。同时，也促使科学家紧随大脑神经元基本工作模式研究步伐，构建类似人脑方式处理与联系信息的模拟式计算机成为可能。

（10）中国科学院计算技术研究所发布全球首个能够“深度学习”的“神经网络”处理器芯片

2016 年 3 月，中国科学院计算技术研究所发布了全球首个能够“深度学习”的低功耗“神经网络”处理器芯片，名为“寒武纪”（见图 3 - 14），并通过了初步阶段的全部功能测试。

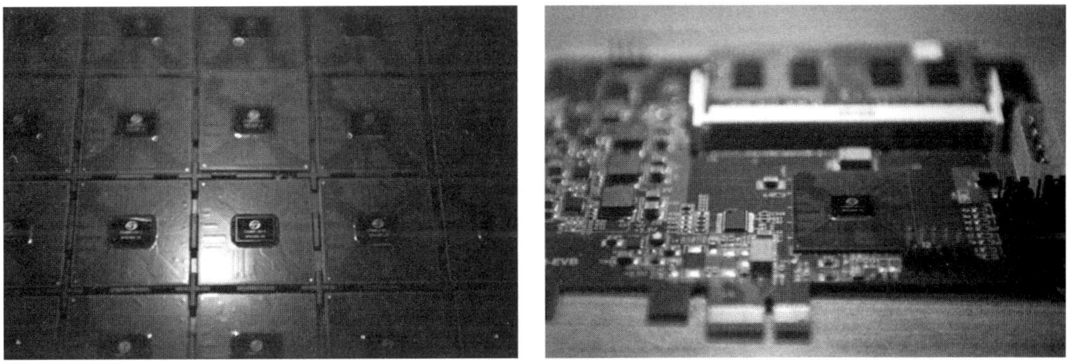

图 3 - 14　寒武纪芯片及其板卡

深度学习是指多层的人工神经网络和训练它的方法，即计算机通过深度神经网络，模拟人脑的机制来学习、判断和决策。深度学习处理器，就是为电脑创造出模仿人类大脑多层大规模人工神经网络的芯片。在深度学习处理器的运行当中，计算系统的运算能力是决定深度学习处理效率的关键。

中科院计算技术研究所孵化成立了中科寒武纪公司，着力推进科研成果的产业化。未来应用将瞄准企业、科研院所的高性能服务器、高效能终端芯片、机器人芯片三大领域需求。

2017 年 11 月，中国科学院发布了全球新一代人工智能芯片“寒武纪”系列，分别是 3 款面向智能手机等终端的“寒武纪”处理器 IP，两款面向服务器等云端的“寒武纪”高性能智能处理器，以及 1 款专门为开发者打造的人工智能软件平台。

(11) IBM 苏黎世研究院制造出人工纳米级随机相变神经元

2016 年 8 月，IBM 苏黎世研究院创造出了世界上首个人工纳米级的随机相变神经元。与之前采用电阻、电容等模拟器件构造模拟神经元不同，这种人造神经元使用相变材料，特征尺寸达到纳米级别，未来可以小到 14 nm。每个单元能稳定存储 3 bit 数据，还能执行多种计算，如检测数据关联等，并且像生物神经元一样具有随机性。研究人员表示，设计这种神经元是为了在仅使用传统芯片能耗的几分之一的情况下更好地处理大量的数据。随机相变神经元集群与其他纳米计算材料结合在一起，将成为下一代超密神经形态计算系统的关键。论文成果被《自然-纳米技术》(Nature Nanotechnology) 作为封面文章发表。

这种人工神经元和生物神经元的主要区别在于神经元膜。在 IBM 的神经元中，神经元膜被替换成了小块的锗-锑-碲 (GST)，如图 3-15 所示。在应用方向上，这些相变神经元可用于开展并行计算机设计，应用神经形态的方法来进行决策和处理传感信息。

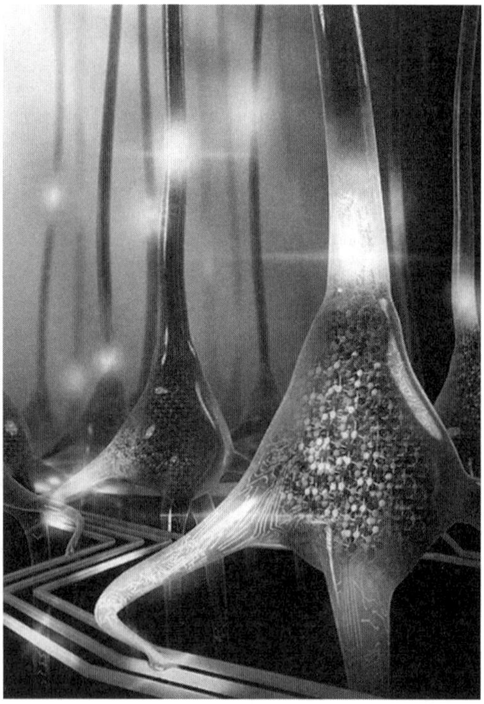

图 3-15　相变合金液锗锑碲 (GST) 覆盖的人造神经

IBM 已经构建出了 10×10 的神经元交叉阵列，并将这样的 5 个阵列连接起来创建了一个包含多达 500 个神经元的神经元群，并以一种全新的类脑方式处理了宽带信号（见图 3-16)。每个人造神经元都表现出了很高的耐受性，能够在 100 Hz 的频率下运行好几年。每个神经元的能耗都少于 5 pJ，平均能耗少于 120 μW。

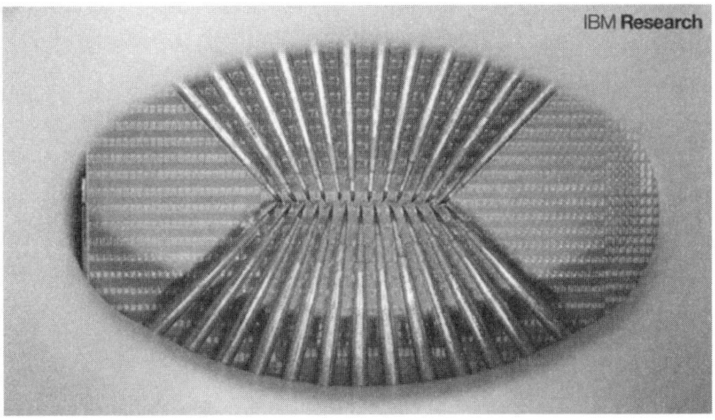

图 3-16　人造神经元。两边微小的方形是电极的导电板，很尖的探针触碰到导电板，让相变材料回应神经信号输入。每组探针都能接触到 100 个细胞组成的一个集群

（12）清华大学联合斯坦福大学实现了基于 1 024 个氧化物忆阻器阵列的类脑计算芯片

2017 年 5 月，清华大学微电子所钱鹤、吴华强课题组在《自然通讯》（Nature Communications）在线发表了题为“运用电子突触进行人脸分类”的研究成果，将氧化物忆阻器的集成规模提高了一个数量级，首次实现了基于 1 024 个氧化物忆阻器阵列的类脑计算。该成果在最基本的单个忆阻器上实现了存储和计算的融合，采用完全不同于传统冯·诺依曼架构的体系，可以使芯片功耗降低到原来的千分之一以下。

该课题组基于电子突触阵列研究搭建了神经网络硬件系统的原型，并提出了与新型硬件架构相匹配的操作方式，用来实现在线学习，以满足不同应用场景的需求。研究中采用了耶鲁大学人脸图片库（Yale Face）进行系统人脸识别功能的实验验证（见图 3-17）。实验表明，该原型系统达到了与现有 CPU 接近的识别率和泛化能力，相较于现有的基于冯·诺依曼架构的 Intel 至强（Xeon）Phi 处理器，该原型系统具有 1 000 倍以上的能效优势。

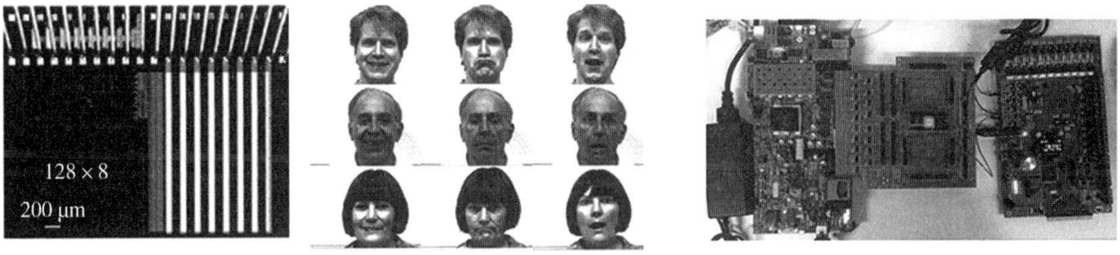

(a) 128 × 8的电子突触阵列　(b) 用来识别的人脸图像　(c) 测试系统示意图

图 3-17　电子突触及实验验证

（12）英特尔研发可模拟人脑“自学习”、能效提升 1 000 倍的神经元芯片

2017 年 9 月，英特尔公司宣布正在研发名为 Intel Loihi 的神经元芯片（见图3-18），

能够根据环境变化即时编程，进行“自学习”。英特尔公司表示，该芯片的能效达到了传统 AI 芯片的 1 000 倍。

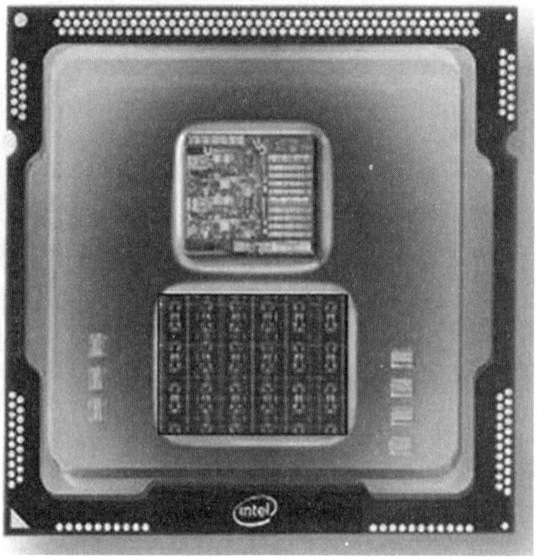

图 3-18 英特尔 Loihi 神经元芯片

Intel Loihi 神经元芯片由 128 个计算核组成。每个核有 1 024 个人造神经元，整个芯片上共有超过 13 万个神经元和 1.3 亿个突触连接。与大脑运作类似，Loihi 芯片通过神经元之间的脉冲（或 spike）模式传输数据。仿真神经元的 spike 特性将使这一芯片比传统芯片设计更有效率。也就是说，该芯片只有在 spike 出现时才消耗能量。

（13）美国普林斯顿大学研制出全球首枚光子神经形态芯片

2017 年 12 月，美国普林斯顿大学的科研团队日前研制出全球首枚光子神经形态芯片，并证明其能以超快速度计算。该芯片有望开启一个全新的光子计算产业。

光子计算是计算科学领域的“明日之星”。与电子相比，光子拥有更大的带宽，能快速处理更多数据。但光子数据处理系统制造成本较高，因此一直未被广泛采用。

普林斯顿大学亚历山大·泰特（Alexander Tate）团队研制出的光子神经网络的核心是一种光学设备——其中的每个节点拥有神经元一样的响应特征。这些节点采用微型圆形波导的形式，被蚀刻进一个光可在其中循环的硅基座内。当光被输入，接着会调节在阈值处工作的激光器的输出，在此区域中，入射光的微小变化都会对该激光的输出产生巨大影响。

该光学设备的原理在于：系统中的每个节点都使用一定波长的光，这一技术被称为波分复用。来自各个节点的光会被送入该激光器，而且激光输出会被反馈回节点，创造出一个拥有非线性特征的反馈电路（见图 3-19）。关于这种非线性能模拟神经行为的程度，研究表明其输出在数学上等效为“连续时间递归神经网络（CTRNN）”，即神经网络的一种，这说明 CTRNN 的编程工具可以应用于更大的硅光子神经网络。

普林斯顿大学团队用一个拥有 49 个节点的硅光子神经网络来模拟某种微分方程的数

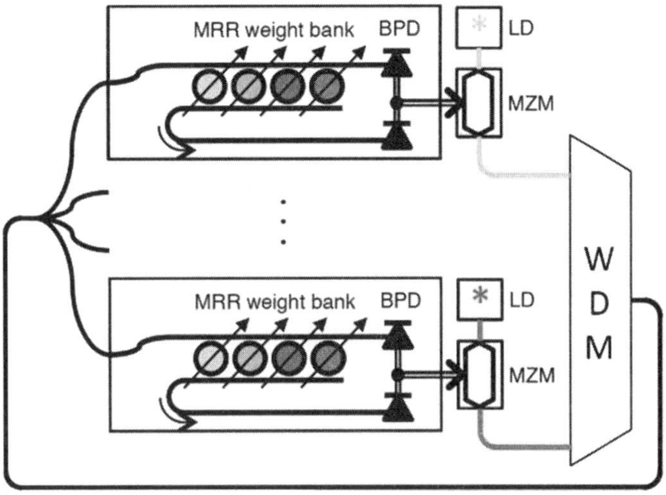

图 3-19　节点结构图

学问题，在完成一个实验性差分系统仿真任务时，计算速度比传统 CPU 快 1 960 倍。

研究人员表示，硅光子神经网络可能会成为更庞大的、可扩展信息处理的硅光子系统家族的“排头兵”。这将开启一个全新的光子计算产业。

3.1.2　开发人脑处理器

近年来，国外围绕模拟大脑信息处理机制等开展应用，开发了多种模仿人脑功能的处理器，提高信息处理与分析专业能力。具体应用包括：英国曼彻斯特大学开发 SpiNNaker 脑处理器，模仿人脑神经元实时发送信号的方式；欧盟启动 BrainScaleS 项目研发大规模并行类脑计算机；谷歌开发能够模拟人类大脑的人脑模拟器，可用于图像分析与识别；加拿大科学家制成具备初步自主能力的人造大脑模型，可用于智能分析与计算；美国国防高级研究计划局拟开发基于大脑皮层计算模型的人脑处理器，可用于复杂信号处理和数据分析；美国国防高级研究计划局研制能够模仿人脑的认知和推理能力的类脑图像处理器，可用于提高大数据处理能力。

（1）英国曼彻斯特大学开发 SpiNNaker 脑处理器

2005 年，英国曼彻斯特大学在欧洲自然科学基金资助下开始研制基于 100 万个 ARM 微处理器的支持脉冲神经网络的多核超级计算机脉冲神经网络架构（Spiking Neural Network architecture，SpiNNaker），模仿人脑神经元实时发送信号的方式（见图 3-20）。SpiNNaker 项目的参与单位包括南安普顿大学、剑桥大学和谢菲尔德大学，并得到来自政府的 500 万英镑经费资助。

SpiNNaker 利用数据包交换来模拟神经元之间的异步稀疏脉冲交换，可以在物理连接大大少于大脑的情况下，实现相同性能的信息交换。SpiNNaker 能够建模达到人脑 1%的比例，是首个人脑低功耗、大规模数字模型。未来，该系统作为一种可编程计算平台，可用于大规模体系性计算机系统的建模工作。

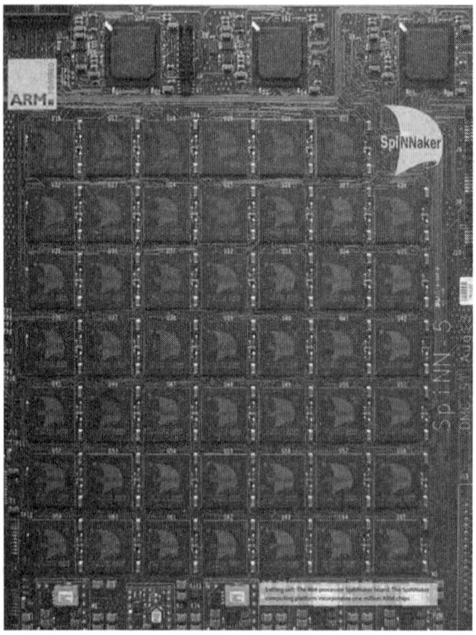

图 3 - 20　SpiNNaker 计算平台主板

（2）欧盟启动 BrainScaleS 项目研发大规模并行类脑计算机

2011 年，欧盟启动 BrainScaleS 项目，作为 FACETS 延续项目，研发大规模并行类脑计算机。

BrainScaleS 项目强调生物神经系统和神经形态计算之间的比较研究，微观层面研究神经元的信号处理特性及模拟电路实现，中观层面研究突触可塑性及数字电路实现。2015 年，该项目实现了在一块 8 英寸晶圆上集成 20 万个神经元和 5 000 万个突触（见图 3 - 21），晶圆内总线速度达每秒 1T 脉冲，晶圆间分布式通信速度为每秒 10G 脉冲。2016 年完成了 20 块晶圆、400 万个神经元和 10 亿个突触的神经形态计算系统，速度比生物系统快 1 万倍。

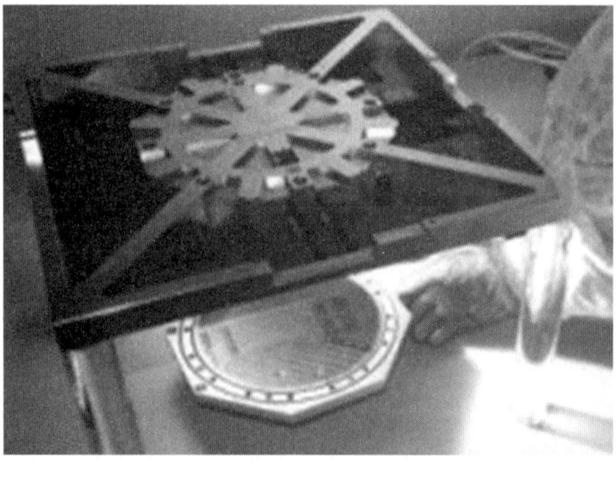

图 3 - 21　在 8 英寸晶圆上集成 5 000 万个人工突触

（3）谷歌开发用于图像分析与识别的人脑模拟器

2012 年，谷歌公司实验室的研究小组通过模拟人脑中相互连接、相互沟通、相互影响的“神经元”，由 1 000 台计算机、1.6 万个处理器、10 亿个内部节点相连接，形成一个“谷歌虚拟大脑”。

谷歌公司 Google X 实验室的一个由斯坦福大学计算机学家安德鲁·基恩（Andrew Keen）和美国工程院院士、谷歌高级研究员杰夫·迪恩（Jeff Dean）领导的研究小组通过 1.6 万片计算机处理器构建了一个全球最大的用于模拟人类大脑的人工神经网络。该人工神经网络含有超过 10 亿的神经连接点，具备图像分析能力。

该研究团队通过向该人工神经网络展示自 YouTube 上随机选取的 1 000 万段视频，考察其能够学到什么。结果显示，在无外界指令的自发条件下，该人工神经网络自主学会了识别猫的面孔。

识别的整个过程更像是对人脑的模拟，科学家们首先给该神经网络一个标准化、理想化的猫图像模型，然后由该神经网络自行学习总结“猫”的特征，然后再使用随机的图片来训练这个人工神经网络，从而达到增加识别率的目的，如图 3－22 所示。这一研究成果准确地证明了单个神经元通过在大脑内接受的训练，获得识别物体的能力。

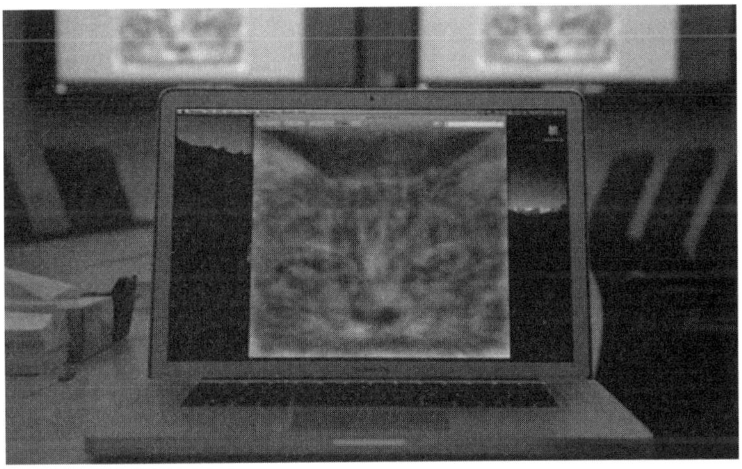

图 3－22　智能识别猫脸示意图

谷歌公司科学家表示，该研究项目已经转移出 Google X 实验室，转移到谷歌的商业搜索部门，该研究项目可能会被应用到改善谷歌的图像搜索、语音识别、智能翻译等项目中。

（4）加拿大滑铁卢大学推出具备初步自主能力的人造大脑模型 SPAUN

2012 年 12 月，加拿大滑铁卢大学的一个科学家小组称，他们已经研制出高度接近真实大脑的机能大脑模型——语义指针架构统一网络（Semantic Pointer Architecture Unified Network，SPAUN），并具备初步自主能力。

SPAUN 由 250 万个模拟神经元组成，其内部结构严格依照人类大脑的某些结构进行构建，包括前额皮质（VLPFC、DLPFC、OFC 部分）、基底核（basal ganglia）和丘脑

(thalamus)。其中应用的运算也完全基于生理学原理，包括脉冲电压和神经递质。

SPAUN 除了虚拟神经元外，还拥有一只 28×28 分辨率（784 像素）的电子眼和一条可以在纸上写画的机械臂。科学家们希望 SPAUN 系统可以像真正的大脑一样运作：电子眼接收的信号通过模拟丘脑区域处理后，数据存放在模拟神经元中，随后模拟基底核可以给出指令促使模拟皮质完成任务。所有这些计算结果都是通过精确的生理学模拟进行的，模仿电压尖脉冲和神经传递素。SPAUN 甚至模拟了人类大脑的局限性，努力存储更多短期记忆，而不是少量记忆，SPAUN 示意图如图 3-23 所示。

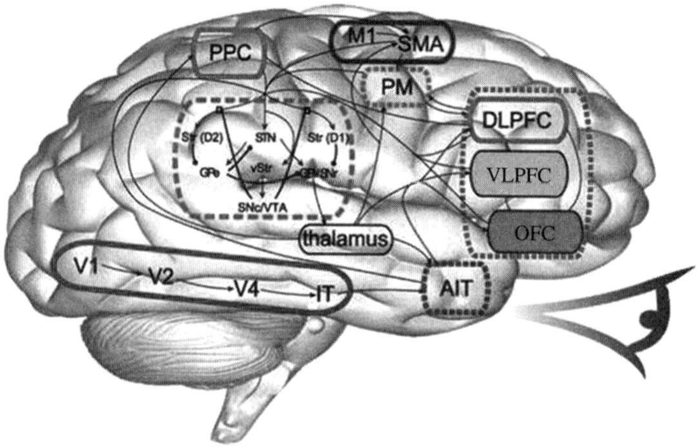

(a)

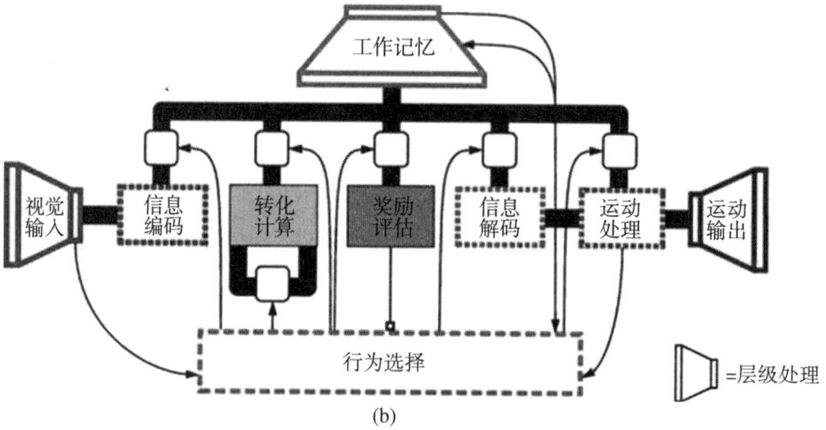

(b)

图 3-23　SPAUN 的解剖结构和功能结构（见彩插）

（a）SPAUN 的解剖结构展示了此系统相关的大脑结构和脑部连接。圆圈内为 GABA 能连接。方点虚线内为调节多巴胺能连接。相应图形与颜色与（b）中功能相对应。PPC，后顶叶皮层；M1，主要运动皮层；SMA，辅助运动区；PM，运动前皮层；VLPFC，腹外侧前额叶皮层；OFC，眼窝前额叶皮层；AIT，前颞皮层；Str，纹状体；vStr，腹侧纹状体；STN，丘脑底核；GPe，侧核；GPi，内苍白球体；SNr，黑质下网状部分；SNc，黑质致密部；VTA，腹侧被盖区；V2，次级视皮层；V4，外纹状皮层；（b）SPAUN 功能结构。黑色粗线表示皮层内部各部分交流过程；细线表示行为选择机制和皮层之间的交流。圆角框内表示行为选择机制可以利用行为变化调整次级系统的信息输入

SPAUN可以完成8项任务，包括对展示图案进行重复绘画、加法算数、简单的数列规律推理等。SPAUN的机械臂能绘制出它对视觉输入做出的反应，甚至能通过IQ测试的基本测试。测试期间，科学家给出一系列数字和字母，让SPAUN记入存储器，然后科学家亮出另一种字母或符号，作为指令，告诉SPAUN借助它的记忆力做什么，随后机械臂会描绘出任务输出。

研究人员表示，在SPAUN发展方面存在积极的趋势：从简单任务开始，然后把它们积聚起来，组合到一起，制成具有复杂功能性的模型。在未来，研究者希望SPAUN可以拥有学习的能力，即根据完成任务来自主重构神经元，进而具备完成新任务的能力，成为更接近人类大脑的模型。

（5）美国DAPRA公开征求信息拟开发用于复杂信号处理和数据分析的人脑处理器

2013年8月20日，美国国防高级研究计划局微系统技术办公室（MTO）向工业界和学术界征求关于脑皮层处理技术和应用的相关信息（DARPA-SN-13-46），试图用先进计算模仿人类大脑功能，发展基于分层暂存记忆（HTM）大脑皮层处理器，以支持美国国防高级研究计划局制定信号处理和数据分析领域的新发展计划。

目前的计算方法几乎都是计算密集型的，包括机器学习、贝叶斯技术以及图像知识结构，都提供了解决该问题的部分性方案，但只能从不太大的数据中提取有限的空间结构，缺乏更具效率地分析更大、更复杂数据集的能力。为了加以替代，DARPA正在寻求高性能、低能耗的新方法。

美国国防研究计划局研究人员表示，大脑皮层计算模型应能耐受不完整的数据并能大规模并行处理，极具能量效率和可扩展性。该模型也应具有最低限度的计算精确度需求，并能以超高密度和低能耗方式实现。

该计划尽管本质上并不是神经科学计划，但严重依赖于从大脑皮层计算神经科学获取到的多种神经模型。对于该计划，美国国防高级研究计划局正在寻求4个方面的信息：算法、硬件、系统和应用。其中，算法方面应能做概率性的逻辑计算，并使用学习技术逐渐改善系统能力；硬件方面将涉及受大脑皮层模型启发的大规模并行、自适应、概率算法，大脑皮层模型能高效映射到简单、低功耗的硬件上；系统部分将实现复杂的关键任务应用；应用部分将包括视觉和图像系统、传感器融合、机器人控制以及其他复杂的信号处理应用。

（6）美国DAPRA委托密歇根大学研究用于提高大数据处理能力的类脑图像处理器

2013年8月，美国国防高级研究计划局授予美国密歇根大学570万美元合同，开展“传感与分析稀疏自适应局部学习”项目研究，开发一种处理速度比目前图像处理器快1 000倍，而功耗仅为其万分之一的类脑图像处理器。

新型类脑图像处理器将模仿人脑的认知和推理能力，建立由硬件电路实现的人工神经网络结构，以实现接近人脑的图像处理能力。

类脑图像处理器的内部神经网络由常规互补金属氧化物半导体（CMOS）器件和忆阻器构成。其中，常规CMOS器件搭建的电路发挥“神经元”作用；忆阻器是一种具有记忆功能的非线性电阻，具备存储和逻辑功能，可以发挥突触的作用，用于搭建“神经元”之间可重新配置的连接，使人工神经网络能够根据输入数据调整“神经元”之间的连接强度，形成认知能力。

密歇根大学将在未来 4 年内，分两个阶段研制类脑图像处理器。第一阶段为期 30 个月，将研制能提取图像特征的原型处理器；第二阶段为期 18 个月，将添加分类器，使图像处理器不但能提取图像特征，而且可以根据特征组合判别特定目标，如区分美制 F－15 战机与俄制米格战机。

（7）IBM 公司利用 TrueNorth 芯片构建“电子大脑”

2015 年，IBM 公司利用 48 块 TrueNorth 试验芯片构建了一个“电子大脑”（见图 3－24），每一块芯片都可以模拟大脑的一个基本构件，该试验系统可以模拟 4 800 万个神经细胞，基本可以与小型啮齿动物大脑的神经细胞数齐平。

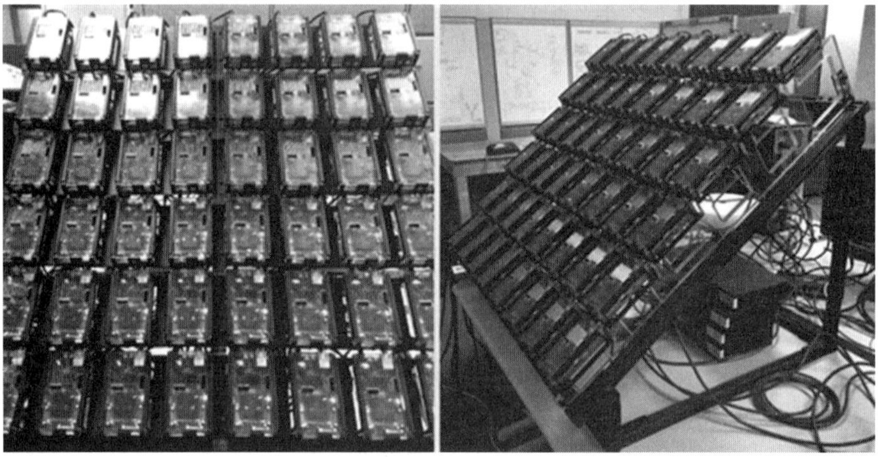

图 3－24 IBM 公司基于 TrueNorth 芯片的电子大脑

3.1.3 开发智能战场机器人

开发支持人类机能的机器人系统是“仿脑”应用的重要方面，国外在这方面开展了诸多工作，应用脑科学技术开发了各类智能化装备，最典型的是战场机器人。例如，美国大力发展人形智能机器人；印度通过利用认知、人机互动等技术来发展高级智能机器人系统。

（1）美国发展人型智能机器人

人形机器人是复杂程度最高的军用地面仿生机器人。2013 年 7 月，波士顿动力公司展示了“阿特拉斯”人形机器人样机，是美国国防部第一款机器人士兵技术开发和验证平台，体形和大小与人体相近，重 150 kg、高 1.88 m、躯干厚 0.56 m、肩宽 0.76 m，初步具备大步行走、单腿站立、跳跃、躲避障碍物等自主能力，如图 3－25 所示。

“阿特拉斯”人形机器人由 480 V 三相电源提供动力，功率 15 kW。全身装有 28 个闭环控制位置与力量的液压驱动关节、实时控制计算机、液压泵和热管理系统；头部传感器

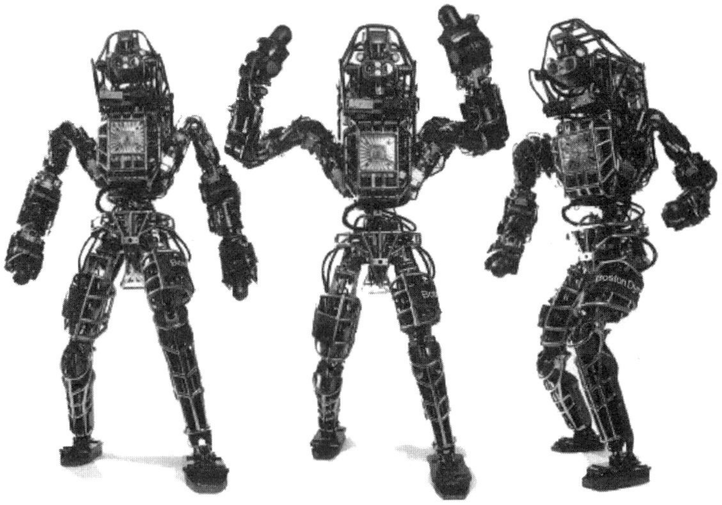

图 3-25　“阿特拉斯”人形机器人

组件采用感觉算法，包括激光雷达、立体传感器和专用传感器；腕部可以模块化换装不同功能的机械手；采用软路由应用程序编程接口，可接入 10 Gbit/s 的光纤以太网。

波士顿动力公司公布的相关视频显示，“阿特拉斯”人形机器人在传送带上大步前进时，能躲开传送带上突然出现的木板；从高处跳下时能稳稳落地，还能两腿叉开行走以避开陷阱，并能跑步上楼梯；单腿站立时，被从侧面袭来的球撞击后不会摔倒。

机器人士兵的研发代表着军用仿生和智能化技术的一个重要方向。未来机器人士兵可能用于代替真人士兵执行侦察监视、火力打击、机动突击等任务，或进入士兵不能到达的区域执行任务。在自主技术、互操作技术发展的推动下，机器人士兵可能会成为世界范围内地面无人系统技术的一个重要发展方向。

（2）印度计划利用认知、人机互动等技术研发高级智能机器人士兵

为了提高印度部队的无人作战能力，2012 年，印度国防研究与发展组织（DRDO）启动了名为“高级智能机器人”的研发项目。根据项目计划，研发出来的机器人将具备“高级智能”，作战时能够分辨敌人和朋友。这种机器人将被部署在“困难的战争区域”，比如印度和巴基斯坦的控制线一带，以帮助减少士兵伤亡。

印度国防研究与发展组织已把“高级智能机器人”列为重点优先项目，其智能程度将比目前人类发明的任何一种机器人都要高。这将是一个全新的项目，印度许多实验室都已经投入研发工作。在项目最初阶段，机器人士兵需要在人类控制下辨别敌友，但随着研发的推进，机器人士兵将在前线作战，而人类士兵将会成为机器人的协助者。

“高级智能机器人”计划在执行拆弹或高辐射区域任务的基础上更进一步，通过配备多种智能和通讯技术，例如目前已经开发的人工神经网络，用于和战友联络以及识别敌人。一旦识别出对方是人类，它将利用自己的逻辑系统来判断对方是敌是友。印度方面表示，由于该项目依靠微型通讯、材料、认知技术、自主以及人机互动等技术的支持，因此在 10 年内还无法实现。

3.1.4 开发认知计算技术

国外以未来潜在军事应用为牵引，围绕大脑认知功能，积极推进认知计算技术的发展。例如，美国通过实施自学习电子攻击技术、自主学习型个人助理（PAL）技术、认知无线电台技术、基于认知的协作决策感知“认知模型”、基于脑电波识别和认知算法的战场威胁探测技术等前沿研究项目，大力推进认知计算技术的开发，推进认知计算在武器装备领域的应用。

认知计算是一种模拟人的认知、智能和解决问题方式的计算机技术。认知系统与传统的计算方法相比有许多重要优点。随着认知计算技术的深入和大范围应用，将促进武器装备信息系统进入新的发展时代。国外军事强国多年来一直在进行认知系统的研究，这一技术领域也是美国国防高级研究计划局的重点研究领域之一，通过设立多个应用研究项目来推进认知计算技术在军事装备中的应用。

（1）探索自学习电子攻击技术，推进车载电子战系统和无人机的发展

美国国防高级研究计划局于 2010 年 7 月初发布了“自适应电子战行为学习”项目招标要求，寻求开发在战术行动允许的时间范围内对抗自适应无线通信威胁的技术，开发能自动学习并干扰战场上新的无线通信威胁的网络化电子攻击系统。

该项目方案面临着 3 项关键技术难题：探测和标识新威胁；通过学习能有效地干扰威胁；在战场上精确评估电子攻击的效果。开发解决上述技术难题的闭环系统需要采用模块化技术，至少应包括 3 个模块：探测与标识模块；干扰波形优化模块；战场损伤评估模块。探测与标识模块利用算法和技术在很宽的频带内和杂乱的战术射频环境中探测新威胁的存在并确定其特性。干扰波形优化模块利用的方法和技术能自动合成能有效对付探测到的通信威胁的对抗措施，其中最为重要的是机器学习算法。该算法利用从被动信号特性以及有源主动探测和学习获得的信息自动合成精确的干扰。战场损伤评估模块要求发展能在战场上精确评估干扰效果的算法和技术。

该项目的关键需求包括：能以自动和人在回路的方式操作；采用开放的软件结构，可以快速插入、修改和去除软件功能；能同时干扰多个威胁；能在单节点和分布式多节点环境下使用。

该项目计划分阶段进行。第一阶段持续 15 个月，重点是系统设计和算法开发；第二阶段为期 18 个月，重点是实时执行第一阶段的设计；第三阶段持续 18 个月，重点是生产出网格化原型电子干扰系统。

采用自适应电子战行为学习技术的电子干扰装备以自动和人在回路的方式操作，能同时干扰多个威胁，能在单节点和分布式多节点环境下使用，这将显著地提高军队的电子战能力，改变过去在电子威胁下的被动作战方式。

（2）探索自主学习型个人助理（PAL）技术，推进美国陆军的未来指挥所系统的发展

该项目技术集 20 世纪 80 年代以来认知系统技术在机器学习、推理、认知、多模式交互作用以及处理器、存储器、传感器和网络技术进步之大成，试图解决认知系统的普遍应

用问题。利用该技术开发的自主学习型软件系统不需要不断的编程便可适应不断变化的态势。

该项目包含 2 个独立的子项目：自主学习与组织型认知助理项目、分布自适应推理思考体项目，主要发展 3 个方面的能力：信息管理、任务管理与执行和辅助会议。

该项目采用的具有认知能力的计算机系统具备推理能力，能够从经验中学习，理解需要完成的任务，对正在做的事情进行解释，总结过去的经验，做出鲁棒的响应，将从根本上改变计算机系统的工作方式。利用自主学习型个人助理技术开发的多种认知系统，将使军事行动发生广泛的改变，使各个级别的军事决策更有效率和成效。

(3) 开发认知无线电台技术，提高网络通信能力

科巴姆传感器系统公司利用认知无线电台技术开发了“后天无线网络”认知袖珍无线电台样机，美国国防部对交付的 100 台样机进行了野外评估。

认知无线电台技术通过调节认知无线电台组成网络的拓扑和节点运行模式，减少了对节点性能的需求，特别是在物理层和链路层的需求，可大幅降低电台费用。利用容断网络技术，网络节点能在链路中断时暂时存储报文分组。在传统 IP 网络只能提供不到 10％的业务量情况下，认知电台网络能完成 100％的业务量。与传统的通过文件名检索信息不同，认知电台网络使用了基于内容的访问技术，支持用户方便快捷访问网络并搜集信息。

认知无线电台的认知能力增强了功率管理和波束形成能力，以及在 900 MHz～6 GHz 频谱内的动态频谱管理。利用“后天无线网络”动态频谱访问软件，电台能探测频谱的使用与空闲状态，进而具备动态利用空闲频谱和自动从正在使用的频率转移的能力，能够实现基于通信能力和业务量优化网络拓扑。

(4) 开发基于认知的协作决策感知“认知模型”，提高机器人自主能力

为了应对机器人自主智能技术的挑战，美国 Aptima 公司为国防高级研究计划局国防科学办公室和美国陆军研究实验室的认知机器人团队开发出了一种基于认知的协作决策感知“认知模型”，目的是能使机器人在异常情况下更智能化地与人类共同工作。

作为一个自主化的系统，“认知模型”结合了人类“自上而下”和原机器人“自下而上”的认知过程，使机器人的优点达到最大化。它通过类似于人类大脑中视觉感知机制的方式将感官输入与抽象模式进行匹配，让机器人和人类共享各自生成的丰富情境模型。

“认知模型”的独特之处是其架构借用了人类的感知神经学，使其配备的高水平知识实现与低水平传感器数据相结合，保证它可以尽可能像人类一样进行识别。当出现与机器人知识不匹配、不容易进行判定的情况时，该系统能像感知思维一样为机器人整合现有的概念生成新的知识。机器人实现网络连接后，操作人员可以调整它对物体、人和环境的分类，提高从感官数据中获得高水平知识的能力。

(5) 发展基于脑电波识别和认知算法的战场威胁探测技术，提升目标探测能力

为了改善单兵作战目标探测技术装备探测威胁概率低（失败率甚至超过 47％）的现状，美国国防高级研究计划局在 2008 年启动了“认知技术威胁告警系统”（CT2WS）项目，综合利用人类脑电波、改进型传感器和认知算法，发展单兵便携式视觉威胁探测设

备，提升士兵对周围环境的探测感知能力，减小战场防区外威胁探测的伤亡。

该项目已经成功开发出一套技术装备。由 3 个部分组成：一台安装在三脚架上的 1.2 亿像素光电摄像机，其视场为 120°；能在便携式计算机或其他更强大计算机上运行的认知视觉处理算法；一个脑电图（EEG）感知帽，能够监控操作者的脑电信号，并在操作者探测到某个威胁时予以记录。

CT2WS 的原理基础是：当一个人即使没有有意识地去感知活动或者意外存在的事物，其大脑也会探测到这些异常，并产生 P300 脑电波——一种对刺激进行评估或分类活动的脑信号。通过改进用来捕获图像和过滤结果的传感器，一个戴着 EEG 帽子的人可以很快地检测这些已过滤的图像集，并使得人脑自然的威胁探测能力充分发挥作用。当以每秒大约 10 帧图像的平均检测速度显示时，人脑信号还是能够指示计算机哪些图像是重要的。

CT2WS 提高探测能力得益于两个方面：一是利用 EEG 帽子的功能来提高图像选择准确率；二是利用认知算法探测出看似不重要但实际上提示威胁或目标存在的事件。在对整套 CT2WS 组件（不包括雷达）进行的试验中，传感器和认知算法每小时产生 810 个虚警，而在引入 EEG 帽子功能后，在每小时探测到的 2 304 个威胁/目标事件中，虚警只有 5 个，对目标的识别率达到了 91%，而且还将士兵的视场扩大到了 120°。该装备与商用雷达集成后，目标探测率可达 100%。对 CT2WS 进行的外场试验分别在亚利桑那州尤马靶场的沙漠地带、夏威夷的热带环境和加利福尼亚州的开阔地带开展。此外，还在弗吉尼亚州的贝尔沃堡为美陆军官员进行了一次最终演示。

参与开发 CT2WS 的机构包括美国 HRL 实验室、先进脑监控公司、量子应用科学与研究公司和加州圣迭戈大学。

3.2 “脑控”应用

“脑控”应用是脑科学应用的热点，也是商业化应用水平最高的领域。目前，不仅推出了商业性脑机接口设备，还在文体娱乐、医疗器械、交通运输、航空航天等领域开展了初步应用。

3.2.1 开发商业化脑机接口专用设备

基于各类行业性应用，国内外有关企业开发了面向不同用户群的商业化脑机接口专用设备，有的甚至形成了基于产品的较为成熟的产业链。可以预见，未来该领域将成为前景广阔、飞速发展的新兴产业之一。

（1）美国神念科技（NeuroSky）公司推出专为行业级应用设计的脑电波耳机——MindWave

MindWave 是 NeuroSky 公司针对行业应用和开发者的一款产品（见图 3-26），售价不足 100 美元。它可安全捕捉脑电波并输出脑电功率谱，不同的脑波模式会发出不同振幅和频率的脑电波。例如，当脑波位于 12～30 Hz 之间时，即 Beta 波，表示大脑正处于专注状态。当脑波在 8～12 Hz 时，即 Alpha 波，表明大脑正处于平静放松的状态。整个设备由头箍、耳夹以及传感头组成，耳夹内装有参比电极和接地电极，脑电图电极位于传感头内。另外还内置了一节 AAA 电池，可续航 8 小时。

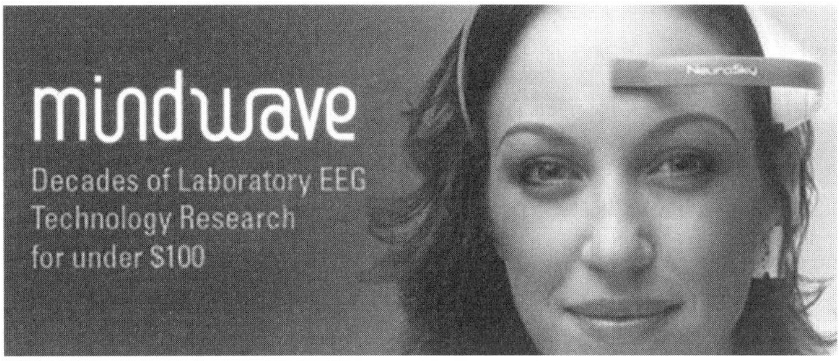

图 3-26　MindWave 脑机接口

除产品本身外，该公司还推出了 NeuroSky App Store 以及 NeuroSky Research Tools，前者包括了与第三方开发者共同开发的超过 100 款 MindWave 相关应用；后者包括 NeuroView 和 NeuroSky Lab 两款应用（售价 499 美元），旨在帮助理解脑电信号的行为。此外，该公司还生产芯片提供给其他脑机接口公司使用，包括可直接用于可穿戴设备的全球最小 ECG（心电图）芯片 BMD 101 和可用于监测睡眠、VR 等领域的 EEG 模块 TGAM。

目前，许多开发者、院校、实验室和行业应用都采用该款 MindWave 产品，基于该产品的脑波行业生态链系统已经初具规模。

(2) 加拿大多伦多的初创企业 Interaxon 公司开发了结构最为紧凑的脑电波穿戴产品——Interaxon Muse

Muse 是 Interaxon 在众筹平台 Indiegogo 的项目，筹得 30 万美元的佳绩，2013 年 8 月获得了 600 万美元的 A 轮融资。

Muse 的外形可以说是最为简洁紧凑的脑电波产品（见图 3-27）。配备 6 个传感器，

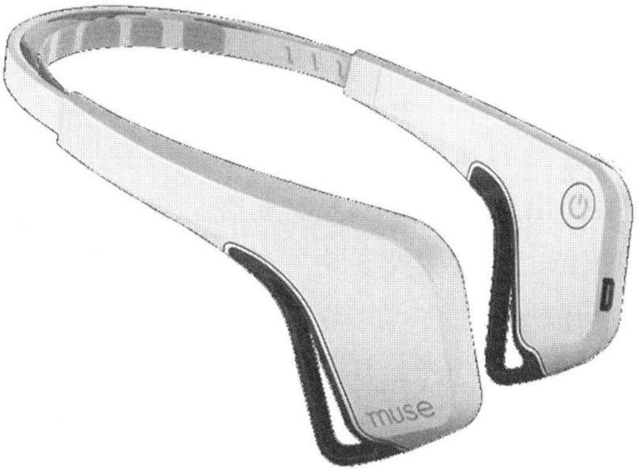

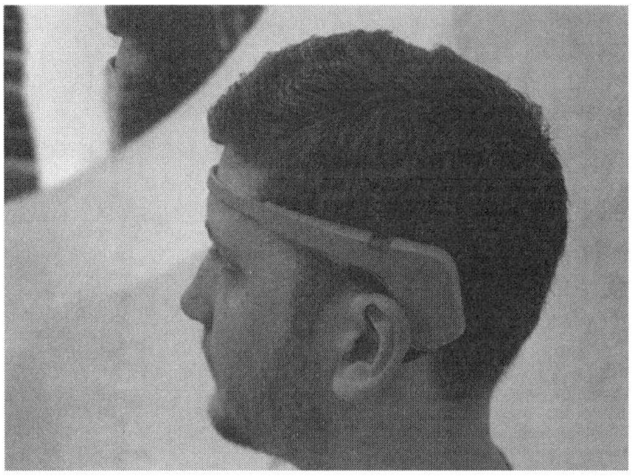

图 3-27　Muse 外形

通过蓝牙连接到终端设备。目前，Muse 已经有一款叫 Calm 的 App 帮助用户进入大脑放松状态，鼓励更多开发者参与拓展更多应用。Interaxon Muse 不兼容其他厂商的 App，致力于构建该公司自己的开发者生态体系。2014 年 Muse 预售价格为 270 美元（约合人民币 1 600元）。

（3）我国深圳市宏智力科技有限公司开发了应用丰富的脑电波产品——BrainLink

BrainLink 是国内首个民用化的脑波穿戴式产品，采用了可拆卸设计，将传感器支架和核心处理模块分离，增加了支架配件的灵活度，比如可以将核心模块接入瑜伽软带或运动帽等头戴服饰，配合不同头型，优化佩戴舒适度，适应更多的使用场景（见图 3 - 28）。同时，产品还配备一个 EmoLight 智能感应灯，该产品能判断佩戴者不同的大脑状态进而显示不同颜色的灯光。

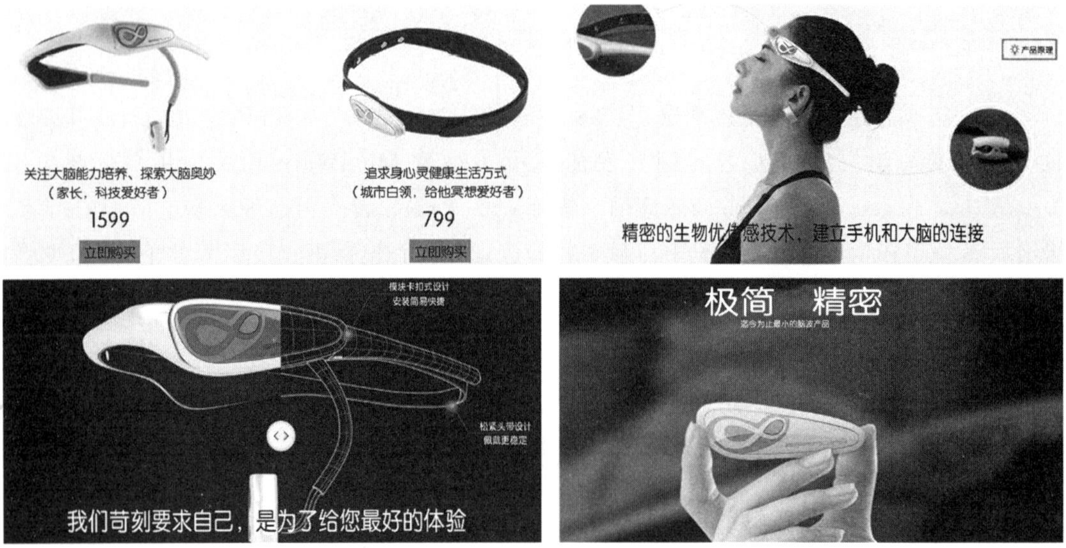

图 3 - 28　BrainLink 脑机接口

BrainLink 选择融入现成的开发者生态体系的策略，可以兼容 NeuroSky 公司的大部分 App，同时官方网站还提供了 20 多款应用，包括儿童注意力提升和城市白领放松减压等。

（4）美国 Emotiv 公司开发了针对专业游戏玩家的脑波产品 Emotiv Epoc

Emotiv Epoc 是一款基于 PC 平台为专业玩家打造的脑波产品。其传感器的数目较多（14 个检测电极和 2 个参考电极），优点是可以探测出更多脑波信号，实现更多的操控方式，例如前、后、左、右等。该产品曾获得过德国红点设计大奖。由于传感器设置过多导致佩戴难度增加，而且每次使用都要经过一个对用户脑波识别的过程，使用过程比较繁琐。目前，Emotiv 公司针对 Epoc 的市场定位策略发生了变化，从一开始专业玩家转变为残疾人康复等科研方向，并开展了产品升级，推出了 EPOC＋（售价 799 美元，见图 3 - 29）。此外，Emotiv 还向第三方开发者提拱了 SDK。在第三方应用的配合下，用户可以用脑电波发出指令控制其他设备。

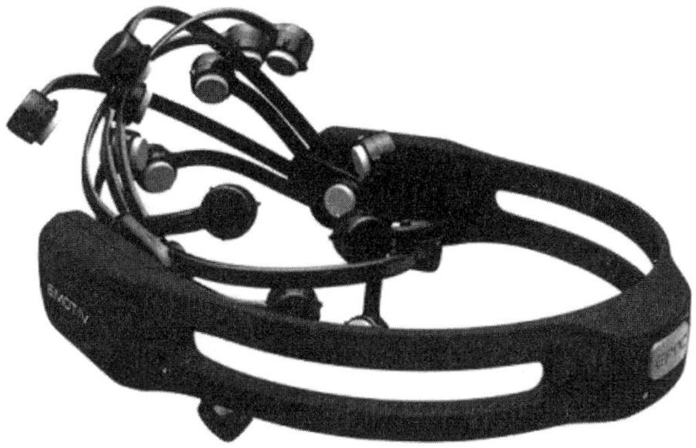

图 3－29　Emotiv Epoc＋（14 通道无线 EEG 设备）

继 Emotiv Epoc/Epoc＋之后，Emotiv 公司在 2015 年推出了新一代脑波产品 Emotiv Insight（见图 3－30），通过简化设计、减少传感器数目（5 个检测传感器和 2 个参考电极），实现目标人群大众化（售价 299 美元）。Insight 是一款众筹产品，在 Kickstarter 上创下 60 万美元的成绩。残障人士可用它来控制轮椅、驾驶汽车、创作音乐、控制飞行器、游戏等。

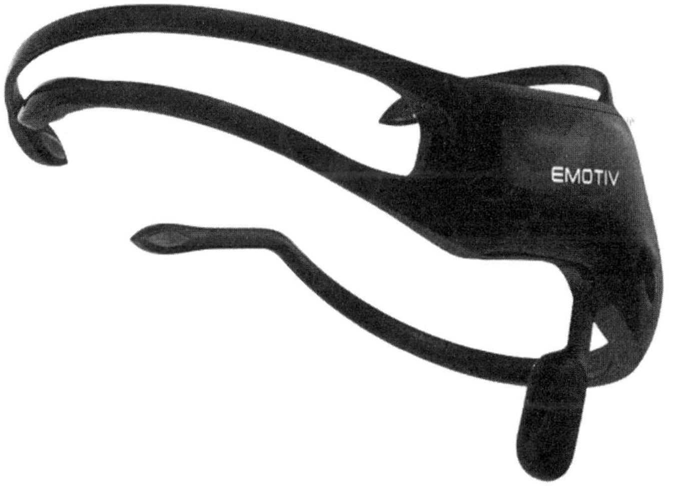

图 3－30　Emotiv Insight（5 通道无线 EEG 设备）

（5）美国 BrainCo 公司开发面向教育领域的非侵入式脑机接口产品 Focus 1

BrainCo 公司由哈佛大学脑科学中心科学家和 MIT 工程师联合组成。该公司在 CES 2017 消费电子展推出了名为 Lucy 和 Focus 1 的两款非侵入式产品系列。Lucy 可用来控制智能玩具、无人机、智能家居产品等。而主打教育市场的 Focus 1 则分为 Focus EDU 和 Focus Family 两个版本，Focus EDU 用于在课堂上便于老师实时监控学生的注意力程度（见图 3－31），以便调整教学方式。Focus Family 则在家庭内使用，并配有名为 Focus Oasis 的手机 App，在查看实时监控数据的同时，也提供可提高注意力的小游戏。

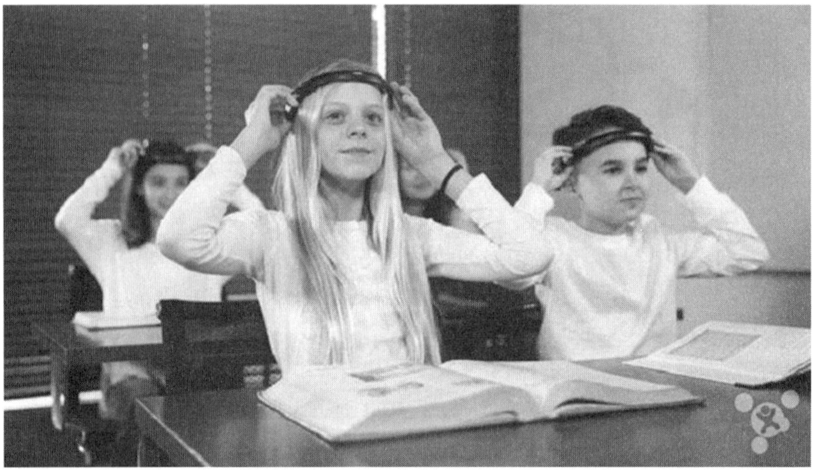

图 3-31　Focus EDU 脑机接口产品

3.2.2　开发脑控型文体娱乐产品

文体娱乐领域是“脑控”应用面较广、最容易切入和实现的领域，产品成熟度相对较高。业界不仅开发了脑控型的电脑游戏、娱乐产品，还将脑机接口技术应用于体育训练领域。

(1) 电脑游戏软件领域“脑控”应用

在脑控游戏软件领域，美国 IBVA 公司开发了“飞车”游戏软件，玩家通过大脑控制车辆的行驶速度（见图 3-32）。美国 Sauaalito 公司开发了“滑雪”游戏软件，玩家只需思考“向左”或“向右”，就能成功地控制显示屏上滑雪运动员的滑雪过程。该公司还推出了一种指套式视频游戏控制器——“脑驱动器”，售价不到 200 美元。当把“指套”套在手指上时，通过人体的皮肤就能识读来自大脑的各种脑波信号，包括信号的振

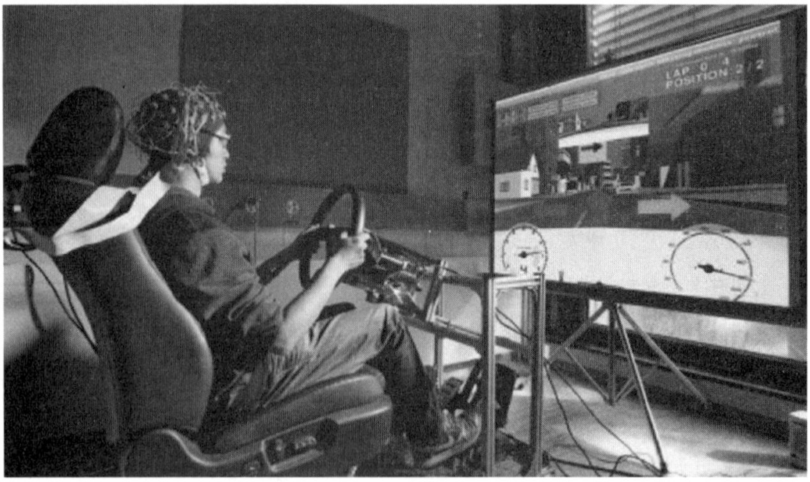

图 3-32　“脑控”游戏软件示意图

幅、速度、衰减和速率变化。英国 Jedi Mind 公司为其开发的一款角色扮演游戏《Master Mind》配备了意念控制装置（售价 99.99 美元），允许玩家在游戏中用意念控制角色进行前进、后退、格斗、射击以及游戏设定的其他可行动作，只要玩家思考与所需动作相关的命令即可。游戏控制装置除软件外，还包含一个无线耳机，该耳机可读取玩家脑电波，并将数据通过无线发送到计算机 USB 接收机以控制鼠标移动，进而实现用意念玩游戏。

2016 年 10 月，世界第一届 Cybathlon 半机械人运动会在瑞士苏黎世正式拉开帷幕，来自 21 个国家、一共 50 支队伍的残疾人运动员在辅助设备的帮助下参加比赛。赛事共分为 6 个比赛项目：动力假肢竞赛（上肢和下肢）、外骨骼驱动竞赛、功能性电刺激自行车赛、轮椅竞赛、脑机交互竞赛。每只参赛队伍包括一名参赛选手（被称为驾驶员）、科学家以及设备提供商。举办此次比赛的目的是鼓励工程师和科学家为残疾人制造出更好的辅助工具。其中，脑机交互比赛是本次比赛最炫酷的项目，同时也是最具挑战性的项目。四肢瘫痪的驾驶员将利用脑机接口装置进行电脑游戏比赛（见图 3－33）。在电脑屏幕上，驾驶员只能通过脑电波控制一个游戏角色，通过不同大脑指令来完成不同的挑战。

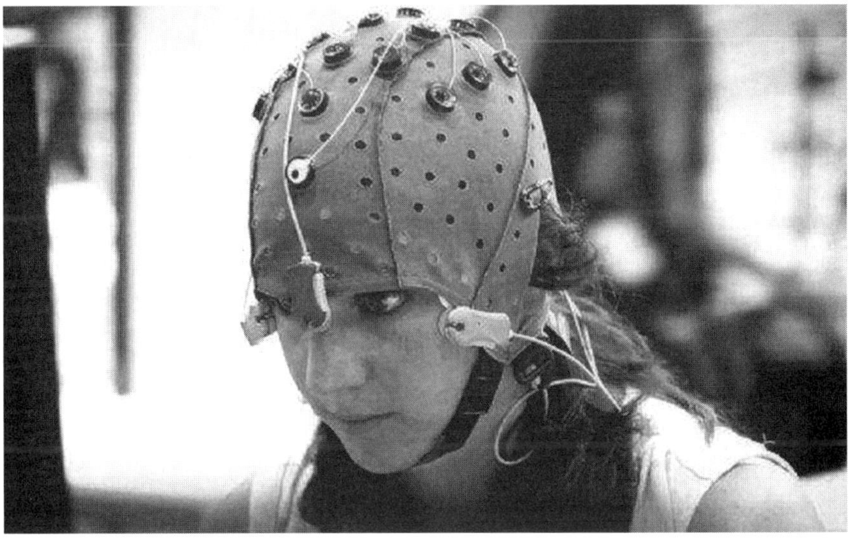

图 3－33　脑机交互比赛

（2）日本公司开发与心情关联的娱乐产品

2012 年，日本 Neurowear 公司和美国 NeuroSky 公司共同合作开发了一款名为 Neocomimi“心情猫耳”的脑电波产品（见图 3－34），该产品以女性和 Cosplay 爱好者为目标市场。只要戴在头顶上，头上的脑电波传感器就会探测并自动分析佩戴者的脑电波，并随着佩戴者情绪起伏，做出相对应的表示性动作。例如集中注意力时，则会竖起来；身心疲倦时，则会平躺着。虽然在互动上比较单一，但是由于极其萌的造型、新颖的概念，加上较为低廉的价格（合约人民币 300 元），深受目标人群喜爱。

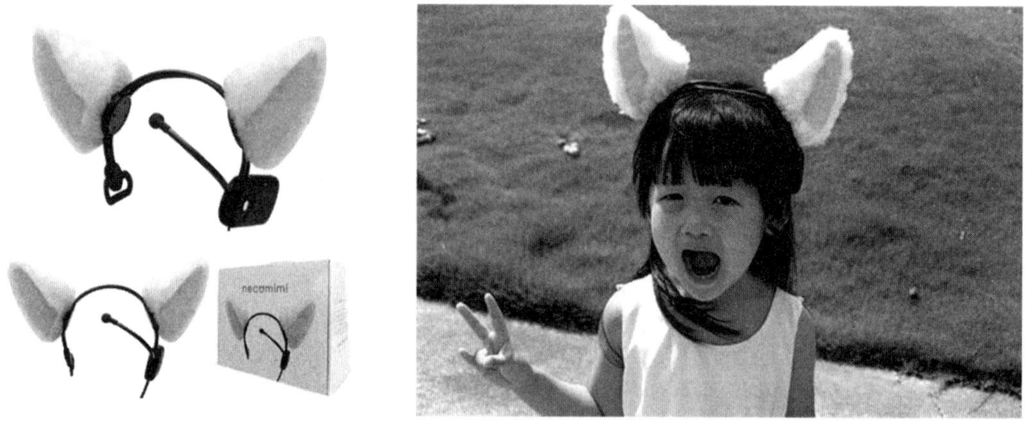

necomimi含有三个感测点：一个位于前额，两个置于耳朵上，这三个感测点都必须紧贴皮肤，才能确保necomimi正常工作。

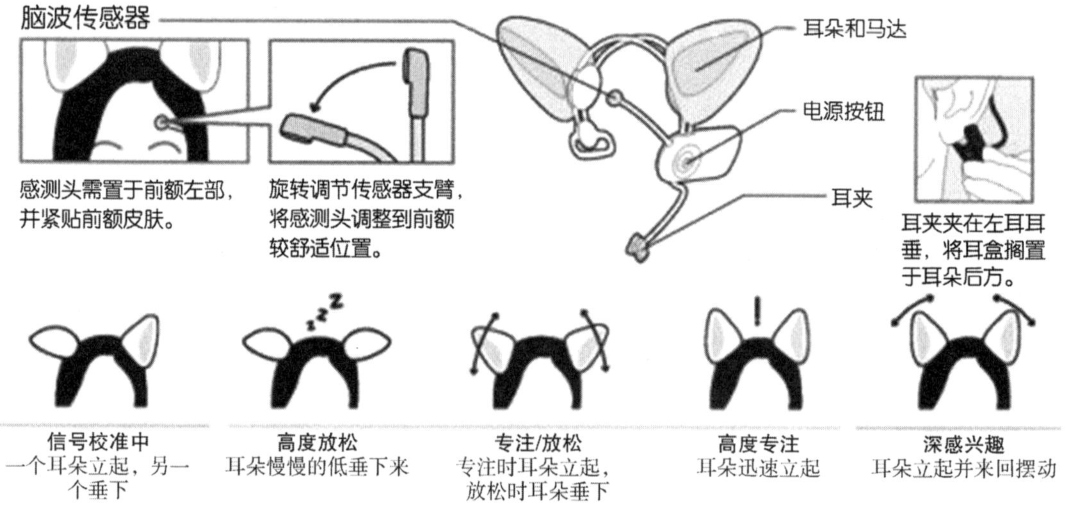

图 3 - 34　Neocomimi“心情猫耳”

(3) 全球最大玩具厂商推出脑控玩具

在 2009 年的美国消费电子展（CES）上，全球最大的玩具厂商美泰（Mattel）公司运用 NeuroSky 公司的脑电波生物传感器技术推出了脑控型玩具 MindFlex（见图 3 - 35）。游戏时，玩家佩戴脑波耳机，通过置于前额的传感器检测出脑波并经过信号的分析及解读完成对小球的控制。玩家越专注，小球就漂浮越高，放松后，小球的高度就会降低下来。利用辅助的手动控制设备，玩家可以控制小球穿越各种障碍。MindFlex 在推出短短 5 周后，第一批产品便销售一空，卓越的市场表现使其被亚马逊评为“2009 年圣诞节玩具采购清单第一名”，被美国《大众科学》评为 2010 年最值得拥有的科学玩具。推出至今，MindFlex 在欧美市场已经售出超过 100 万套，并被《时代》杂志评为人类历史上最伟大的 100 款玩具之一。2011 年，美泰公司推出第二代 MindFlex，并获得了美国 2011 玩具展最佳儿童玩具奖。新一代 MindFlex 运用同样的工作原理，但是新增了双人对抗比赛功能（见图 3 - 36），增加了趣味性。

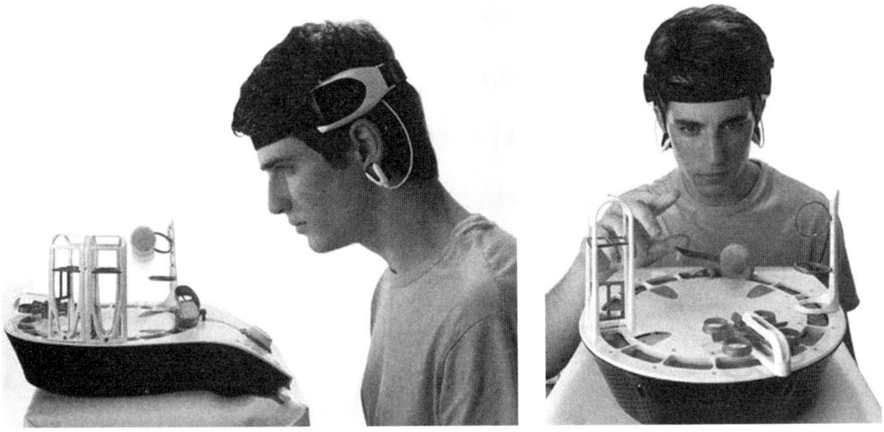

图 3－35　MindFlex（单人版售价 48.86 美元）

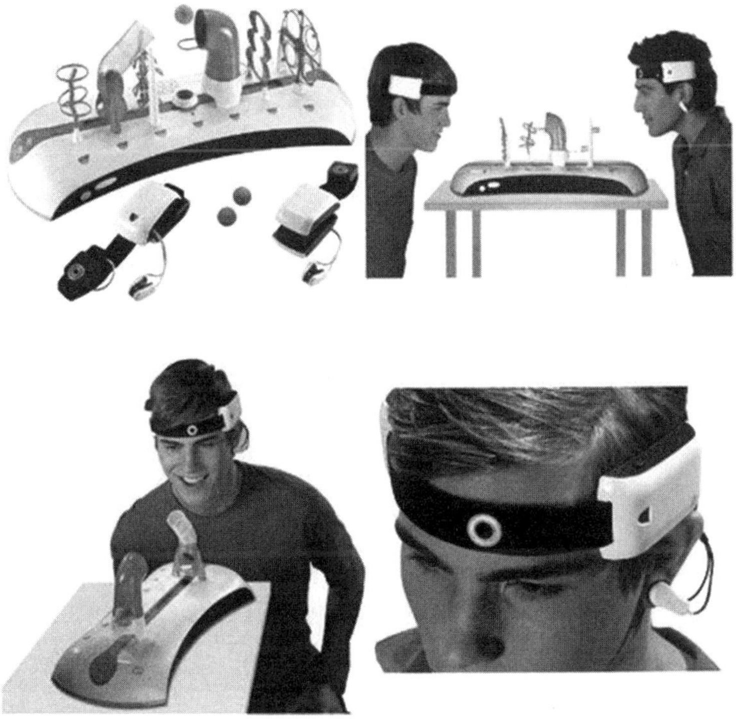

图 3－36　MindFlex（双人对战版售价 34.78 美元）

（4）海尔开发全球首款脑电波控制智能电视

这款电视配备了 NeuroSky 公司脑波监测耳机——MindReader（见图 3－37），并且内置了多款脑波控制游戏（见图 3－38），大大增加了电视的趣味性。MindReader 脑波耳机可以检测到使用者的脑电波信号，不同的脑波模式代表用户处于不同的思维状态，MindReader 可识别出用户所处的状态并将其转化成电视可以识别的数字信号。使用者只要转念一想，便可以实现换台，控制音量。目前该产品仍处于原型机阶段。

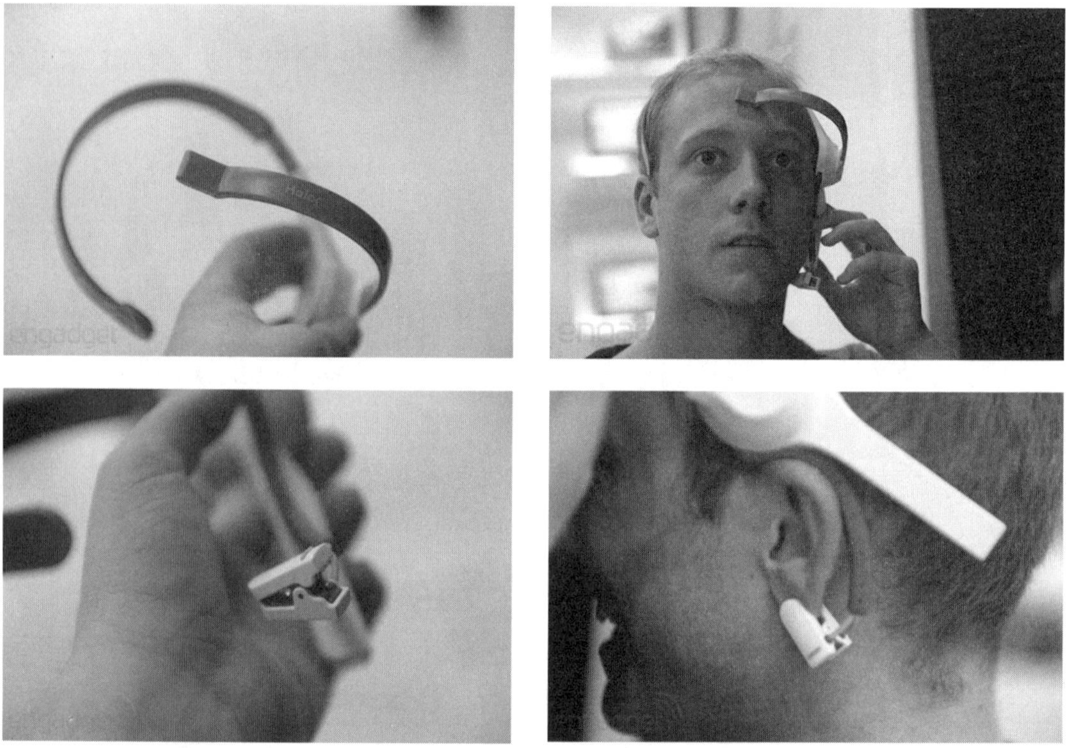

图 3－37　MindReader 脑波耳机（耳机左侧有一个夹子，使用时必须夹住耳垂）

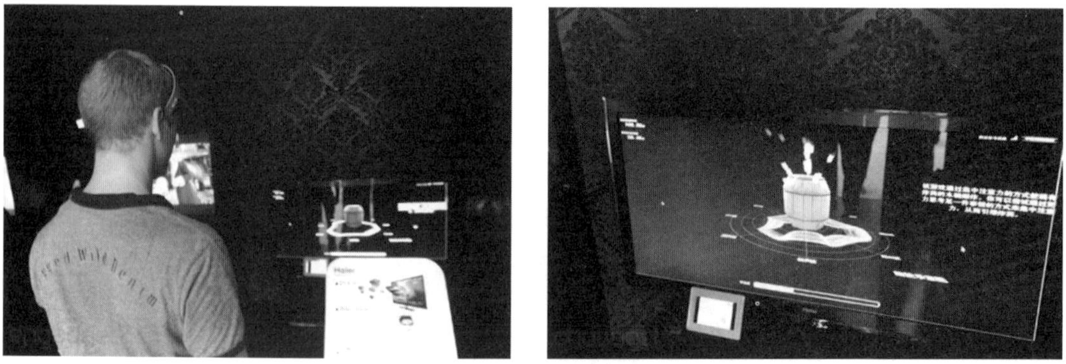

图 3－38　用户集中注意力可将屏幕中的桶形物爆炸引爆

（5）杭州回车电子科技有限公司研发基于 Kether 脑波仪的意念赛车

Kether 脑波仪可以采集用户的脑电波，分析处理后将其传输至控制器中，用户可以通过注意力控制赛车的启停与速度。Kether 脑波仪是单电极脑波采集设备，其上面不仅带有世界先进的脑波处理芯片，还带有高精度陀螺仪，可以通过蓝牙输出头部位置、用户注意力、放松度、原始脑波等参数。开发者可以根据杭州回车电子科技有限公司提供的各平台的 SDK 进行二次开发，比如开发出可以头部转动控制位置、注意力控制高度的飞行器。

Kether 意念赛车主要用作儿童娱乐产品（见图 3－39），在保证极强娱乐性的同时间接提高儿童的注意力，该产品已在全国 10 多个城市中通过门店和代理商销售。

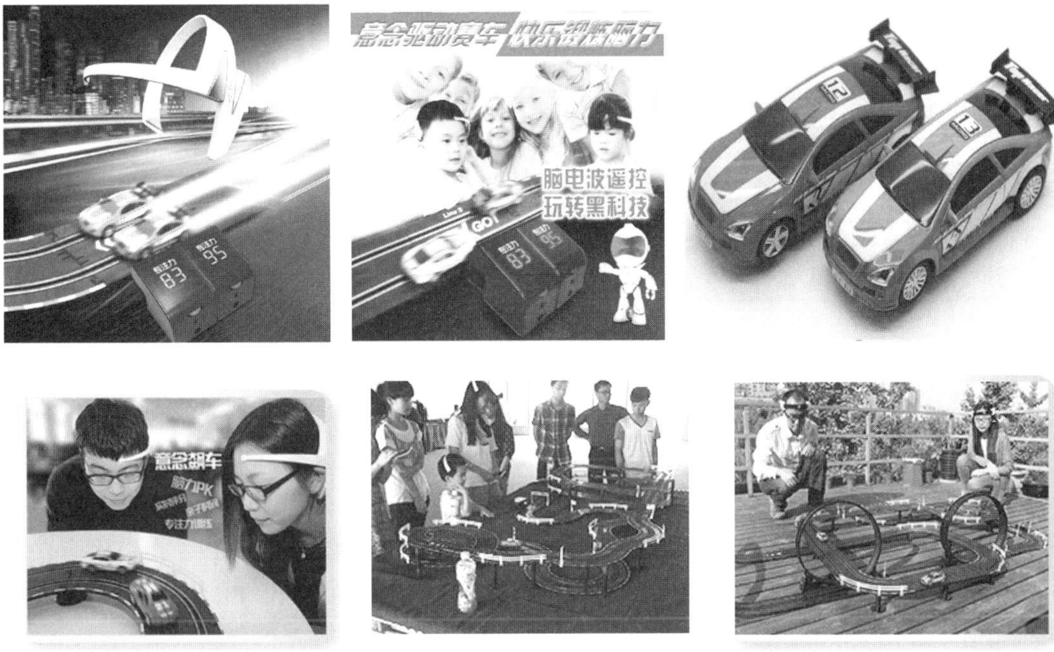

图 3－39　Kether 意念赛车

（6）奥迪公司举行“意念赛车”比赛。

2014 年，在接受奥迪提供的 13/14 赛季赞助的新车之前，巴塞罗那足球俱乐部的队员们就参与了一场高科技的“意念赛车”比赛。比赛用车是奥迪 R18 e－tron quattro 的车模（见图 3－40）。在比赛进行的同时，赛车的行车轨迹会由实时动画投影强调出来，现场气氛紧张激烈，视觉效果也非常炫目。“意念赛车”不需要操纵方向盘或者控制杆，只通过人的想象思维，就可以实现左右转向和速度的增减，并沿着指定道路行驶。某种意义上说，这些赛车的动力就来源于参赛者的大脑。当选手们戴上能监测脑部信号的特殊设备，就可以用思维来操控赛车，精力和注意力越集中，赛车速度也就越快。

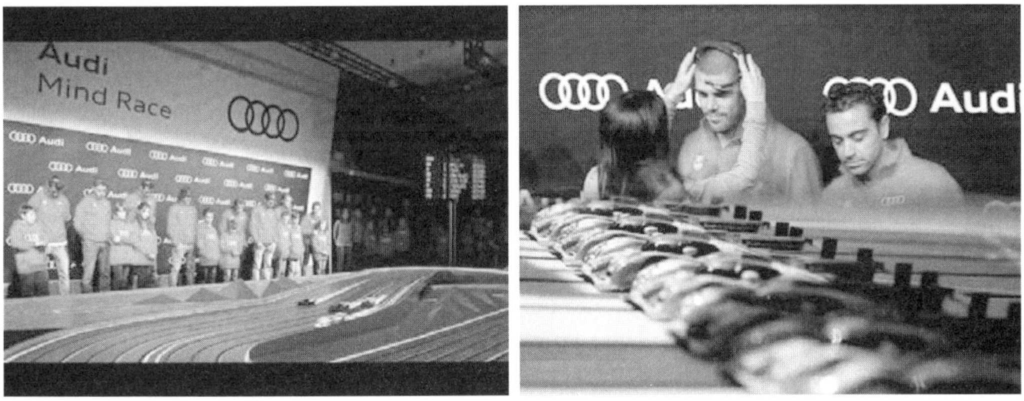

图 3－40　奥迪 R18 e－tron quattro 车模

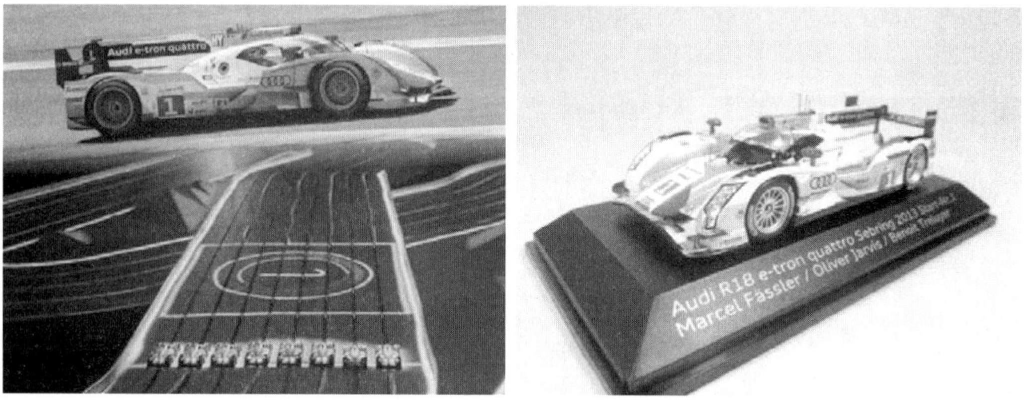

图 3-40　奥迪 R18 e-tron quattro 车模（续）

（7）脑控技术用于体育领域辅助运动训练

在体育领域，利用脑电波传感器技术开发了 BrainAthlete 运动训练辅助产品（见图 3-41）。BrainAthlete Golf Trainer 在高尔夫球帽中采用 NeuroSky 公司的 ThinkGear 脑电波技术，可以帮助运动员检测到他们的大脑状态，即它们处于专注还是放松状态。以 NeuroSky 公司的脑电波研究为基础，通过与美国奥林匹克射箭队的合作，BrainAthlete 可以实时地分析运动员的脑电波数据，帮助他们调整到最适合比赛的大脑状态。

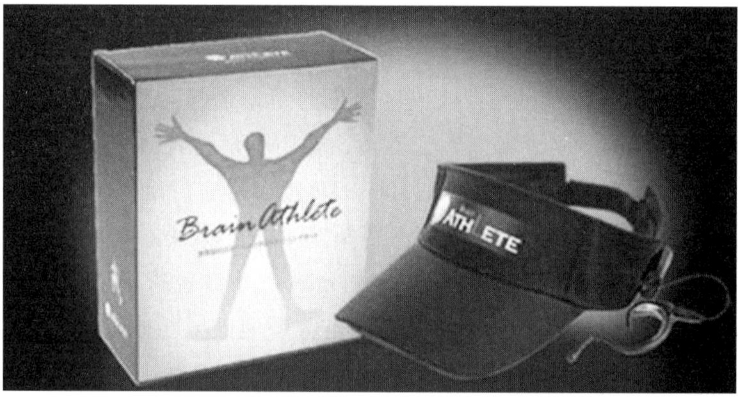

图 3-41　BrainAthlete 运动训练辅助产品

3.2.3　开发脑控型医疗器械

聚焦行动能力不足的残障人士与患病人群的日常生活需求，国内外有关高校、科研机构积极开发脑控型医疗器械，包括智能轮椅、智能义肢，甚至医疗康复设备等。但总体而言，目前已开发的产品在成熟度上不是很高，还需要进一步改进完善后才能真正推向市场。

（1）智能轮椅

智能轮椅是“脑控”应用拓展到医疗领域的重要成果。智能轮椅融合了机器人以及人机交互等领域的多种技术，并发展出采用生物信号控制的智能轮椅，通过检测脑电信号（EEG）来判断使用者的意图，进而控制轮椅相应的运动（原理见图3-42）。

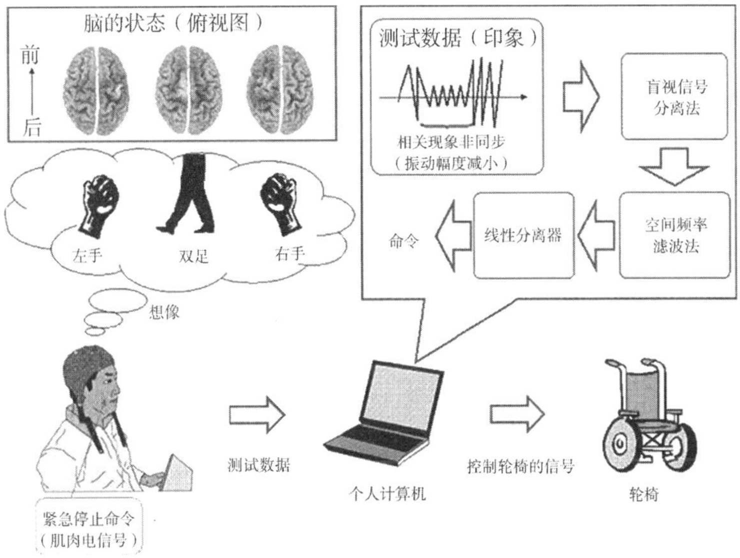

图3-42　智能轮椅原理图

2009年7月，日本丰田汽车公司最早宣布成功研发出这种脑电波控制轮椅的新技术。使用这种轮椅的残疾人无需动用肌肉力量或是发出声音指令，即可让轮椅载着自己行动自如（见图3-43）。该产品可通过轮椅上的信号处理系统来分析使用者的脑电波，从而控制电动轮椅的前进、后退和转动等。但这种脑电波控制轮椅技术只是通过脑电波发出前后左右移动的指令，如果想让轮椅停下，坐轮椅者则须鼓起一侧脸颊，通过放置在面部的传感器传递信号，使用者要去一个地方需要大脑不断发出指令，比较麻烦。

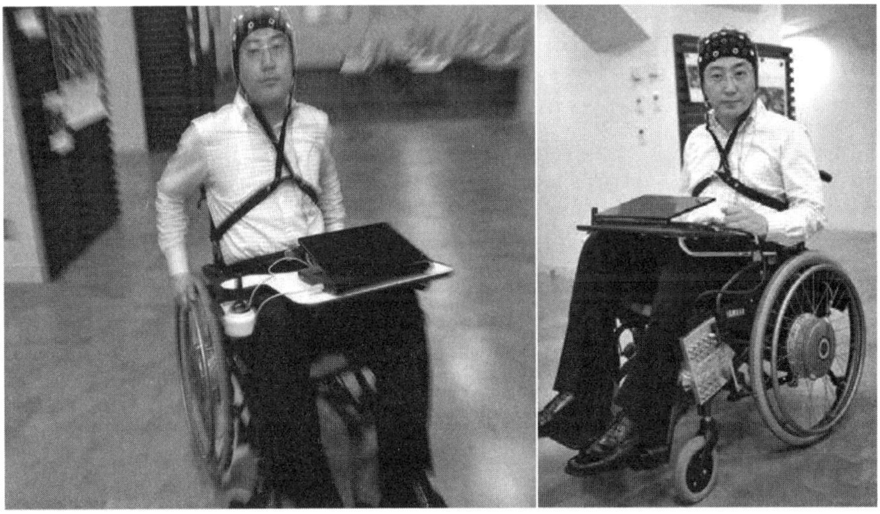

图3-43　研究人员展示安装了脑电波控制系统的轮椅样车

2011 年 5 月，在 2011 年广州市科技活动周上，华南理工大学脑机接口与脑信息处理中心展示了一款脑控轮椅（见图 3-44）。目前，这个脑电波控制的轮椅仍处于实验室调试阶段。研究人员表示，待性能稳定后，可能会推向市场，目前造价约 20 万元左右。2013 年 10 月 30 日，该团队在中央电视台“我爱发明”节目《智能轮椅》中展示了这款脑控轮椅（见图 3-45）。

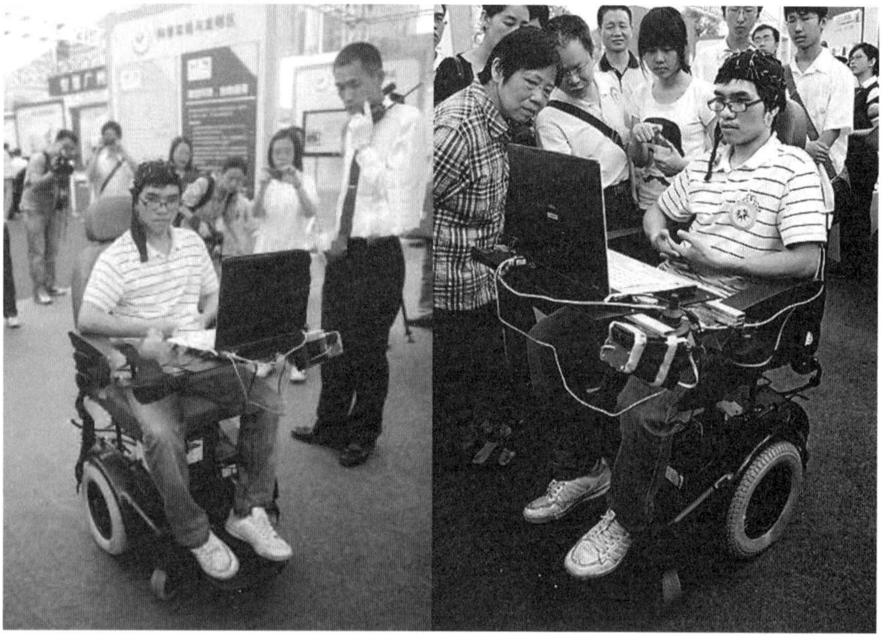

图 3-44　华南理工大学公开展出脑控轮椅

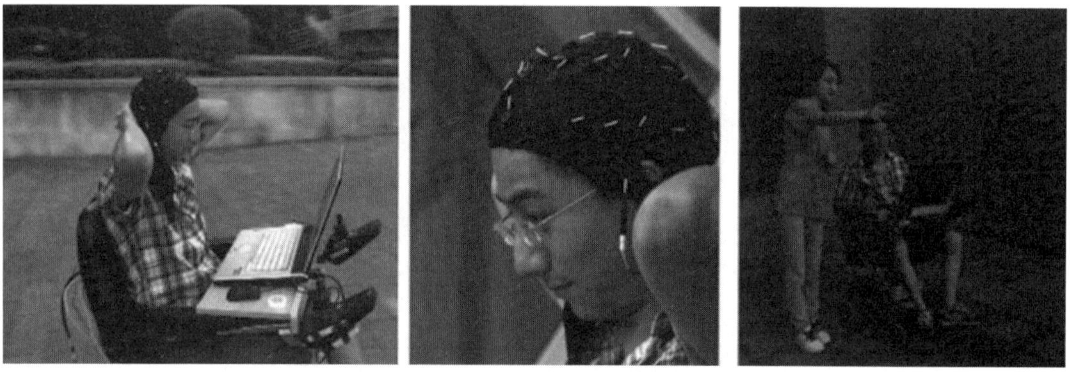

图 3-45　亮相“我爱发明”节目的脑控轮椅

2015 年 2 月，日本金泽工业大学的研究人员开发了具有导航功能的智能轮椅。这项新技术相当于通过脑电波为自动轮椅设定一个导航目的地后，轮椅就能自动避开障碍物移动到使用者头脑中想要去的地方。该轮椅系统内设了特定设施内的地图和多个目的地，每个目的地有对应的数字，头戴脑电波感应装置的使用者想去哪儿，头脑中只要想那个数字，脑电波感应装置就能读取对应数字，电脑程序就能让轮椅避开障碍物抵达目的地（见图 3-46）。研究人员表示，这个脑电波感应装置应用了名为深度学习的人工智能技术。在使用时，用户需戴一顶脑电波读取帽，帽内传感装置读取的脑电波信号被传至安装在电力驱动轮椅上的脑电图仪。该仪器安装的电脑程序会对信号进行分析处理，随后通过相应传感装置向轮椅下达行动命令。

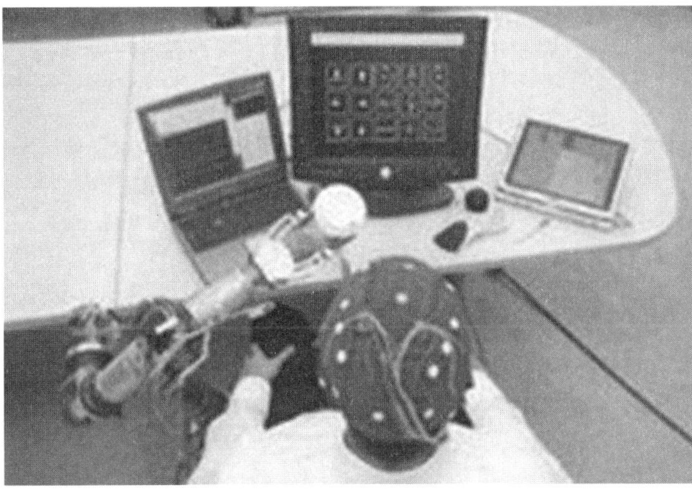

图 3-46　脑电波控制轮椅

2015 年 10 月，在 2015 第九届中国国际福祉博览会上，北京市残联展台展示了一款由北京信息科技大学研发的脑电波电动轮椅（见图 3-47）。操作者坐在轮椅上，头部戴上脑电波采集器，其通过蓝牙装置和安装在轮椅前的一台平板电脑相连接。操作者只要在头脑中想一下向前、向后、向左、向右，采集器就会将这些不同的脑电波采集并输入电脑的软件，同时进行记录识别。大约经过 10 min 左右的训练识别后，操作者就可以用意念来控制轮椅的方向。研究人员表示，该产品已经研发将近 1 年时间，目前还是实验室产品，其对于向前、向后的识别准确率已经超过 70%，向左、向右还只有 30%，需要研发人员进一步试验。

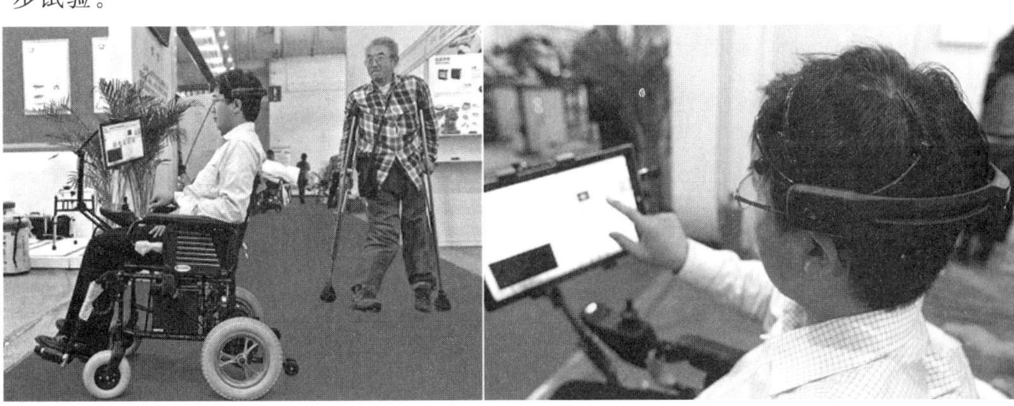

图 3-47　北京信息科技大学展出的脑控轮椅

2015 年 11 月 2 日，西安交通大学在该校举办的首次大学生科技创新文化展上展出了一款脑电控轮椅。只要戴上带有传感器的帽子，再结合平板电脑，使用者就可用意念操控电动轮椅。脑电控制轮椅参与研制单位西安交通大学机械学院智能检测与仪器所研究人员表示，该系统通过电极采集脑电波信号并与人的视觉系统有机配合。当使用者分别看到电脑上不同指向的图形时（例如向左向右、前进后退），就可通过视觉和脑电波指令，自动实现轮椅的智能控制。该技术目前正在实验室阶段，尚未市场化应用。2016 年 5 月 13 日，西安交通大学在曲江国际会展中心举办的 2016 丝博会暨西洽会上再次展示了这款脑控智能轮椅（见图 3-48）。

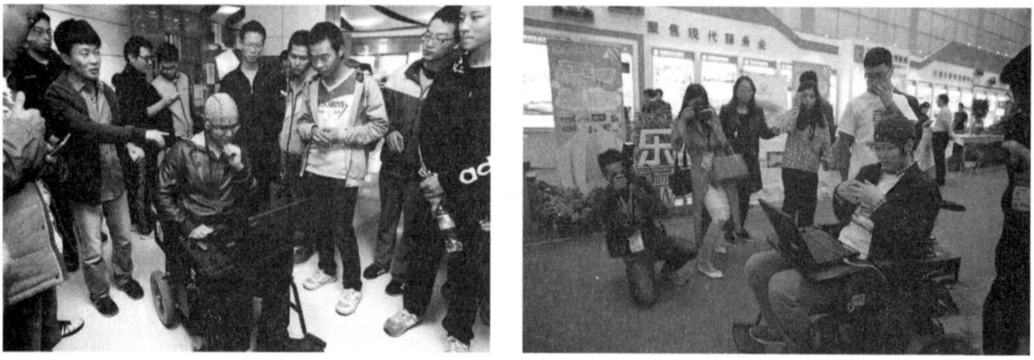

图 3-48　西安交通大学展出的脑控轮椅

2017 年 8 月 23—27 日，2017 世界机器人大会在北京举行，全球 140 余家知名机器人企业和研究机构参会。除了展示之外，期间还举行了无人机公开赛总决赛、BCI 脑控机器人大赛、格斗机器人大赛、青少年设计竞赛等 4 大分项赛事。其中，BCI 脑控机器人比赛由中国电子学会、清华大学医学院共同主办，比赛下设医学应用类与非医学应用类两个类别，比赛采用视频评选的方式。各参赛队伍可将各自的研究内容和项目以视频方式展现出来，实验范式不限。共有清华大学、浙江大学、华南理工大学、上海交通大学、中国医学科学院等 20 余支队伍参赛。华南理工大学脑机接口与脑信息处理研究中心团队凭借“多模态脑机接口轮椅控制系统”和“脑机接口意识检测系统”项目的优异表现（见图 3-49），获得 BCI 脑控机器人大赛一等奖。

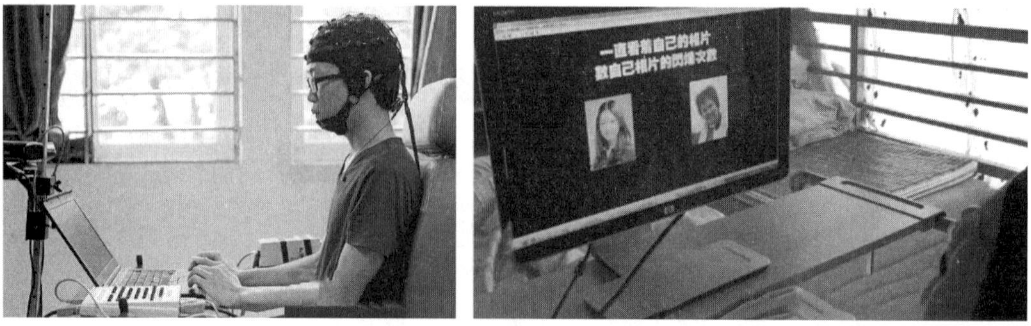

图 3-49　华南理工大学脑机接口实验室内操作脑控轮椅以及脑机接口意识检测系统

（2）脑控义肢

假肢，又称“义肢”，是指采用工程技术的手段和方法，为弥补截肢者或肢体不完全缺损的肢体而专门设计和制作装配的人工假体。它的主要作用是代替失去肢体的部分功能，使截肢者恢复一定的生活自理和工作能力。要研究义肢，首先要研究“人是如何操控原生肢体的”。科学家发现，人通过神经元控制身体各组织器官，会产生生物电信号，这种信号中载有人的行为信息，能够直接反映人的意图。科学家通过解码人体生物电信号，从而试图识别人的“意念”，进而让义肢按人的想法工作。通常广泛关注的生物电信号包括肌电（Electromyography，EMG）、脑电（Electroencephalography，EEG）以及眼电（Electrooculography，EOG）等。

从发展过程看，义肢经历了几百年的发展历史，1948 年世界上第一个肌电控制义肢问世，实现了人体神经系统对义肢的控制。此后，单自由度肌电控制义肢一直占据义肢手的主流。进入 21 世纪，随着生机电一体化技术的兴起和发展，义肢迎来了第二次技术革命，智能化成为新一代义肢的核心特征。2010 年，智能义肢被《生命科学》杂志列为未来十大创新技术之一。

在一系列研发计划的推动下，第一代智能义肢问世。2007 年，英国 Touch Bionics 公司研制成功了世界上首个各手指可独立运动的多自由度灵巧假肢产品 i - Limb（见图 3 - 50）。其最大特点是能够通过一款手机应用来控制 5 根手指，同时每根手指都拥有 24 种抓握能力，安装在手腕处传感器能够检测到相当细微的脉动信号，通过内置的计算单元进行处理后逼真模拟出人的各种手势和动作。除了移动应用之外，佩戴者也可以通过肌肉信号来对 i - Limb 进行控制。

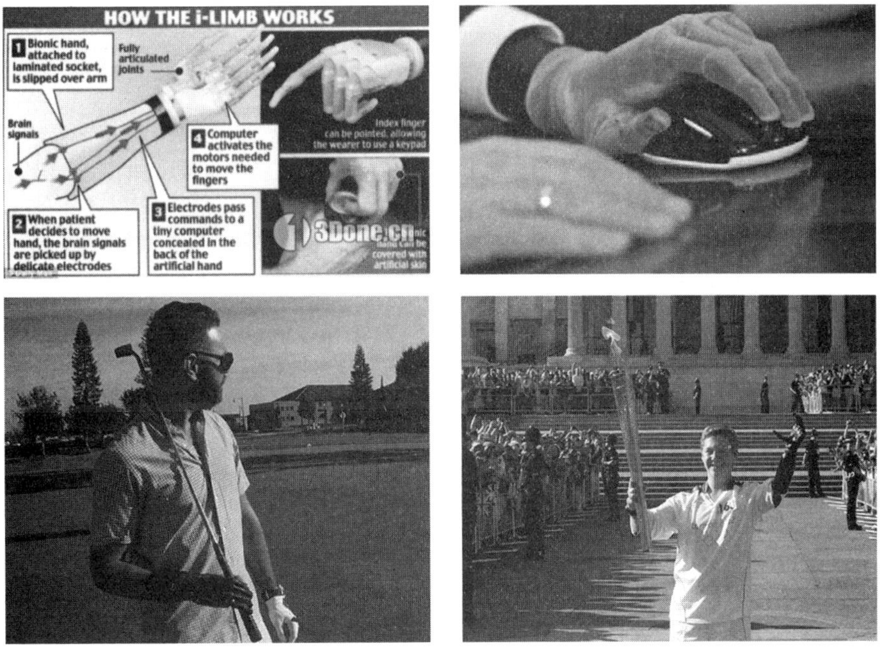

图 3 - 50　i - Limb 的工作原理及应用示例

继 i-Limb 之后，德国 Vincent 公司和英国 RSL Steeper 公司分别于 2010 年和 2012 年推出了 Vincent 假肢手和 Bebionic 假肢手（见图 3-51）。

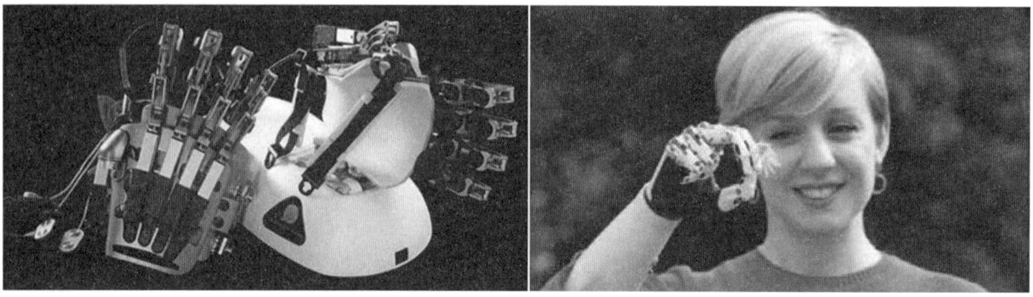

图 3-51 Vincent 假肢手和 Bebionic 3 肌电假手

2005 年，美国 DARPA 启动了“革命性假肢”计划，成为有史以来义肢领域最大的研究计划，约翰·霍普金斯大学等 30 多家研究机构参与其中，相继推出了模块化假肢（MPL）和“卢克之手”[①] 智能义肢（见图 3-52）。其中，MPL 在 2012 年开发成功，并在美国沃尔特里德国家军事医疗中心首次为一名美国伤残军人成功安装。“卢克之手” 2014 年通过 FDA（美国食品药品管理局）认证，2016 年进入临床应用。

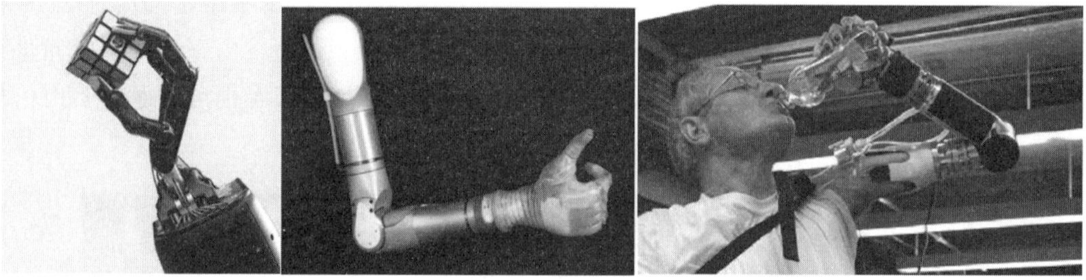

图 3-52 MPL 卢克之手

早期阶段的智能义肢是通过搜集在残肢肌肉中保留的大脑信号，并将其转化为假肢能够读懂的电脑指令语言，进而驱动金属手臂产生相应运动。但近年来，当国内外有关机构研发出靠意念控制的智能义肢时，则实现了在功能层面跨进了一大步。对于意念控制智能义肢的原理，一是在患者脑内植入一个解析大脑皮层活动的电子设备，另一方面是将智能义肢与肢体端重新激活的神经连接，而不需要对患者大脑进行任何手术（见图 3-53）。

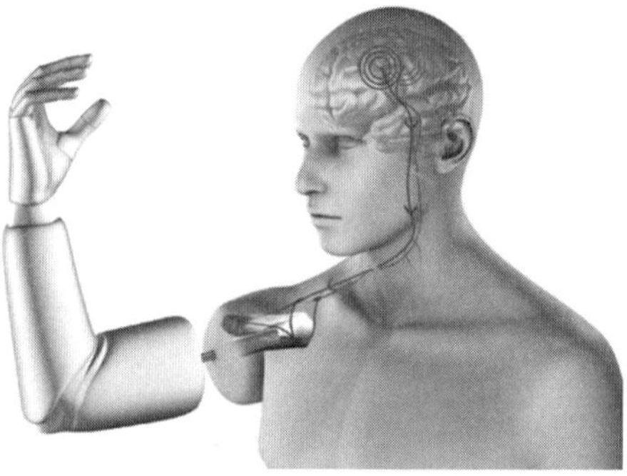

图 3-53 用意念控制假肢示意图

① 名称取自电影《星球大战》中卢克天行者的角色。

①美国约翰·普金斯大学应用物理实验室开发出靠意念控制的新一代模块化假肢（MPL）并安装成功

2013 年，美国约翰·霍普金斯大学的应用物理实验室研发出新一代意念控制智能义肢，能帮助使用者透过冷冰冰的钢铁手臂体会“触觉”。研发团队通过利用新的神经技术，将义肢的两端电极分别连接到大脑的运动皮质区及感官皮质区，形成一条回路，让使用者除了能够靠自己的意念拿取物品外，在透过机械手指碰触物品时产生的电波传到大脑转换信息后，让使用者也能感觉到被碰触的感觉。在实验过程中，测试人员将参与者的眼睛蒙上，并要求其准确指出被“碰触”的某一只机械手指，实验后发现指认成功率接近 100%。此外，测试人员还发现，若在不告知参与者的情况下，同时按压其两只手指，参与者也能准确指出被碰触的两只手指。实验的成功证明了这项技术的研发在生物工程修复技术中拥有很大的潜力。

2014 年，约翰·霍普金斯大学研究人员为一位双臂截肢患者莱斯·鲍夫配备了两条能通过意念来控制的新一代 MPL。首先需要激活由于截肢导致的已死亡神经，并且让它们和胸口的神经进行对接，这样才能实现患者通过“意念”来控制义肢。经过训练，该患者已经能够控制双臂进行一些复杂任务（见图 3－54）。

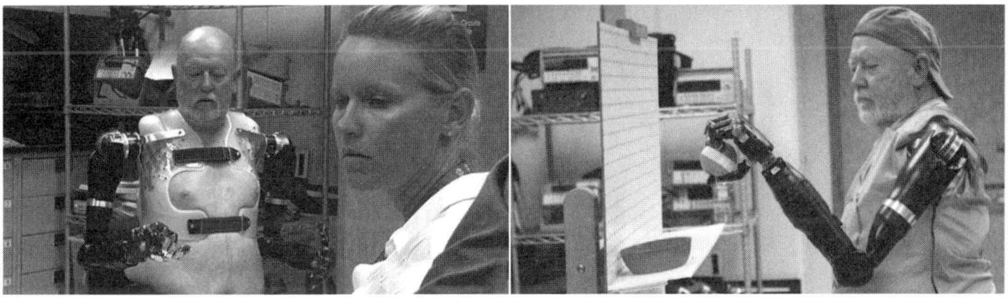

图 3－54　约翰·霍普金斯大学安装智能义肢

2016 年，约翰·霍普金斯大学研究人员为一位小臂截肢患者安装了 MPL。MPL 通过植入物连接到残肢的骨髓，经过研究人员对神经系统的进一步修复手术后，患者可通过大脑直接控制该机械臂的活动。目前，测试者已能较轻便地活动机械手指并抓取小物体（见图 3－55）。

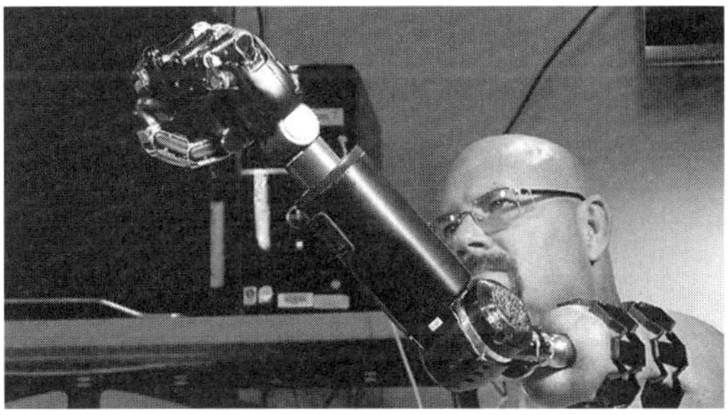

图 3－55　约翰·霍普金斯大学安装智能义肢

MPL 开发项目由约翰·霍普金斯大学应用物理实验室首席工程师米切尔·麦克朗林（Michael McLoughlin）领导，累积获得了美国国防高级研究计划局（DARPA）约 1.2 亿美元的经费资助。

传统的机械手臂主要是通过构建神经-肌肉接口，依赖于肌肉的肌电活动信号来执行操作，利用安装在肱二头、肱三头肌皮肤表面的神经传感器，接收这些肌肉收缩信号传送给设备，一般只能完成很简单的动作。MPL 则主要依赖植入到人脑中的生物芯片记录信号并将传送给设备，进而执行各种操作，它还可以还原真实的触感并反馈给使用者，可以让用户获得更为逼真的操作体验感。

MPL 最核心的技术环节是构建人脑与机械手臂的神经接口，将电极芯片植入大脑，通过传感器接收大脑神经细胞活动，根据这些信号推测出大脑指令，将指令信号传输给机械手臂完成指令动作（见图 3-56）。MPL 是目前世界上最复杂精细的人上肢义肢，配置了超过 100 个传感器，几乎能够完成人上肢的所有动作。MPL 的显着特征包括：拥有 26 个连接点，能提起重 45 磅的物品；拟人化的尺寸和外观；力量和灵活性，接近于普通人手臂；触觉和定位分辨高；配置传输直观与自然感觉的闭合环路控制神经接口。

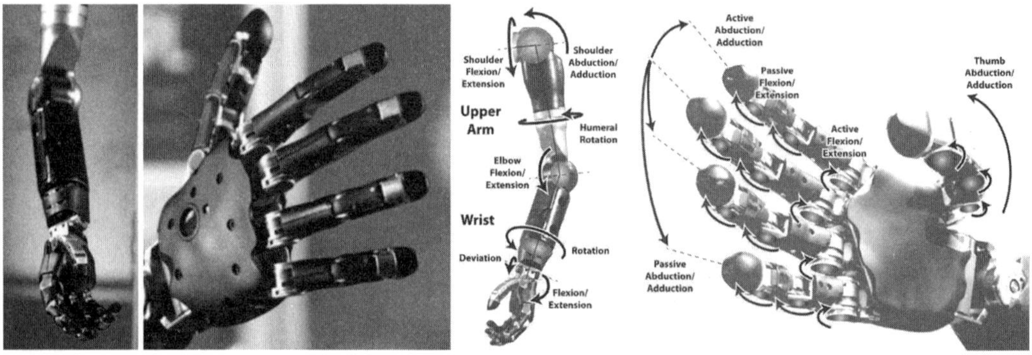

图 3-56　MPL 机械臂的活动动作示意图

MPL 采用模块化设计，可以根据患者的不同需求（肢体残缺情况）任意分拆或组合。同时，还可用于四肢瘫痪或中风患者等其他有潜在需要的病人。目前，MPL 技术尚处于实验室阶段，应用人群仅限于截肢人群，尚不具规模，要想走出实验室正式商用还面临一些障碍，如获得美国食品药品管理局（FDA）的批准。此外，要想真正被市场接受，还需进一步降低成本。目前，这种义肢的单价高达 50 万美元。

②休斯顿大学研发出一种非植入式脑电波控制电子假肢

2015 年，休斯顿大学研发出一种全新非植入式的方式来让病人的脑电波控制电子假肢（见图 3-57）。只要病人戴上收集脑电波的帽子，集中注意力，发出指令即可操控电子假肢。这种方式的好处是，通过佩戴外部设备，而不是传统那样，需要在病人身体上植入一个控制器才可以实现假肢操控。其原理是：通过一个脑机接口来收集和分析病人的脑电波，然后将其转化成设备“听得懂”的语言。比如，病人想捡起地上的东西，脑

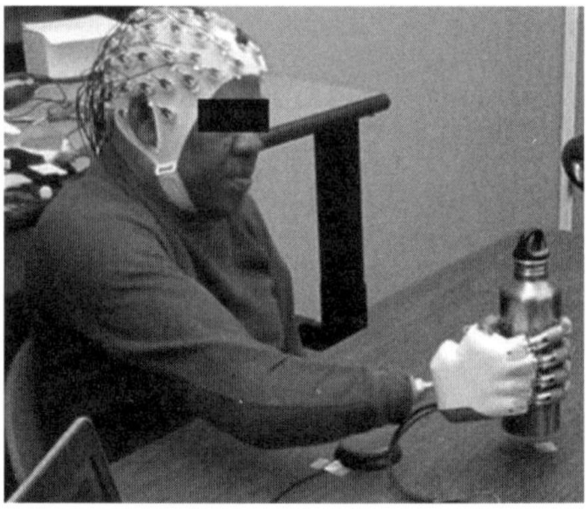

图 3-57　非植入式脑控电子假肢

机接口装置会识别病人发出的脑电波，然后电子假肢就会采取行动。目前，该项目还处于研究的早期阶段，但该系统能正常工作的时间达到 80%。

③冰岛公司推出由大脑控制的传感假肢

2015 年 5 月 20 日，冰岛假肢制造商奥索（Ossur）公司发布了一款可植入式传感器，使用户可以通过意念来控制假肢。该传感器被称为可植入式肌电传感器（Implanted MyoElectric Sensor，IMES），它能让用户像使用自己的真实肢体一样，依靠大脑控制假肢产品 Proprio Foot（见图 3 - 58）。

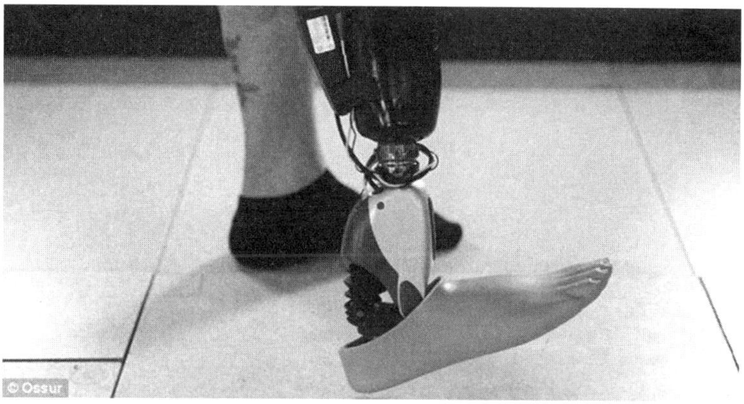

图 3 - 58　假肢产品 Proprio Foot

现阶段，当用户控制假肢时，经常会在用户意图产生和行为执行之间出现滞后，这是因为用户需要对肌肉进行物理收缩来激活假肢，而 IMES 技术很好地解决了这一问题。当用户从脑中发出电波信号到截肢的端部时，截肢部位会唤醒肌肉组织附近的 IMES 传感器，传感器将无线信号传递到 Proprio Foot，告诉它执行何种行为。因为在此过程中肌肉不需要收缩激活，思考和行动之间便不会发生滞后。

未来，奥索公司将进行大规模的临床试验，并计划在 3～5 年内将设备推向市场。目前该设备的售价未定。

④国际科研团队开发一种可实现意念操控机械假肢的新传感器技术

2017 年 2 月，来自英国、美国、奥地利等国家科研机构的研究人员合作开发出一种新传感器，可使机械假肢能够直接探测到来自脊髓运动神经元发出的电信号。比起单纯依靠肌肉抽动来控制的方式，这样的操控可做到更精确，使假肢的控制更加灵活，可完成的动作也更复杂，机械假肢的实用性也大大提高。论文成果发表在《自然-生物医学工程》（Nature Biomedical Engineering）杂志。

共有 6 名志愿者参与了测试，他们要么是从肩膀开始被截肢，要么从肘部以上被截肢。为更好地开展测试，志愿者都接受了手术，他们的部分外周神经系统被重新调整，连接到身体健康的肌肉上。志愿者经过一定训练后，只需头脑中想象着要移动手臂做不同的动作，假肢上的传感器就能接收到电信号并进行解析，从而发出指令进行操控，完成移动假肢肘关节、摆动假肢手腕、开合手掌等动作，可实现真正手臂的大部分基本功能。

当前，市场上多数机械假肢产品依靠用户抽动肩膀或手臂的肌肉来控制，这种操控方式的用户体验欠佳，功能也有限，只能执行一两种简单的抓取动作指令。而新传感技术将焦点放在神经系统而不是肌肉上，意味着利用传感器能更清晰地探测并解析相关信号，这能让机械假肢在使用上更接近直觉控制，对伤残人士的用处也会更大。

该科研团队下一步将对这一新型机械假肢进行更大范围的临床测试，并不断改进，期望在未来三年内投入市场。

⑤芝加哥康复研究所开发基于定向肌肉神经移植术的脑控义肢

2012 年，扎克·沃特借助一款由芝加哥康复研究所（RIC）开发的脑控机械假肢，登上了 103 层的芝加哥威利斯大厦，成为首个借助机械假肢登上世界最高楼之一威利斯大厦的人（见图 3－59）。

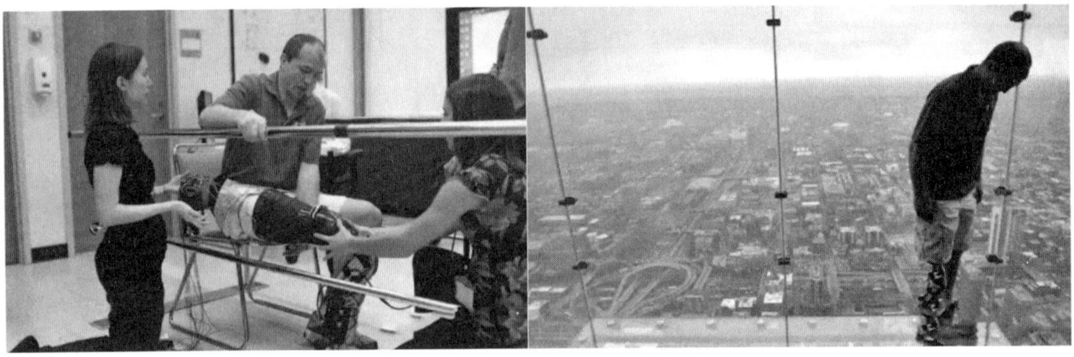

图 3－59　芝加哥康复研究所（RIC）开发的脑控机械假肢

沃特使用的机械腿采用了定向肌肉神经移植术（targeted muscle reinnervation），而不需要在脑内植入任何的电极，就可实现行走。在使用此机械腿之前，科学家在沃特的大腿部位放了 11 个电极，用于连接仿生假肢的微电脑，这相当于在假肢和身体之间重新部署了神经系统，让机械腿可以非常自然地成为患者身体的一部分。当患者想要做出一些动作时，神经信号从脑部传达出去，这款新的假肢则会接收到电信号，经译码后执行大脑发出的指令，就像真实的肢体那样。

这款智能仿生义肢的工作原理是：通过一套模式识别算法对患者智能义肢传感器收集的肌肉神经反应信号进行解码，并解读患者的行动意念，进而达到提高义肢控制灵敏和精确度的目的。

目前，该智能义肢仍处于研究阶段，研究成果已被《新英格兰医学杂志》收录。RIC 已经获得美国军方 800 万美元的资助基金。RIC 希望在未来 5 年内面向所有需要的人群开放该义肢的测试。

（3）医疗用乐器

2017 年，美国科学家们开发出一种被称为“脑声机”（Encephalophone）的可用意念进行操控的治疗用乐器（见图 3－60）。该脑电帽装置可将检测到的脑电信号转换为音符，然后使用合成器播放。作为一种康复工具，该装置利用音乐的结构和情感内容帮助听者重新获得功能恢复，进而达到治疗目的。相关论文发表在《人类神经科学前沿》（Frontiers in Human Neuroscience）杂志。

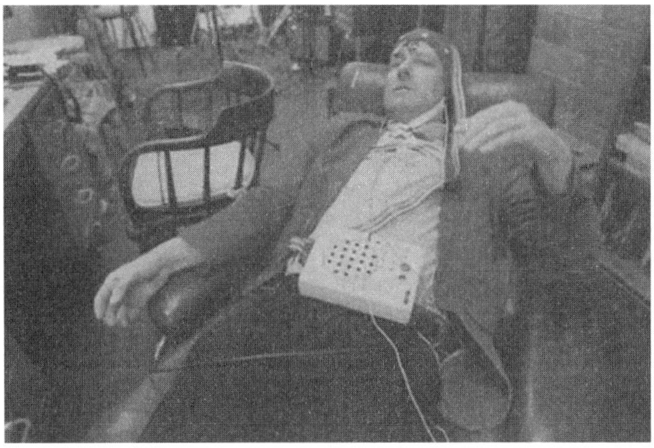

图 3-60　脑声机

3.2.4　开发脑控型机器人

在开发脑控型机器人方面，民用领域较为成熟，澳大利亚一家公司推出了世界上首款商业化脑控远程呈现机器人，并实现商业销售。在军事领域，脑控机器人尚处于研究探索阶段。

（1）民用机器人

澳大利亚 Aubot 公司推出世界上第一款可以通过意念进行控制的商业化远程呈现机器人——Teleport，可应用于养老和医疗保健行业，改善使用者生活质量。Teleport 无需使用者进行脑部手术，从而免除了复杂的训练。使用者通过使用 MindWave 脑机接口设备（成本低于 100 美元），便可以在 5 分钟之内完成 Teleport 的启动运行。

Teleport 机器人配有触屏平板电脑，电脑安装在一根可伸缩的杆上，这根杆的伸缩长度是 1.1～1.7 m（见图 3-61）。其基座上装有超声波传感器，意在防止发生碰撞，而广角镜头可以提供更广的视野。它可以通过计算机的网络浏览器或 Android 手机来进行控

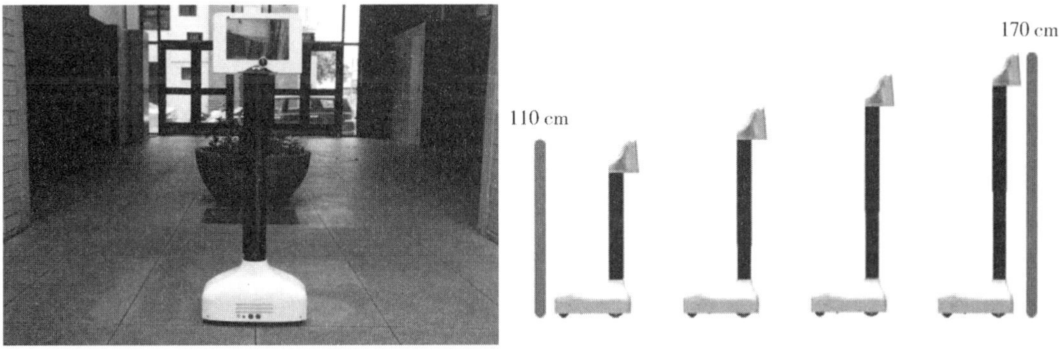

图 3-61　Teleport 远程呈现机器人

制，并可放置在汽车的后座上。

在使用 MindWave 来操控机器人时，使用者需要通过一个给定的阈值来获取注意力集中等级，并利用眨眼和集中注意力来控制机器人的行为（见图 3－62）。例如，当处于“左”模式下，使用者注意力集中度超过 70％的阈值水平并持续一段时间时，机器人则将会连续旋转。通过连续眨眼可使机器人停止，而眨眼两次可以改变其方向。如果眨眼并没有让机器人停下来，则可在嘴里咬住一个操作杆，按下空格键使其停止。

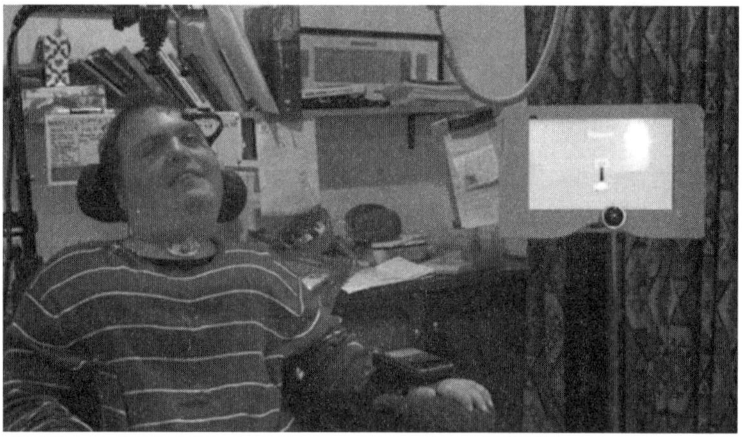

图 3－62　36 岁的瘫痪患者安东尼·巴特尔（Anthony Bartl）在使用 Teleport

目前，该公司正在致力于对这款机器人进行改进，除了机器人的手臂附件外，进一步扩大机器人的附件范围，以增加其功能。目前，Teleport 的零售价为 3 800 澳元，并仅在澳大利亚销售。对于双手残疾的使用者，还需要单独购买 MindWave。

（2）脑控型战场机器人

“脑控”应用在军事领域最直接、最现实的体现是供士兵控制无人机、无人车等武器装备，或用来进行侦察感知。除了直接提高实战效果外，“脑控”应用还能增强军事训练的实战性和对抗性，提高模拟训练的效果，尤其能够较好地解决军事训练中的反馈和过程回放问题，为军事训练的评估和方案的制定提供依据。因此，“脑控”应用一旦取得重大突破将会带来一次新的军事变革。当然，目前大多数“脑控”应用距离真正走上战场还有诸多难题。典型的军事应用是美国开展的“阿凡达”科研项目。

2012 年，美国国防高级研究计划局在 2013 年的预算报告中披露了一项名为“阿凡达”的尖端军事科研项目，旨在利用脑机接口技术探索扩展人类机能，获取神经代码进行整合，以控制进攻性武器和系统。该项目要求集合各学科的人员，实现通过大脑活动进行人类互动并直接控制武器装备的目标。

为此，美国国防高级研究计划局在 2013 财年投入 700 万美元研发一种自主式双脚机器人，能够让士兵在战场上远程控制，以替代士兵执行部分作战任务，如放置监视设备、搜索并攻击建筑物内的威胁目标、救助伤员、设置障碍物等，从而减少士兵伤亡。

根据美国对“阿凡达”项目的描述，未来的“阿凡达”机器人与现役的“赫尔墨斯”

“魔爪”“剑”等轮式或履带式机器人完全不同，其外形将与人类十分接近，并且具备人类的行为能力。更重要的是，这些机器人是在操作人员思维的遥控指挥下行动，比传统遥控方式更加灵活，减少了使用人手操作的中间环节。

美国公布的“阿凡达”项目体现了“脑控”在军事领域的应用价值。一是可实现更快速、更直接、更隐秘地操控无人系统。与通过操作柄运动输入、键盘输入、语音输入、手势输入等其他人机接口相比，脑机接口可将大脑的神经生物学信号直接转换为对机器人的操控指令，从而省却了将大脑的神经生物学信号转换为其他人机接口设备的输入信号的转换时间，使得对机器人的操控更加快速和直接。同时，操控士兵可隐藏在安全地区，用意念操控机器人，其行为不易察觉和暴露，而且操控信号也不易被截获，使得对机器人的操控更安全、更可靠。二是可提高操控士兵的生存力和战斗力。由于当前士兵在操控无人系统时需要持续俯视计算机触摸屏或操作操纵杆，无法同时执行其他任务，从而对其安全性造成较大影响。随着脑机接口技术发展成熟并投入应用，操控士兵对机器人的控制将更加方便、可靠和高效。脑机接口技术一旦发展成熟，士兵便可通过大脑意念，直接和计算机操作系统及软件交流，不用鼠标和键盘便可开启程序并在计算机上输入信息。操控士兵在操控机器人的同时还可执行其他任务，从而提高了操控士兵的生存力和战斗力。同时，利用脑机接口，省去了其他人机接口转换设备，如操纵杆、键盘和鼠标等，从而减轻了操作控制单元的数量，降低操控士兵负重，这也在一定程度上提高了操控士兵的生存力和战斗力。

3.2.5　开发脑控型小型飞行装置

围绕脑控型小型飞行装置，在企业界已出现了成熟的商业化产品，国内外有关高校和研究机构也在不断开展技术研究与探索，取得了显著进展，不仅实现了脑控蜂群无人机实验，还举办了世界首届竞赛性质的脑控无人机比赛。

（1）美国一家企业研制出脑电波控制的商业化玩具直升机

美国 PuzzleBox 公司在 2012 年研制出一款能够通过脑电波进行控制的玩具直升机——Orbit。

该玩具直升机大小为 200mm×200mm×160mm。包含本体、EEG 头戴装置以及红外线发射器、充电 USB 线以及备用螺旋桨（见图 3-63）。对应应用有 iOS 和 Android 版本。

操作者在操作直升机时需戴上 Nerosky 公司开发的 EEG 头戴装置“MindWave Mobile”，该装置检测到脑电波后会向智能手机/平板电脑发送信息。通过专门应用程序，脑电波数据会变换成操作指令。当这些操作指令达到指定水平后，就会通过红外线向直升机发送移动信号，进而遥控直升机。该直升机由保护网包裹，即使撞上墙壁和天花板也不会损坏（见图 3-64）。

目前，该公司正在尝试将其实现商业化运作，2014 年已面向日本展开线上直销，价格为每台 29800 日元。该公司也希望其能够在科学研究和教育等领域发挥作用。

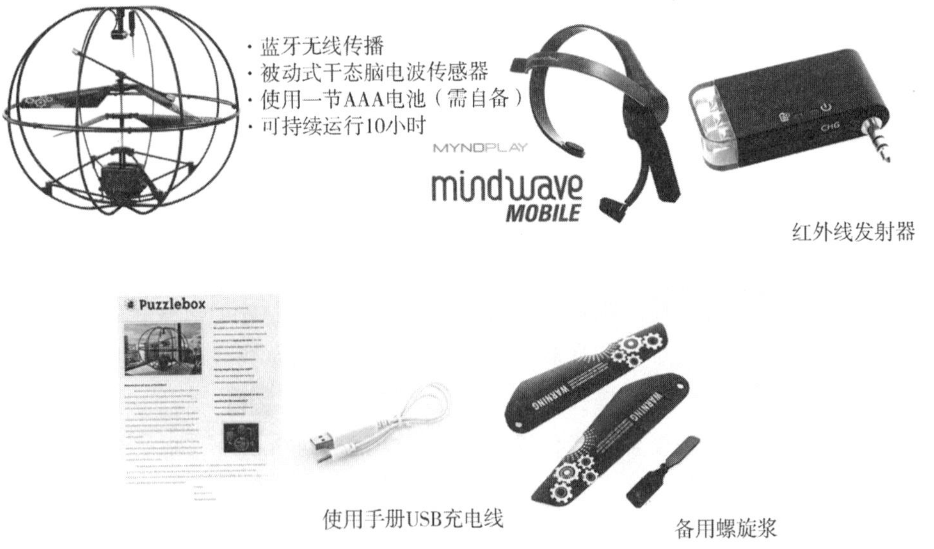

图 3－63　Orbit 直升机本体、EEG 头戴装置以及红外线发射器、充电 USB 线及备用螺旋桨

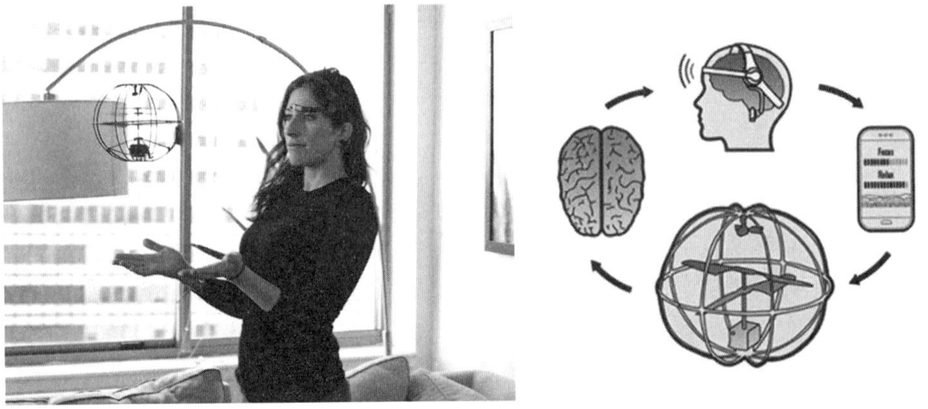

图 3－64　Orbit 直升机

（2）中国、美国、俄罗斯等科研机构分别研制出可由人的意念控制的小型飞行器

2012 年，我国浙江大学 CCNT 实验室的研究人员在 YouTube 上传了一则视频，演示了 FlyingBuddy2 系统——即用大脑控制四旋翼无人飞行器飞行。研究人员表示，在佩戴脑电图（EEG）头盔之后，可通过思考控制左右、俯仰、起飞或降落。其控制过程是：脑电图耳机通过蓝牙发送命令到笔记本电脑，然后通过一个无线连接将其发送到四轴飞行器，四轴飞行器同时通过 wifi 将视频流发送到笔记本电脑，给操作员更好的视野和更精确的控制。系统构成和脑机接口装置、四轴飞行器实物图分别如图 3－65 和图 3－66 所示。开发该系统目的是为运动功能受损的人提供与外界互动的新途径。

2013 年，美国明尼苏达大学成功研制出能够用意念控制的四轴飞行器，其躲避障碍物成功率高达 90%。研究小组在飞行器的前方安装一个摄像头，便于控制者了解飞行器的

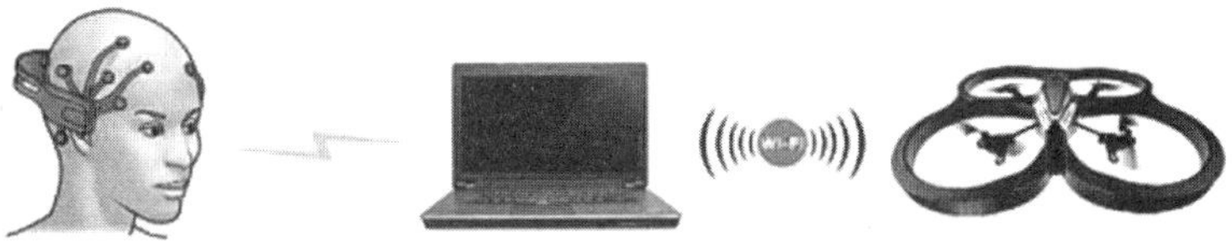

图 3－65　FlyingBuddy2 系统构成

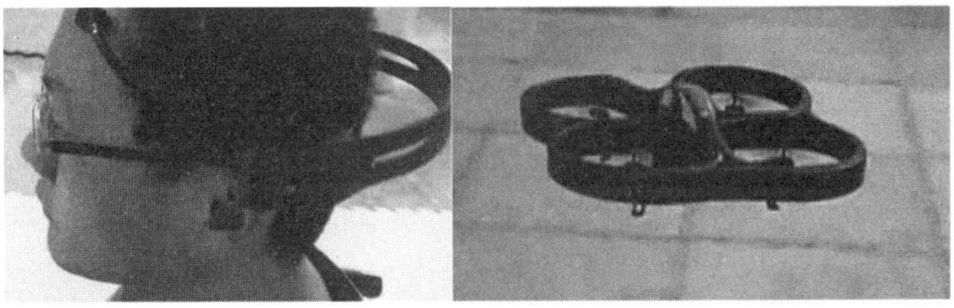

图 3－66　FlyingBuddy2 系统的脑机接口装置和四轴飞行器实物图

最新位置。在飞行器起飞后，控制者只需想象一下使用右手、左手或者双手并用，这些大脑信号就会被转化成指令，控制飞行器右转、左转或者下降。该飞行器的直线飞行平均速度能达到 0.69 m/s。整套装置由 64 电极脑电波探测器、计算机和 wifi 网络遥控飞行器组成。人的脑电波通过探测器输入计算机，随后计算机将脑电波与飞行器飞行动作相匹配，完成人对飞行器的操控。图 3－67 为明尼苏达大学大脑控制飞行器实验场景。实验中，该团队展示了用意念操控一架模型直升机在空中飞行、俯冲、上升，甚至可以毫无困难地穿越以气球做成的环形障碍物。

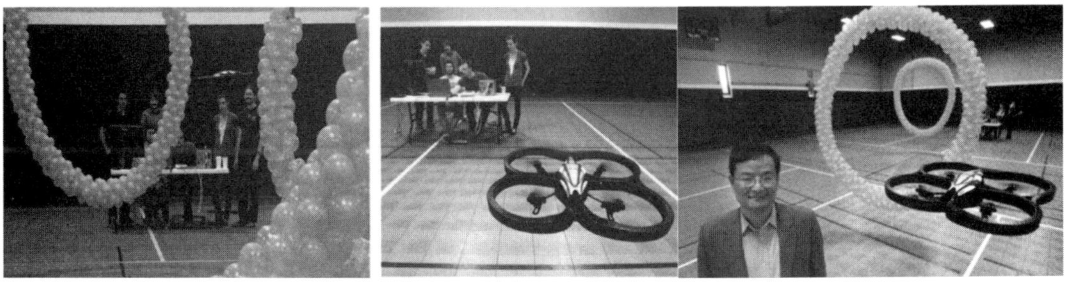

图 3－67　明尼苏达大学大脑控制飞行器场景

2015 年，葡萄牙无人机厂商 Tekever 主导的 Project Brainflight 项目实现了用人脑来控制无人机的飞行。Tekever 表示，无人机操作者需要佩戴专门的设备以测量大脑活动，只需简单的思考即可完成操控。操作者需要接受几个月的培训才能熟悉这一系统，从而实现使用意念去控制计算机屏幕上的一个圆环上下运动，进而控制无人机的方向。这是该技术首次公开展示（见图 3－68）。从短期来看，这将帮助残障人士去控制飞行器。从长远看，该系统未来可以用于控制更大的飞机，例如货运飞机和客机。

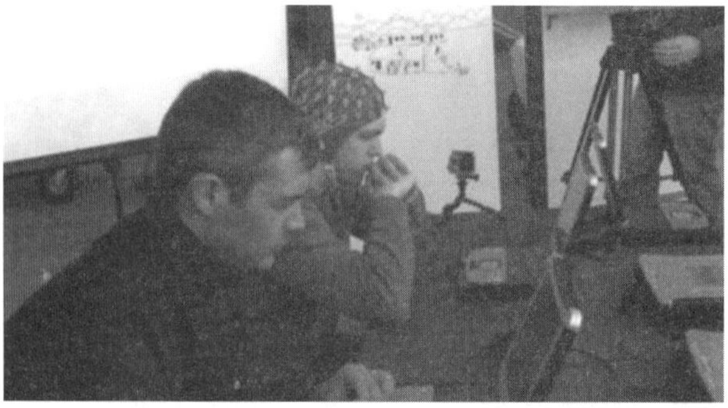

图 3－68　葡萄牙公司脑控无人机演示现场

2016 年，坐落在俄罗斯诺格勒技术创新区的 Neurobotics 公司的科研人员发明了由大脑直接控制的无人机（见图 3－69）。操作者头上戴着的头盔内置传感器。大脑中对某一动作的指令会由传感器直接发送给无人机，由无人机系统及时地辨识并执行。这项技术最突出的一个特点就是操作者可以同时执行多项任务。操作者在操控无人机的同时，也可以做一些其他的事情，而这一特点有助于此项技术更好地应用于军事领域。

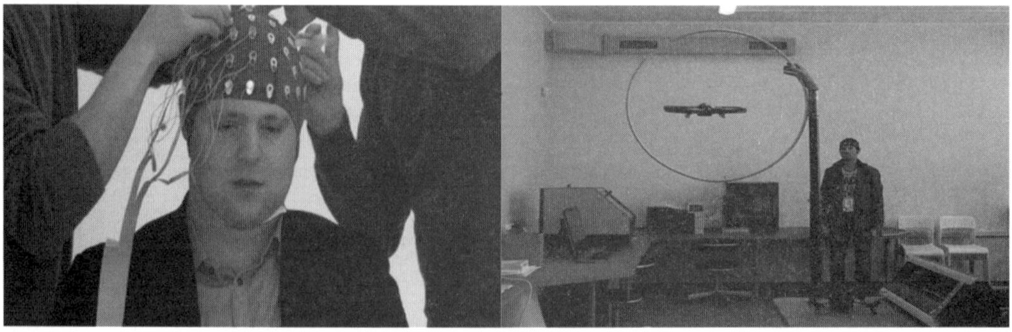

图 3－69　俄罗斯科学家开发出脑控无人机

2017 年，由西北工业大学研发的基于新型脑机接口的多模式脑控无人机亮相陕西省科技工作者创新创业大赛（见图 3－70）。这项技术是由西北工业大学电子信息学院谢松云

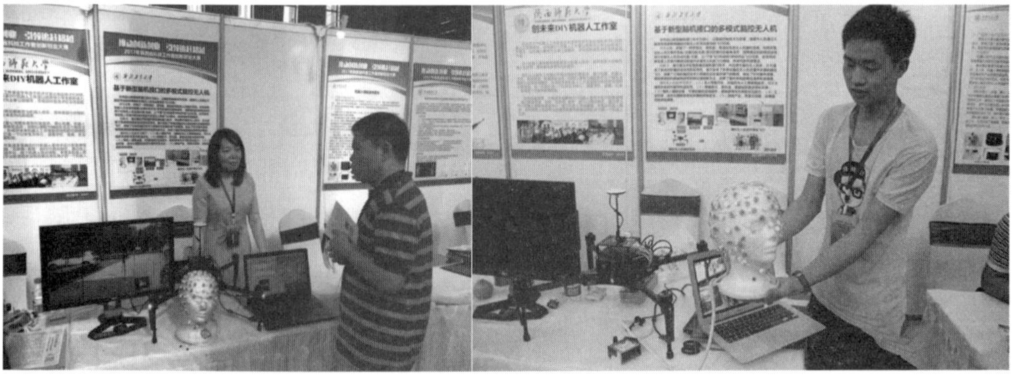

图 3－70　西北工业大学基于新型脑机接口的多模式脑控无人机展台

教授带领的神经信息技术团队研发出的一种多模式、高性能、高适应性的脑控无人机系统，相关技术已申请 10 余项国家发明专利。该系统通过采集实验人员在事件想象、注视闪烁光源、意识眨眼时的脑电信号，提取相应的特征信号，用于控制无人机完成左前、右前、上、下等飞行和悬停 5 种动作的飞行任务，目前已经实现室外稳定飞行。

（3）美国亚利桑那州立大学开展脑控蜂群无人机应用

2014 年以来，美国亚利桑那州立大学“人本机器人与控制”（HORC）实验室一直致力于研究一种创新技术，实现空军飞行员使用大脑控制多架蜂群无人机。

美国亚利桑那州立大学的研究人员进行了多次试验，验证了脑控蜂群无人机。试验中，受试者头戴可探测脑电波的设备，该设备配有 128 个电极来采集受试者的脑部信号（见图 3 - 71）。这些信号随后被传入计算机并被解码为指令，然后通过蓝牙发送至无人机。利用这种方法，飞行员可指示蜂群无人机沿某方向移动，向四周分散，或绕某目标盘旋。受试者已经能够在实验室内实现单人对多达 4 架无人机的控制。该项目很快将转至一处约 465 m^2 的设施内进行，研究人员希望届时能将无人机的控制数量增加到 20 架，并最终达到上百架。

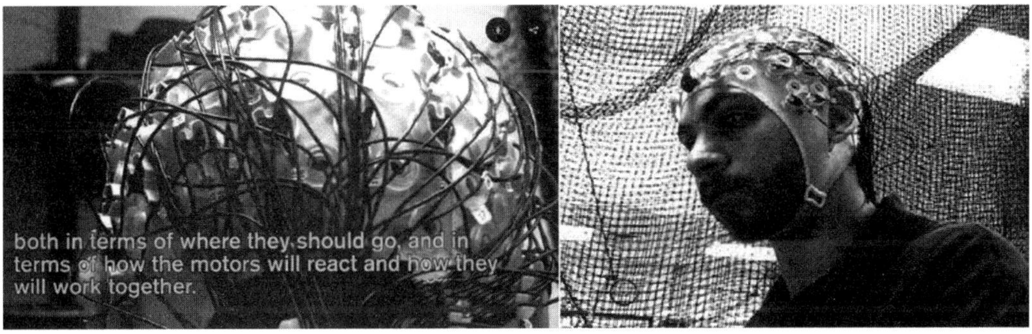

图 3 - 71　脑控蜂群无人机脑机接口

研究人员表示，让大脑激活某些区域去控制不同于人体四肢的机器，其复杂性非常高。关于单人控制多个无人系统的研究并不多。该实验室的研究是从记录人与机器蜂群互动的脑部活动开始的。2015 年，研究人员运用人类操作者的脑部记录来构建一种人与机器蜂群之间的控制接口。通过分析脑部记录，研究人员在 2016 年才发现人类在观察蜂群集体活动时会被激活的具体脑部区域。研究人员采用无创伤的方法来记录这些区域的电波活动，然后破译，实现对机器蜂群的控制。操作者只需想象预期的动作，就可以实时控制机器蜂群的移动与队形（见图 3 - 72）。

后续目标是研究相互协同的混合无人系统编队，包括地面移动机器人和四旋翼无人机。四旋翼和移动机器人都有感知能力，可以感知环境及相互间的位置。研究人员正致力于研发新的控制接口来控制其相互距离、密度，避免相互交叉，以实现协同。混合编队的重要性体现在：可让四旋翼降落在移动机器人上进行充电，或者传输某些不便于无线传输的数据。如果遇到交通受阻、移动机器人无法通行的环境，可使用四旋翼进行吊运。蜂群无人机的优势比较明显，正如该实验室主管帕纳约蒂斯·阿泰米亚迪斯（Panagiotis

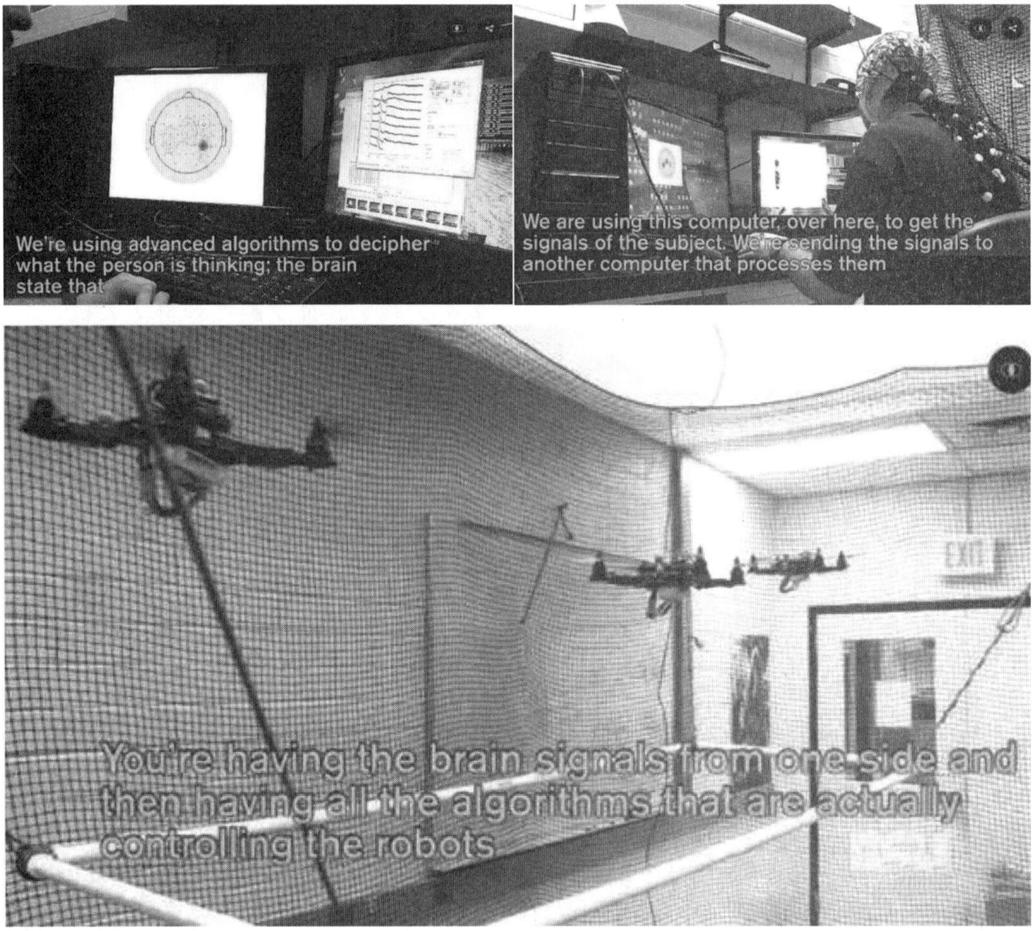

图 3－72　脑控蜂群无人机试验

Artemiyadis）所言：“10 年或 20 年后，与其使用大型、昂贵的飞机或无人机，不如部署成百上千架廉价无人机。即使损失一半，仍可以达成目标。”但他也表示，“暂时不希望精神控制完全取代飞行员的操纵杆和计算机。完全通过大脑来控制机器人要求注意力高度集中，这在战场上很难做到”。该实验室在 2014 年获得了美国国防高级研究计划局和美国空军总计 86 万美元的资助，用以研究精神控制技术。

（4）美国佛罗里达大学举办世界首场脑控无人机比赛

2016 年 4 月 22 日，美国佛罗里达大学举办了世界首场脑控无人机比赛。参赛无人机由 16 名“飞行员”通过“意念”控制（见图 3－73）。

佛罗里达大学计算机科学与工程系主任胡安·吉尔伯特（Juan Gilbert）介绍称：“我们这有一个可供观看的电脑程序，然后我们告诉你，思考‘前进’，比如想着把一把椅子往前推。这样，我们可以根据大脑特定的思考模式来控制无人机。”

不过，虽然名为竞赛，但在比赛中这些无人机的行进速度依然缓慢，还会出现暂停、颠簸、摇摆等状况。

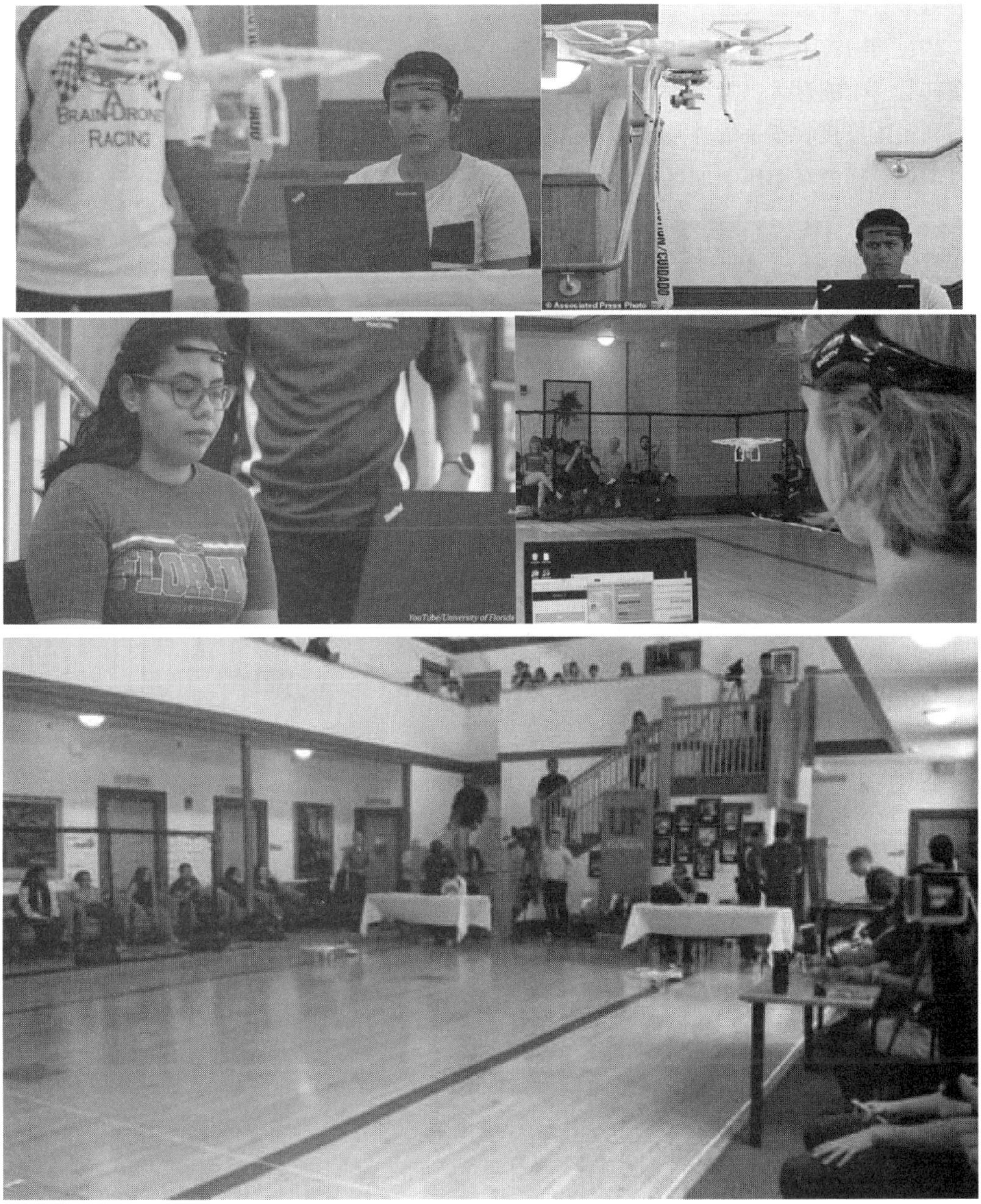

图3-73　脑控无人机比赛现场

3.2.6　开发脑控型交通工具

交通领域是人类日常生活需求非常旺盛的领域，科学家们围绕开发脑控型交通工具开展了探索与研究，典型的成果是日本研发制造了可由大脑控制车速的自行车，德国、中国、俄罗斯等国的有关研究机构还研发了脑控汽车。由于产品的复杂性，目前的脑控型交通工具远未成熟，距离真正面向商用还有很长的路要走。

(1) 日本制造出大脑意念控制速度的自行车

2011 年 11 月，日本丰田公司宣布制造出了世界首辆用意念控制速度的自行车。该自行车拥有一个能对大脑指令做出响应的变速箱。核心装置是一种“神经元头盔”，该头盔能够利用电极接收车手的神经电活动（即意念），并通过无线技术将接收到的加速或减速信号发送至安装在车座下的电子齿轮拨叉，进而控制车速，如图 3 - 74 所示。

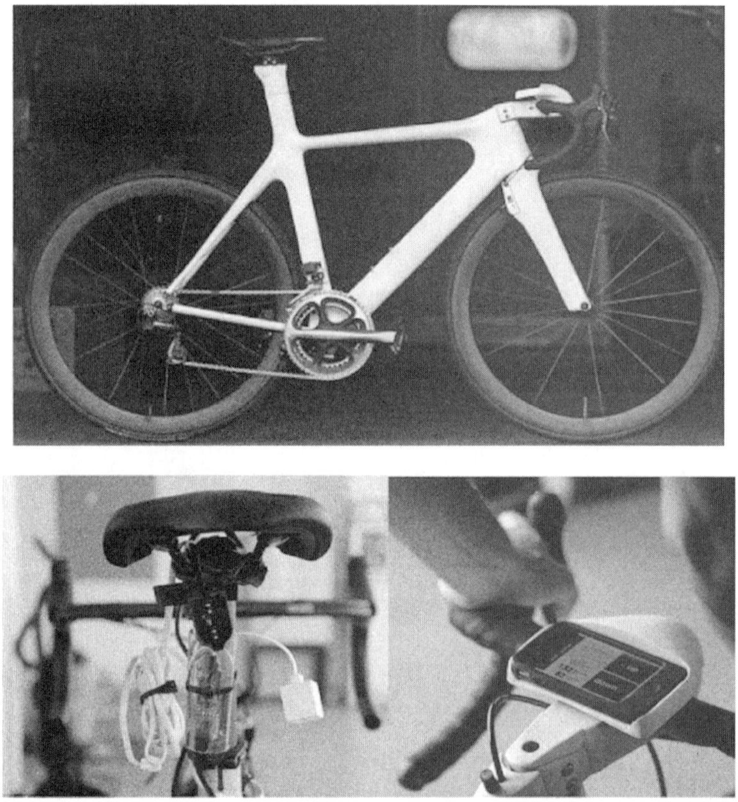

图 3 - 74　Parlee PXP 自行车及电子齿轮拨叉、心率测量与意志调速装置

目前，这种概念车仍处于试验阶段。这款自行车由丰田汽车、萨奇广告公司和 Parlee PXP 公司联合制造，车体的大部分都由碳纤维制成，所有制动导线都安装在车体内部，刹车安装在前叉里。车手的背部佩戴一个小上网本，负责操控脑波读取器。

(2) 德国科学家发明可由人脑操控的汽车

2011 年 2 月，德国科学家将由意念操控驾驶汽车的技术称为“脑驾驶”技术。司机佩戴一个特制的头盔（见图 3 - 75），通过“想”向左、向右或者加速，汽车就能够做出相应反应。这种头盔带有 16 个传感器，能够感知大脑的电信号，这些信号通过一台专门电脑进行解读，能够分清向左和向右的不同模式。

在一次试验中，驾驶员成功操纵汽车向右转，尽管在给出指令和汽车启动之间略有延迟。在另一次试验中，汽车被训练识别 4 种模式，使得驾驶员能够加速或者减速。

该项目由 AutoNOMOS 小组负责，隶属于德国柏林自由大学人工智能小组。研究人

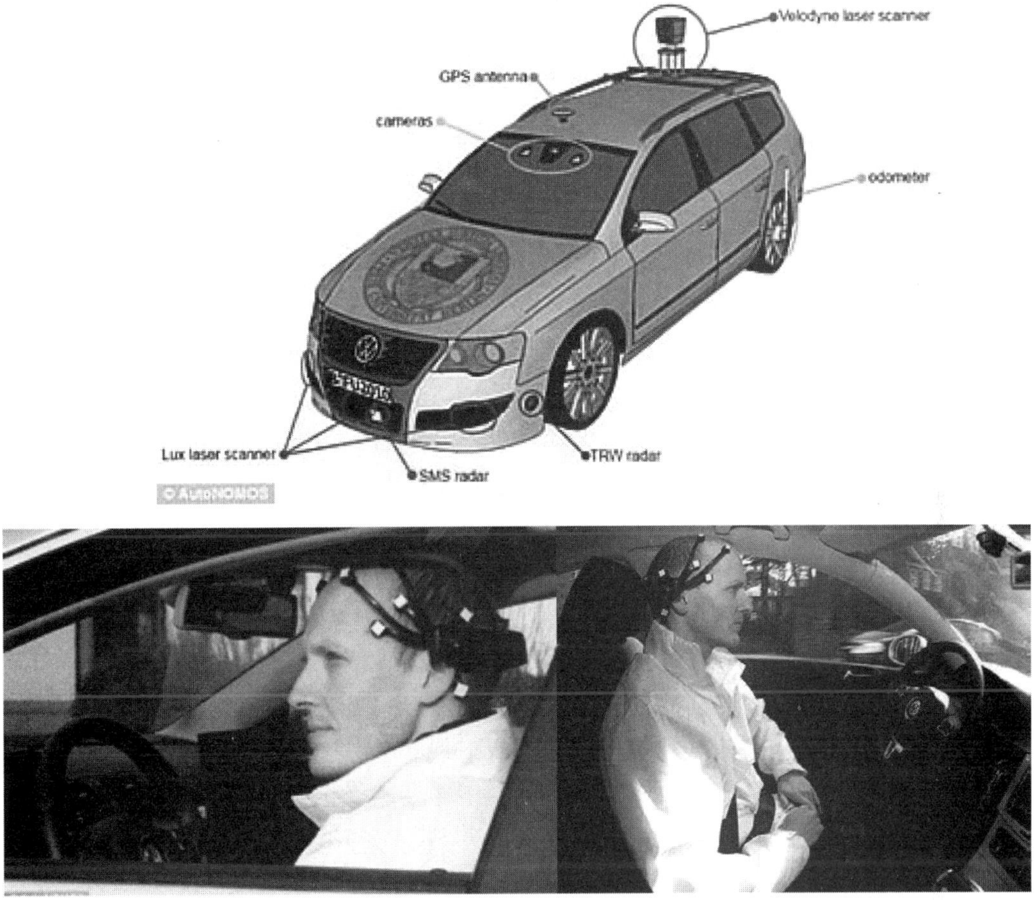

图 3－75　德国科学家试验用意念驾驶汽车

员称它们测试的汽车不过是“概念的证明”，距离成功通过大脑控制汽车驾驶还有很长一段路要走。

(3) 我国南开大学研发“脑控汽车”

我国南开大学计算机与控制工程学院段峰研究团队成功研发了“脑控汽车”，在国内首次实现人脑脑电信号与汽车系统的“联结”，有望彻底改变手脚并用的驾车模式，为肢体残疾人士提供驾驶便利。

2015 年 7 月 15 日，段峰的研究团队在南开大学进行了“脑控汽车”驾驶实验。实验中，实验员头戴脑电信号采集设备，对一辆安装有计算机处理系统、车载电控单元等装置的汽车发布指令。该设备由 16 个传感器组成，可捕捉驾驶者在集中注意力时产生的脑电波信号。研究人员还开发了一种可捕捉相关脑电波信号并对其进行翻译的脑电信号识别系统，该系统可在 1 s 之内识别分析人的驱车意图并向汽车电控制平台发送操控指令，以此实现人脑控制汽车的目的。汽车在人脑的操控下可准确执行启动、直线前进、直线倒车、刹车、车门上锁或解锁等规定指令（见图 3－76）。

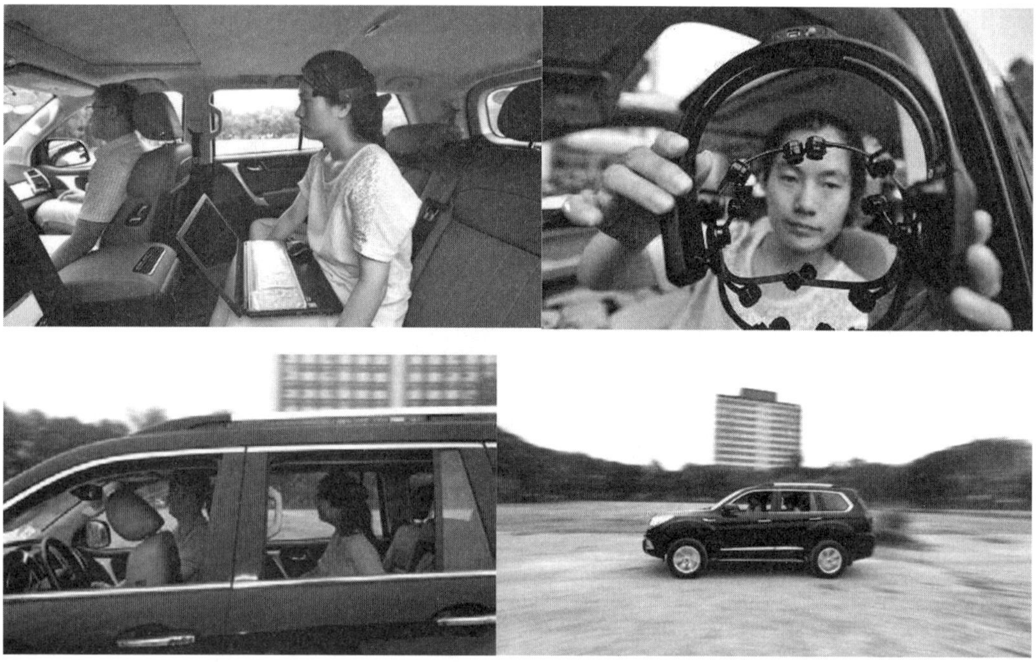

图 3-76　研究团队成员头戴脑电信号采集设备控制汽车

研究人员表示，没有必要忧虑由于驾驶员分心而导致脑控汽车出事故，这是因为驾驶员只有在改变汽车的运动状态时才需要集中注意力，如变线和转弯等。不过，这种技术的应用是否足以说服驾车者用脑电波来控制汽车行驶则远未确定。开发这种汽车的最初想法是为了帮助残疾人驾驶汽车。

就目前而言，南开大学与长城汽车合作开发的这辆汽车只能直线行驶，且并无投产计划。虽然“脑控汽车”颠覆了传统驾车方式，但离真正投入生产使用还需要一定时间。因为涉及车内机械操作的拉手刹、转向等动作，“脑控技术”目前还做不到。

早在 2014 年夏天，段峰团队的“脑控汽车”就实现了车内通过意念打开后备厢、关闭后视镜等操作（见图 3-77）。目前，南开大学在“脑控汽车”的脑控技术部分已经实

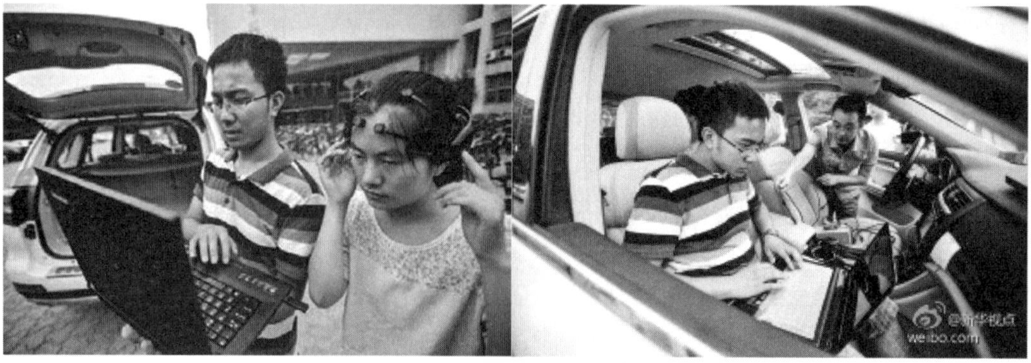

图 3-77　脑控操作（开后备箱、关后视镜）

现，但汽车的电动系统部分还有待进一步完善与改造，以便增强“脑控汽车”的安全性、智能性与人性化程度。此外，“脑控汽车”未来有望应用于肢体残疾人士的驾车行驶，但要真正开上马路，还需要考虑是否符合国家相关法律法规。

（4）俄罗斯展出脑控汽车

俄罗斯首个全尺寸“脑控汽车”样车于 2017 年 12 月 13 日正式在莫斯科展会上展出（见图 3－78）。项目负责人瓦西里·米罗诺夫表示，为了驾驶“脑控汽车”，将使用记录人脑信号的系统。

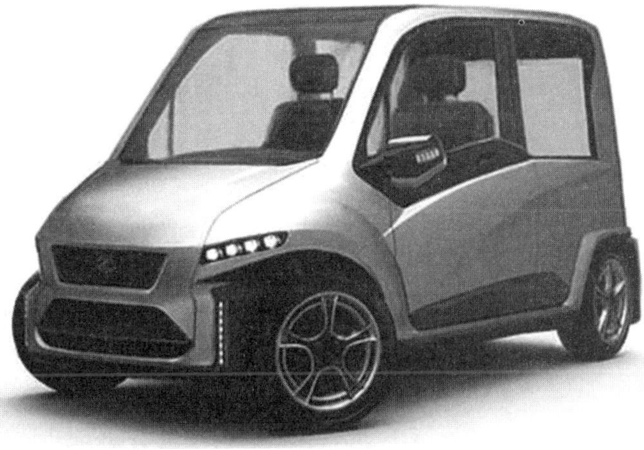

图 3－78　俄罗斯的脑控汽车

驾驶“脑控汽车”是一项复杂的科技任务，该任务将被分为两个部分。第一部分是监测道路状况，第二部分是监测司机状况并向负责控制“脑控汽车”的设备发送大脑信号。

在研发“脑控汽车”时，项目组特别关注了控制系统的可靠性研究。无论是借助电脑，还是在试验场实际条件下，都在不同状况下进行多次测试。

预计，“脑控汽车”的价值不会超过 100 万卢布（约合人民币 11 万元），该车将主要应用于行动不便人士。

3.2.7　模拟控制飞机和飞船

“脑控”应用在航天领域尚未真正实现，但已经开展了初步的探索。典型的应用是德国科研人员开发专用脑机接口装置控制飞机模拟器模拟飞行、英国科学家开发专用脑机接口装置控制飞船模拟器。

（1）德国开发脑机接口装置控制飞机模拟器开展脑控飞行可行性实验

受欧盟“脑飞行”（Brainflight）项目资助，德国慕尼黑工业大学（TUM）飞行系统动力学研究所开发了一种专用脑机接口装置控制飞机模拟器，用于探索脑控飞行的方法，并通过实验验证了大脑控制飞行的可行性。

2014 年 1 月，项目组组织 7 名拥有不同程度飞行经验的志愿者开展了飞行模拟测试，其中一人甚至没有实际开过飞机。模拟测试中，飞行员戴着一个连着许多电线的白帽子——一种脑机接口装置，目光集中在飞行员面前的屏幕上，通过大脑意念控制操纵杆，进而控制飞机转弯、倾斜飞行以及着陆，如图 3－79～图 3－81 所示。整个过程中，飞行员既没有碰脚踏板，也没有碰操纵杆。

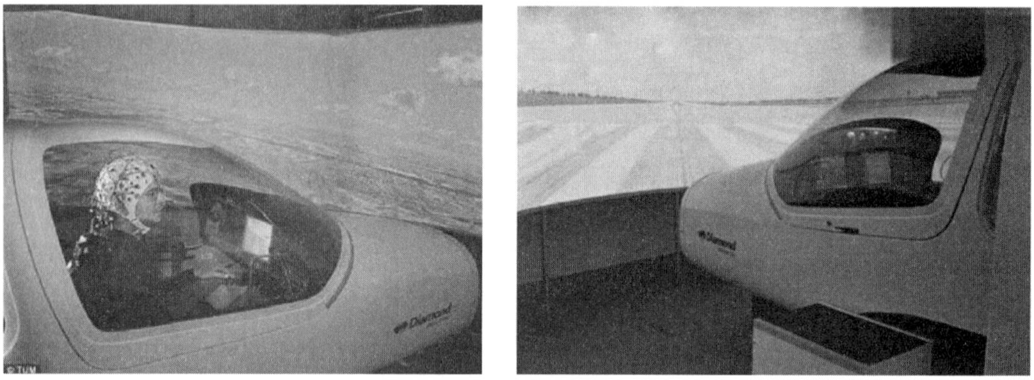

图 3－79　飞机模拟器

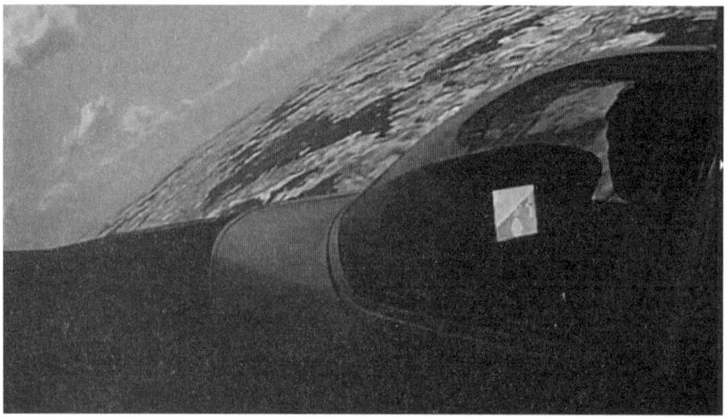

图 3－80　模拟转弯飞行

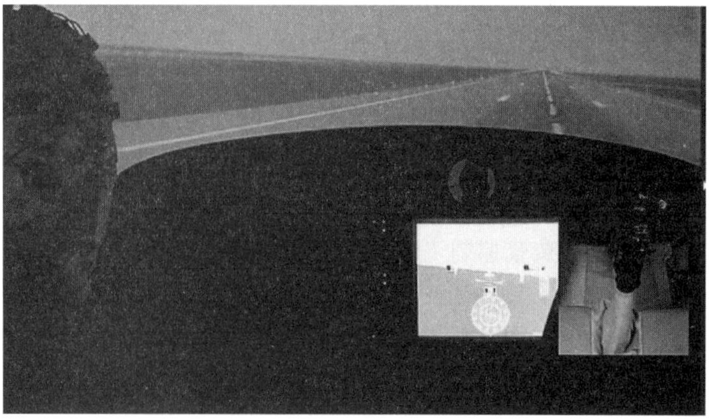

图 3－81　模拟着陆

最终，7 名志愿者中，有一名志愿者能跟随十分之八的先导目标，而偏差只有 10°，另几名志愿者在能见度极低的情况下实现了着陆，其中一名甚至着陆在仅几米宽的中央线内。

此次测试验证了脑控飞行的可行性。测试结果还表明，即使是只有少量或者没有操作经验的飞行员都可以直接使用大脑意识轻易地控制飞行。

用大脑来控制飞行的优点是能够让飞行本身变得更容易。这将减少飞行员的工作负担，由此提高安全性。此外，飞行员可以有更多运动自由，管理驾驶舱内其他需要动手操作的任务。该项目的长期目标是让更多人能开飞机。

该项目组下一步研究的问题是怎样把控制系统和飞行动力学方面的要求恰当转换，以适应新的控制方法。比如在通常情况下，当飞机受到的载荷变大时，飞行员在转向时会感觉到阻力，必须施加很大的反阻力。如果是用脑控，这种反阻力就会消失。因此，研究人员正在寻找将反馈转化为信号的替代方法，以便使大脑感受到这种反馈。

(2) 英国科学家开发专用脑机接口装置控制飞船模拟器

太空零重力环境下，身穿厚重的航天服在很大程度上限制了航天员的运动技能。而采用脑控装置，则将大大提升航天员的航天活动作业能力。英国埃塞克斯大学计算机科学教授里卡尔多·波利（Kaldor Polly）带领一支研究小组首次提出一个全新的理念——使用脑机接口装置来控制太空中的飞船。飞船座舱内部广角视图如图 3-82 所示。

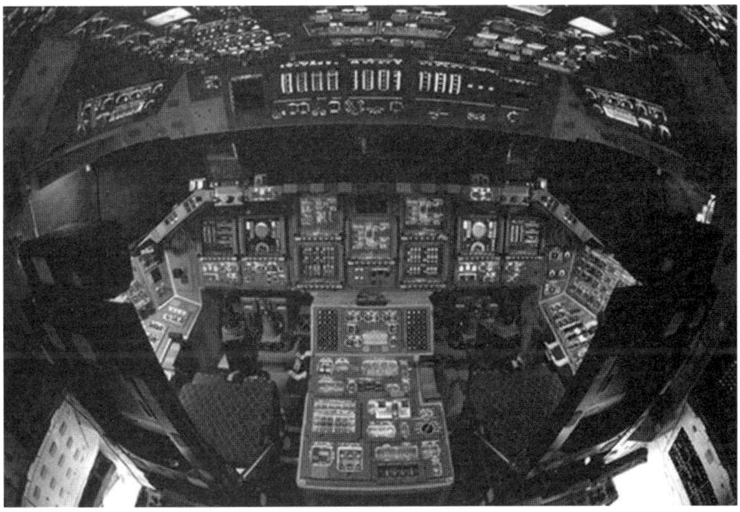

图 3-82　飞船座舱广角视图

2013 年 3 月，在美国国家航空航天局喷气推进实验室进行的实验中，测试者戴着一个包含 66 个电极的非侵入式帽状脑机接口装置，该装置能够获取大脑信号。为了放大大脑信号，研究小组通过计算机在屏幕上产生特殊的视觉刺激，帮助测试者产生大脑信号。

视觉刺激的原理和过程为：在屏幕上，飞船是一个较大的圆圈，太阳是一个较大的白色球体，当飞船逐渐接近时这个白色球体就会变大。在圆圈周围的一组 8 个灰色圆点是宇宙飞船移动的光标，每个圆点代表不同的方向，这些圆点将以绿色或者红色随机点亮。为了实现飞船沿着特定方向飞行，测试者必须集中精力于这些圆点，识别圆点每次点亮的颜色。对圆点色彩的专注将使大脑产生较强的脑电波信号。当测试者专注于飞船沿着正确轨道移动时，几台计算机将协同工作读取大脑信号并进行分析，实时呈现飞船的模拟飞行状况。

虽然太空环境应用脑机接口系统尚处于理论阶段，但研究人员发现两个人协同工作时具有较高的工作效率。研究人员还发现，当两个人同时连接电极时，某个人片刻的分神几乎不会对飞行产生影响。

3.3　“控脑”应用

“控脑”应用较少，目前只有人工耳蜗是最成功的“控脑”应用（见图 3－83）。人工耳蜗通过将体外言语处理器将声音转换为一定编码形式的电信号，利用植入脑内的电极系统直接兴奋听神经来恢复或重建聋人的听觉功能，已从实验研究进入临床应用。

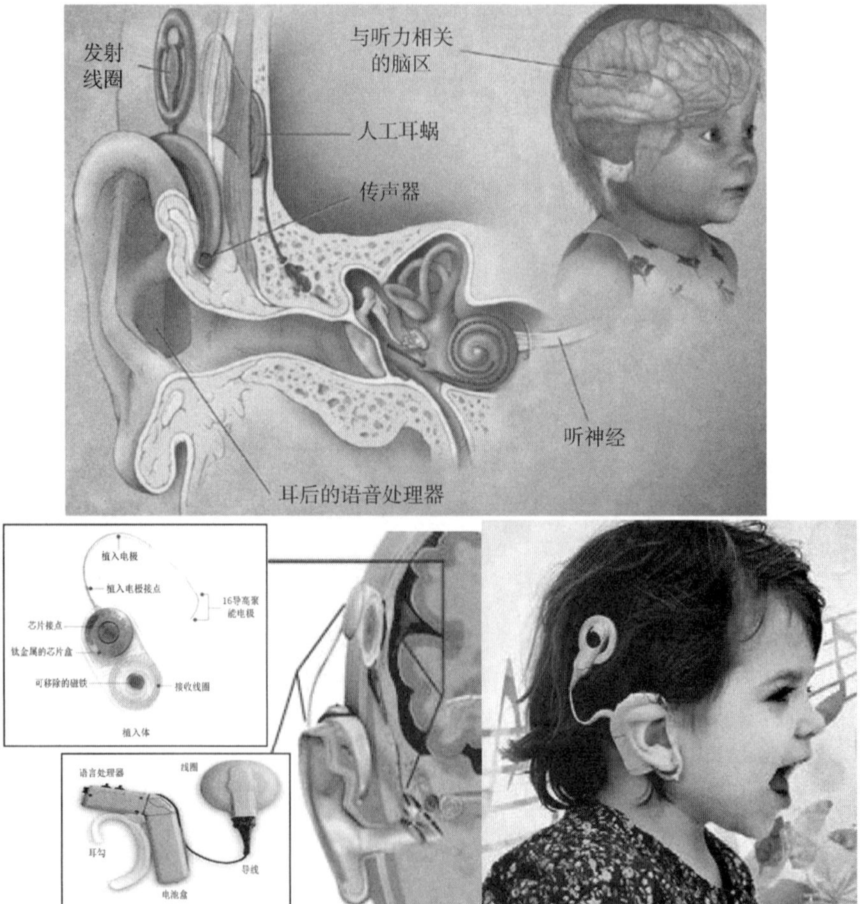

图 3－83　人工耳蜗原理及示例图

人工耳蜗的发展历史可以追溯到 1800 年意大利物理学家亚历桑德罗·伏特（Alessandro Volta）发现电刺激正常耳可以产生听觉。1957 年法国医生安德烈·德鲁（Andre Djourno）和查尔斯·埃里（Charles Eyries）首次将电极植入一名全聋病人的耳蜗内，使该病人感知环境声获得音感。20 世纪 60、70 年代，欧美等国的科学家也成功地通过电刺激使耳聋病人恢复听觉。通过人和动物模型的研究发现，电刺激诱发出的听觉的特点和需要解决的问题包括动态范围窄、响度增长陡峭及时阈音调识别差等。1972 年美国 House－3M 单通道人工耳蜗成为第一代商品化装置。从 1972 年至 20 世纪 80 年代中期共有 1 000 多人使用了该产品。1982 年澳大利亚 Nucleus22 型人工耳蜗通过 FDA 认可，成为全世界首款多通道耳蜗装置。目前，世界上主要的耳蜗产品公司有澳大利亚 Cochlear 公司、奥地利 MED－EL 公司和美国 Advanced Bionics 公司。全世界已有十几万聋哑者使用人工耳蜗，其中半数以上是儿童。

另一种较为深入的“控脑”应用是人工视觉（如图 3－84 所示）。人工视觉是利用人工视觉刺激器帮助失明者恢复视觉的方法。在面向实验性研究方面，杜贝尔研究所的科学家威廉·杜贝尔（William Dobelle）开发了针对失明病人的人工视觉脑机接口系统。1978 年，杜贝尔在一位男性盲人杰瑞（Jerry）的视觉皮层植入了 68 个电极的阵列，并成功制造了光幻视（Phosphene）。该系统包括一个采集视频的摄像机、信号处理装置和受驱动的皮层刺激电极。植入后，病人可以在有限的视野内看到灰度调制的低分辨率、低刷新率点阵图像。该人工视觉系统是便携式的，且病人可以在不受医师和技师帮助的条件下独立使用。2002 年，诺曼成为了接受第二代皮层人工视觉系统植入的 16 位病人中的第一位（见图 3－85）。第二代皮层人工视觉系统的特点是能将光幻视更好地映

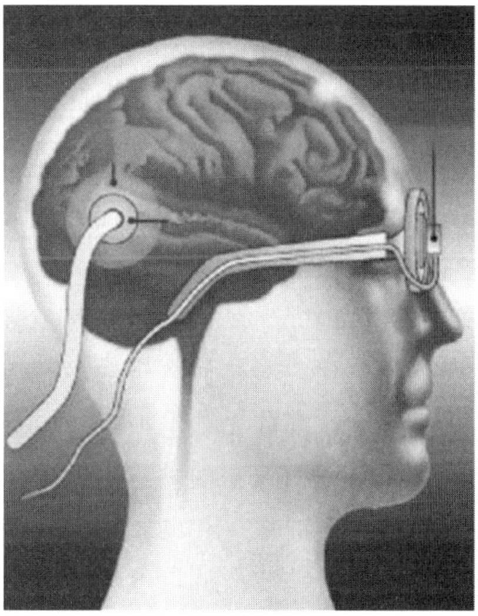

图 3－84　人工视觉示意图

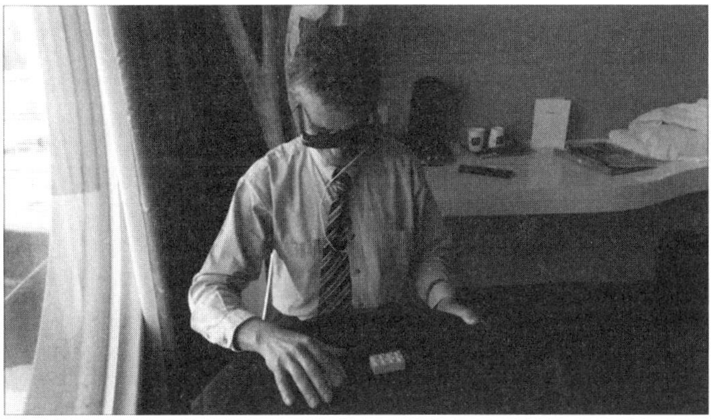

图 3－85　詹斯·诺曼佩戴人工视觉系统

射到视野内，创建更稳定均一的视觉，其光幻视点阵覆盖的视野更大。接受植入后不久，诺曼看到了圣诞彩灯勾勒出的他在加拿大的家，并可以自己慢速驾车漫游。不幸的是，该系统仅在几周后就失效了。而且在 2004 年，该技术的最初发明者威廉·杜贝尔去世，他几乎没有留下任何文件，也没有告知技术人员如何修复该系统。2010 年，诺曼通过手术移除了该系统，并再一次失明。

从结构构成来看，人工视觉系统一般包括视网膜刺激器、大脑视皮层刺激器和视神经刺激器。其中，视皮层刺激器是运用电极直接刺激枕叶皮层，可有光感产生，但无法形成图像；视神经刺激器则是利用外置相机收集图像，将其转变为数字信号后经芯片处理，再传递至视神经周围的微电极，刺激视神经产生信号；视网膜刺激器是在视网膜下或视网膜表面植入不同的微电极，微电极序列能把视觉信息转换成电子脉冲以刺激相邻的神经节细胞，神经节细胞通过视神经将信息传入大脑，使失明者感知到图像。如今已有实验表明，视网膜前或膜下芯片植入方法可以达到一定视力效果，但距离正式临床应用还有很长的路要走，面临的问题主要包括对视网膜局部刺激是否可产生对整个图像的感知、植入失明者眼内是否能使其拥有视力、对周边视力是否有影响、电子芯片的改造及刺激参数的大小等。

当前，正在开展的“控脑”应用主要是开发相关的新概念产品，例如美国国防高级研究计划局联合商业机构和地方政府开展了多项“控脑”应用的新概念产品的研发工作，主要包括：1）脑听器，可以将声音转化为能够沿着皮肤传入大脑的电子脉冲；2）心灵及生理响应系统，通过计算机模拟脑电波控制人体的生理反应和思维；3）无线电催眠发生器，通过特殊频率的无线电波与人体脑电波产生共鸣，达到催眠效果；4）MKULTRA 项目，研究控制动物大脑的关键技术及相应的脑定位方式；5）神经系统脑电波声音操纵项目，产生与共振频率一致的脑电波声音脉冲，以激发人类的感觉共鸣；6）听觉系统，向人的大脑发射特殊波形调制（100～10 000 MHZ）的微波，在其大脑产生声音。

第 4 章　脑科学带来的影响

脑科学的发展提升了人类对脑的理解和脑重大疾病的诊治水平，也为发展类脑计算系统和器件、突破传统计算机架构的束缚、推进人机一体化提供了重要的支撑。与此同时，脑科学也是一把双刃剑，其发展和应用也带来了军事、伦理、监管、健康、隐私等问题，对国家安全和社会治理提出了新的挑战。

4.1　对军事作战产生影响

脑科学是生命科学的热点和难点领域，由于人脑结构功能的复杂性，探索人类思维的运行机制将成为人类进步新的里程碑。一场以“脑”为标志的颠覆性技术革命正在酝酿，这也必将给人类带来巨大的改变。从军事领域看，因为脑科学直接涉及到了人类最核心的思维意识领域，是一个全新的领域和空间，其所带来的变化甚至将超越核武器技术。战争将由传统的物理竞争空间向多维空间发展，战争形态以及战争的核心要素也将发生革命性的改变，以军事“脑科学”为核心的军事高新技术竞争，也将逐步发展成为国际军事领域研究的新热点。

4.1.1　致胜思路发生新转变

科技进步带动军事理论及战场规则不断发生变革。从战争发展演变历史来看，锻造技术的发展，促使木石时代向金属时代的演变，推进战争向冷兵器时代发展；火药的发明应用，推动战争由金属武器时代向火药武器阶段的转变。随着蒸汽机及电气化的工业时代到来，火药武器时代也迅速向机械化武器时代转变。特别是进入近现代以来，信息技术的发展，使战争由机械化武器时代向信息化武器时代迈进。当前，以生物技术等为代表的颠覆性技术发展迅速，特别是“制生权”战略理论的提出（见表 4－1），为军事变革提供了新的探索空间。随着脑科学研究热潮的来临，脑战争将不仅成为新的战争形态，还是军事学预先研究的热点。

表 4－1　现代军事理论变革及技术构成分析

理论变革	关键技术	代表武器系统	战争样式
制海权	航海技术	战舰、航母	海战
制空权	飞行技术	战机	空战
制天权	航天技术	卫星、飞船	太空战
制信息权	信息技术	信息攻防武器	信息战
制生权	生物技术	生物武器高新技术	生物战
制脑权	脑科学技术	智能化、脑控武器	脑战争、意念战

脑科学军事应用的核心要义就是基于脑科学的核心科学原理，通过军事转化技术、手段和方法，最大限度地提高作战效能。脑科学军事应用的一个显著特点就是由传统的“物理能力”核心向更加高级的“思维智能”核心转变，甚至能够达到直接影响或控制人的思维，这一变化直接突破了传统技术发展的思维，为战争致胜思路的变革带来深远影响。随着脑科学的发展进步以及军事应用，“制脑权”将成为新一代战争核心要素，这意味着从肉体上消灭敌人不再是战争的唯一选择，“有度”征服、“不战而屈人之兵”则会逐渐演变为未来战争的终极致胜思路。

4.1.2　作战样式产生新变革

伴随脑科学技术飞速发展，诸如“脑控”“控脑”、思想战争、意识战争、人工智能、智能机器人、人机融合、人机对抗等概念交织，描绘出了一幅新常态战争的全景图。技术进步必然会催生军事作战样式的新变革。综合来看，脑科学影响未来作战样式主要体现在3个革命式方向：“强化士兵”“脑机一体”和“精神控制”。

(1)“强化士兵”——人脑的改造与增强

作为战争行动的主体，人的执行效率决定着战争行动的结果。因此，士兵的单兵作战能力成为战争制胜的关键因素之一。借助植入神经电子设备、神经刺激等脑科学相关技术，未来士兵将具备高于常人的视力、听力、学习和记忆能力，其战场态势感知力、军事行动注意力、情报分析专注力等战场任务执行能力将大幅提升。同时，战斗过程中心理应激反应，如惊慌、创伤应激障碍等也将得以克服。通过脑机接口、人工义肢等外部设备，人脑功能将通过机械得到进一步延伸，士兵的身体机能将成倍增强。同时，士兵可以实时与外界进行信息接收与传输，进而实现战争的高效远程控制和战场指挥。因而，脑的改造和强化技术将产生具有超强战争介入能力的“强化士兵”。投送“强化士兵”有可能迅速改变战场态势，“落一子而全盘活”。与此同时，战术小队、“斩首”作战等特种作战方式也将会产生本质上的变革。基于脑科学相关技术的“强化士兵”战斗力具体构成分析见表4-2。

表4-2　基于脑科学相关技术的“强化士兵”战斗力构成

人体功能	关键技术	军事用途
视力	视网膜植入物	特定视力、夜视能力等
听力	人工电子耳蜗	敏感听力、特殊波段听力等
逻辑推理能力	大脑区域刺激	提升数学和逻辑能力等
学习和记忆能力	大脑植入物	获得知识的记忆和相关技能等
战场作战能力	大脑电极刺激	战场态势感知力、军事行动注意力、情报分析专注力等
信息接收与传输	电脑芯片植入	大脑的信息发送及结果反馈等
辅助支持	脑机接口、人工义肢	机器手臂、机械骨骼等

(2)“脑机一体”——武器装备脑控化与智能化

通过非传统的武器装备使用，战场形态将呈现出“脑机一体”的全新特点。“脑机一体”主要体现在两个方面，一方面是“脑控”技术的应用使武器装备为人脑所控制，战场将会由远程控制的机器组成，并呈现“机器战”特点；另一方面是人工智能“仿脑”水平进一步提升，甚至超越人类智能，届时人工智能与机械高度融合、具备自主思考能力的无人武器装备将统治战场。

“脑控”技术的发展与应用将使未来战场上士兵可通过大脑直接操控武器装备，实现“脑机合一”，将极大地改变现代战场样式。脑机接口、神经芯片等技术的发展将使士兵大脑直接链接到武器装备的操作系统成为可能。士兵大脑神经系统层面的武器操作系统能比其他任何系统更为快捷、精确。因此，“脑机合一”系统不仅能够全面施展人脑优秀的决策思考能力，同时结合机器精准的执行操作能力，更能够有效提高士兵在严酷战场环境下的作战实力，综合提升武器装备作战效能。

“仿脑”技术的发展与应用将使类脑智能同武器装备结合，从而充分发挥已有装备性能，大幅提升无人装备的智能化水平，使战场人员与系统具有更强的协同作战能力，这将带来多方面的军事优势，如机器人会代替士兵进行作战，或由大规模机器兵团直接开展代理战争等，无人机器人兵团战可能将成为战场主体。另一方面，若“强人工智能”技术取得突破，机器智能将远远超越人类智能。在战略和战术层面上，人工智能将在战略制定评估、数据融合支援、态势估计、威胁评估、资源分配和响应方案等方面发挥决定性作用。未来，战争对抗形式将会逐渐向智能平台间对抗的方向转变。

(3)“精神控制”——意识的操纵与控制

未来的战争不仅是常规战，更是“信息战”“生物战”甚至是“意念战”。毕竟人是战争的主体，而大脑又是人的主体，只要控制了人的大脑，就控制了整个人，也就取得了战争的主动权。随着脑科学深入发展，特别是在“控脑”应用不断取得突破的情况下，战争形态将由“物理战”向“意念战”的方向发生根本转化，即由以往的物理损伤为主的战争向精神控制为主的战争转变，达到使敌方不战而降的作战目的。

从原理上讲，“意念战”旨在依靠不同技术方法强制干预与控制敌方士兵的大脑，使其意识模糊混乱、出现幻觉，迫使敌方做出违背自身利益的行动，如自主放弃抵抗、投降、自杀等。“意念战”主要依托三类武器，包括非致命性控脑武器、致命性控脑武器及神经生物药剂。其中，非致命性控脑武器具备隐秘特征、造成短期心生理损伤等表现，是未来“意念战”的“杀手锏”武器（见表 4-3）。

表 4-3　非致命性控脑武器的机制分类

武器分类	传导介质	军事用途
电磁波武器	电场、磁场、微波	利用微波将声音直接传送到人的大脑专利技术；脉冲微波能改变大脑中的神经递质传递；使用与脑电波相同频率的脉冲微波控制人脑等
声波武器	低频声波、强声波、超声波	利用声波及声学机制催眠或使人体丧失行动能力
光波武器	激光等	利用激光及相关原理使人体丧失行动能力
精神电子武器	信息传播与脑电波	利用与人的神经系统交互作用，通过远程网络操控人的行为

4.2 对社会治理产生影响

随着人类对脑结构和功能的理解不断深入，认知神经科学推动了在脑和神经系统层次上认识人的社会特性及其本质，“仿脑”“脑控”“控脑”等应用相继融入人类社会发展进程。然而，脑科学与类脑智能的飞速发展加剧了人们对社会治理问题的关注和担忧。社会结构失衡、政治经济失稳、人机共存失控等新挑战将成为未来国际社会的讨论焦点。

4.2.1 社会结构失衡

脑科学发展为社会结构平衡问题带来新挑战。首先，随着类脑智能的广泛应用，大量人工智能将被作为劳动力安置于社会的各个层级，特别是中低层次脑力劳动及大部分体力劳动的工作岗位将被人工智能取代，社会上大规模的失业现象将不可避免。中低端工作岗位逐渐消失将会对相应社会阶层人群造成严重打击，大量失业人群的产生极不利于社会和谐稳定发展。

其次，神经增强技术未来可以用于增强正常人的一些脑功能。例如，使用具有记忆功能的人脑植入芯片，人的记忆速度会更快，记忆效率更高，从而使工作生活效率和质量大大提高。被神经增强的人会拥有超出普通人的认知能力，成为某种意义上的“超人”，这将对未使用的人造成竞争优势和压力，导致群体之间力量和经济的不平衡，使社会财富向使用了“强脑”手段的人群聚集，富者愈富、贫者愈贫，从而可能引发新的社会矛盾。

最后，脑疾病研究使人类对脑疾病、脑衰老的认识愈发清晰。同时，人工智能医疗、脑机接口、人工义肢等技术的蓬勃发展为人类保持健康提供了强力手段，极有可能大大延长人类种群的平均预期寿命，甚至有可能出现借助人体冷冻、大脑移植等技术实现“长生不老”“死而复生”的现象。这些技术手段的介入将对世界人口总量、增长率及人口的正常新陈代谢产生深远甚至负面的影响，世界范围内的人口结构金字塔将面临结构失衡。与之相伴，战乱、饥荒、能源危机等严峻问题将接踵而至。

4.2.2 政治经济失稳

脑科学发展为社会政治和经济的稳定带来新挑战。在政治层面，以认知神经学研究为基础，“控脑”等技术应用可能对选举、议政、政府权力行使等政治活动产生深远影响。现代脑科学研究表明，激素、神经递质等生物化学分子对人的信任、公平、利他、合作等社会偏好的形成起着至关重要的作用。例如，脑分泌的催产素（荷尔蒙的一种）可以提高人们对其他人、政治人物和政府的信任水平，进而影响人际信任和政党认同。通过技术手段对人体激素分泌水平进行直接或间接地调节将会改变人对于政府执政效果的看法。另外，借助热磁刺激、脑机接口等技术手段可以对特定关键人物形成意识入侵，获取政府决策信息，窃取国家重要机密，甚至可以直接左右国家战略决策。最后，利用人工智能分析大数据的手段可以实现对人群部分政治倾向的预测，例如斯坦福大学研究人员利用神经网络算法识别社区停泊车辆进而判断社区居民的政治倾向。未来，人工智能将向“强人工智能”发展，政府的决策和权力行使管理也有可能被高度智能化的系统所替代。

在经济层面，以神经经济学、神经心理学为代表的脑科学分支学科及以脑功能成像、类脑人工智能为代表的技术应用在推动产业结构持续变革的同时，也可能对全球金融市场及企业商业模式产生重大影响。基于金融市场本身的混沌系统特性，未来“强人工智能”发展极可能会催生新型金融市场预测工具。特别是随着人工智能与量子力学、混沌理论的结合，有可能摆脱历史参考数据缺陷、群体行为预测障碍等桎梏，进而出现可以综合分析政策趋势、历史股价、市场情绪等多方市场因素的金融工具。若此类金融市场预测工具被一部分人或组织掌握，通过准确预测市场动向来谋取利益或操纵市场，则全球金融市场可能随时陷入危机，全球经济环境将剧烈震荡。此外，从企业角度看，为了获得更多的利益，企业极有可能会从神经学层面上研究消费者经济活动行为和心理，进而从源头上影响消费者的购买能力和支出模式。但作为核心技术的掌控者，企业有可能通过非法或不道德的手段摆脱现有法律的束缚，打破供需关系的平衡、形成寡头垄断，使消费者的权益受到损害，甚至企业可以通过“控脑”等技术剥夺消费者自主选择商品的权利。这种可能性为保证经济市场正常有序运行埋下了隐患。

4.2.3　人机共存失控

2017 年，著名物理学家史蒂芬·霍金（Stephen Hawking）曾警示现代科学界：“人工智能的兴起可能成为人类历史上最糟糕的事情，也可能成为最美好的事情。”社会大众也开始担心人工智能或类脑机器人会超过人类的自然智能，并产生了人工智能威胁人类生存的担忧。但就目前人工智能所处的发展阶段来看，在未来很长一段时期内，人工智能仍会停留在模仿人类智力或部分专业领域强于人类的“弱人工智能”阶段。实现具备自主思考能力、拥有情感等高级脑功能、全面超越人类的“强人工智能”还遥遥无期。

人工智能的大发展真正值得警惕的，不应该是技术本身，而是人的自我意识和格局能否与飞速发展的时代环境匹配起来。从短期来看，“弱人工智能”发展为社会治理带来了法律、安全等方面的隐患。例如，在紧急情况下，一辆无人驾驶汽车不得不在小风险的大事故和大概率的小事故之间进行选择，导致事故或交通肇事责任极易归属不清。又如，致命性智能武器脱离人类管制，因故障或人为使用不当造成伤亡而无法向人工智能问责。甚至若此类武器造成大规模伤亡事件可能导致社会秩序的大崩溃。从长期来看，人工智能系统失控是最大的潜在风险，不遵循人类意愿行事的“强人工智能”的崛起有可能威胁到人类的生存。

综合来看，人工智能与人类的矛盾关系是辩证的、对立统一的。人类可以通过利用、改造、创造人工智能而推动自身智能的发展，从而为自身带来更多的利益。反过来，人类智能的发展又可以研究出更高级、更聪明的智能机器，使之提供更好的服务来满足人类的需要，促进整个社会的发展。因此，需要从各个角度健全完善对人工智能及类脑机器人技术的约束和监管，使“让人更像人、让机器更像机器”，维护好人类与机器的共生与融合发展态势。

4.3 对伦理道德产生影响

未来以神经科学、人工智能、脑机接口等科学技术为代表的脑科学将深度融入各行各业，并将对经济发展起到积极的促进作用。虽然现代脑科学发展前景广阔，但同时它又模糊了物理现实与主观感受的心理界限，衍生出错综复杂的伦理、道德和安全问题。总的来看，人类社会不得不面对三类触及伦理道德底线的敏感难题，即人权自由、隐私保护和身份认同。

4.3.1 脑科学实验涉及人权自由问题

脑科学以人的大脑作为实验观测的对象，因而不能没有受试者参与。但在对人脑进行研究中出现任何差池都可能带来意想不到的可怕后果。因此，对脑科学研究活动进行伦理考察是十分有必要的。脑科学实验人权保护的重点是受试人的健康权和知情权。

在健康权方面，一些研究机构可能利用患有精神疾病、心智状态不足、能力受到限制而不能维护自身权益的弱势群体开展脑科学实验。《赫尔辛基宣言》第 20 条明确提出，“仅当研究是出于弱势人群的健康需求而又无法在非弱势群体中开展时，关系这些弱势群体的研究才是正当的。”因此，将弱势群体作为受试者，必须要有正当的理由，并能保护其健康权。比如，研究癫痫脑手术对记忆的影响试验中，纳入受试者范围的必须是需要做癫痫脑手术的癫痫病人。

在知情权方面，脑科学研究具有高度的复杂性和不确定性，绝对安全很难达到，受试者参加研究需要承担很高的风险。由于信息严重不对称，若研究或医疗机构利用诱导、强迫、虚假宣传的方法，隐瞒实验风险，不进行安全性、可靠性评估与声明，在受试人不知情的情况下进行实验而产生了不良后果，则是严重危害了受试人的根本利益。因此，在脑科学实验中必须通过正规法律程序保证受试人的知情权并征得同意，杜绝侵犯人权尊严的不道德行为。

4.3.2 脑科学技术产生隐私保护问题

脑科学相关技术的大规模应用可能导致“透明化生存”，人的健康信息、思维信息和行为信息都有可能暴露，隐私随时可能受到侵犯。隐私受到侵犯主要表现在以下两个方面。

（1）身体和身份信息泄露

人们必然不希望自己的身体和身份信息被一些不相干的人窥视，特别是一些不愿意被人知晓的疾病和私密信息。然而，在脑科学飞速发展的背景下，获取这些信息可能轻而易举。通过脑电图、脑成像、脑机接口等技术可以收集、分析个人的基本身体信息。例如，通过对脑电波信号分析可以获取个人神经系统健康的信息。如果保险公司借助该技术获取个人将来可能得某种重大疾病（诸如脑瘤、神经疾病等）以及可能发病时间的信息，保险公司将不愿意给这些人承保或者提前解除保险合约，而用人企业在获得这些信息后也有可能不愿意雇佣这些人或者提前解雇这些人，这无疑会将当事人置于非常不利和被动境地。另外，神经芯片、脑机接口等技术使“读取大脑”从科幻变为现实，此类技术往往牵涉到记忆存储、意识控制等敏感领域。若植入大脑的相关设备与网络相连，黑客就可以解读用户记忆及神经活动模式，从而盗取姓名、年龄、联系方式、住址甚至银行密码等基本信息，个人隐私权将受到侵犯。

（2）思维和行为信息泄露

利用数据挖掘、人工智能等信息技术，可通过对脑电波信号、脑成像图形进行解读，从而了解人的整个思考过程并且推断出思考的结果。此外，利用脑科学技术还可以获取个人的生活方式、行为习惯和行踪等信息。例如，一个人植入了具有通信、定位等功能的脑芯片，那么其行踪有可能被别人掌握，其日常生活可能被监听和监视，其生活方式和行为习惯有可能被别人了解。未来脑机接口等技术也有可能使人的大脑信息在外围设备上留下痕迹，进而产生隐私泄露的风险。

“读取大脑”技术的发展可能带来一些意想不到的负面影响。商人可以利用此类技术窥探人们的消费心理和观念，进而调控人们的购买行为活动；政治家可以利用此类技术洞悉社会心理，博取信任，赢得竞选等政治活动的主动；教育工作者可利用此类技术预测孩子的智商或者性格偏向，可能禁锢孩子未来的发展。

一旦个人的身体信息、身份信息、思维信息、行为信息被泄露出去，个人的隐私就受到严重侵犯，有可能给当事人带来不必要的伤害。若人脑中的想法都得不到保护，人就会像生活在“透视镜”下没有安全感，就会导致社会人人自危，相互之间缺乏信任，并会直接影响到社会的稳定与发展。

4.3.3　脑科学概念带来身份认同问题

在脑的高级功能研究方面，神经科学技术可能会打乱人们的身份感和能动性，深度动摇关于自我和个人责任（法律或道德）之本质的核心假设。身份认同伦理问题涉及人对自身的身份认同和人对“人工生命”的身份认同这两个层面。

在人对自身身份认同的问题方面，直接作用在人身体上的神经科学和人工智能可能带来比在其他领域的应用更深远的伦理影响。从心理学角度看，长期接受大脑电刺激或安装外部脑机装置，可能使一个人开始怀疑自己的身份，怀疑自己的行为是自己的意识控制还是其他设备控制，进而产生身份认同危机。若“控脑”应用取得突破性进展，在应用脑机接口技术时，脑机接口装置可能受外界控制而向大脑发射信号，使人改变原来的判断和决定，甚至做出违背自身本意的行为，这将对人的自主控制能力产生重大影响，并且带来许多法律和道德层面的问题。

人类对“人工生命”身份认同问题引发了科学界在伦理层面的激烈争论。随着基因工程、类脑芯片、机械义肢、人工智能等技术不断发展与融合，升级改造人体、创造“人工生命”最终会成为可能。近年来，神经增强人、半机械化改造人、机械人造人、类脑机器人、赛博人等新概念不断涌现。基于人体的改造人是否已经脱离人类范畴？未来基于拥有情感和自主思考能力的“强人工智能”能否被视为人？社会学界、物理学界、生物学界、计算机学界对此众说纷纭。相信在今后的很长一段时间内，“何为人类”将成为脑科学伦理研究的重点课题方向。

虽然脑科学在伦理道德方面存在着多方面挑战，但是不能因为困难而阻碍科学发展与进步，更不能因为发展而漠视了其带来的伦理与社会问题。因此，未来脑科学研究应该遵循伦理基本原则，体现中立、可控、非伤害、尊重人权的理念，避免成为使人类社会误入歧途的技术和工具。

4.4 对生理健康产生影响

保障民众健康的重大社会需求必将使脑疾病研究成为脑科学重点内容之一。脑科学多学科交叉集成发展的特点，使神经科学、类脑研究、计算机科学等学科与医学研究紧密地交织在一起。伴随脑成像、光遗传、脑电、细胞与分子生物学、人工智能、脑机接口等技术的日益成熟，神经系统疾病诊疗与社会健康医疗条件将持续改善。未来，可穿戴智能健康检测设备、老年陪护机器人将广泛应用；基于人工智能的健康管理将成为现实；孤独症和儿童智障等神经发育疾病被精准诊断；阿尔茨海默症、帕金森症等神经退行性疾病将得到有效的早期诊断与干预；植入式芯片等脑机接口将被应用于各类神经精神性疾病治疗；虚拟现实广泛应用于科研、实验、临床、手术等领域的模拟训练；神经芯片、仿生器官将初步普及。

脑科学技术在为人类带来健康保障和更长寿命的同时，也使各类疾病所产生的社会负担大幅度降低。根据世界卫生组织（WHO）预测，2018 年全球痴呆症约产生 1 万亿美元的成本，2030 年将达到 2 万亿美元。

人们越来越清楚地认识到安全健康问题是脑科学研究中最重要和最基本的问题。人类安全健康面临的威胁主要有两个方面：

第一，脑部或中枢神经外科手术带来的伤害。人脑器官极易受到创伤，但在治疗脑疾病或从事脑机接口、神经增强等相关研究的过程中，有时必须使用手术手段，而神经外科手术本身就具有很高的风险性，由此导致的死亡率在 2%左右。一般而言，外科手术带来的伤害分为短期和长期两种。短期伤害主要是外科手术创伤及并发症问题，如物理创伤、出血、感染、过敏和麻醉反应等；长期伤害主要包括身体对手术植入物的排异反应等。另外，手术还有可能带来后遗症，影响患者脑功能，最终造成情感、个性等方面的改变。

第二，神经技术设备带来的伤害。脑机接口、神经增强等技术原理都是基于信息技术来介入人脑的电信号传导过程。目前，这些技术长期应用对人脑产生的影响尚未得到充分的评估，存在较高的风险隐患。例如，脑芯片的植入有可能会导致大脑组织遭受破坏或影响，进而导情绪改变，长期使用可能会使人脑被再塑造；在难以获得稳定的脑电信号和对脑电信号的分辨率不高的情况下，容易产生脑信号误读的情况，造成误诊及医疗事故等间接伤害的可能性增大；由于人的思维复杂性，突发情感可能会导致植入控制系统的混乱，可能对人造成潜在的伤害；长期使用脑成像、脑机接口设备还会带来电磁辐射、无线电辐射等隐性伤害。因此，脑科学研究要考虑技术本身的安全问题，确保研究人员、受试者和病人的身体不受伤害，还要考虑对潜在的风险进行安全评估。

4.5　对文化意识产生影响

文化是一种社会现象，是人类群体共同创造的物质文明和精神文明的总和。文化在某种意义上也可以说是脑的产物。脑的进化为人类文化的产生奠定了物质基础，它又在文化的影响和熏陶下得到发展。以语言和脑的关系为例，脑和语言都是为了解决认知和感觉运动方面的问题而进化的。人类为了处理符号发展了语言技能以及相应的脑组织结构，而这些脑组织结构反过来又促进和发展了更高级的语言能力。

认知神经科学为人们理解认知与大脑的功能提供了新路径，同时脑图谱、人工智能、脑机接口等技术为人们深入研究文化与意识提供了新手段。当路径与手段重构后，传统政治社会科学中的一些基本假定将被推翻，管理与把控社会文化意识将面临新的挑战。

4.5.1　影响社会主流意识

当前，脑科学相关技术深刻改变着人类的思维方式和生活习惯，对社会意识形态产生了潜移默化的深远影响。人工智能等信息技术为人类文化生活提供崭新的高智能交互娱乐模式与手段。游戏制造商在电子游戏中广泛应用人工智能，未来借助脑机接口、虚拟现实等技术，电子游戏可以进一步向真实世界逼近，给游戏体验者带来更强的临场感和存在感，打破了现实和虚拟的界限。这样的文化载体为文化传播提供了更为有力的渠道，使新的思想、文化与意识形态更加广泛和迅速的蔓延，可能会对现今的社会主流意识带来冲击。例如，研究发现含有暴力、血腥内容的电子游戏可能增加玩家在现实世界中的暴力倾向。脑成像技术应用结果显示，对于长期玩暴力电子游戏的年轻玩家，其大脑对暴力场面的反应较小，这意味着这些玩家可能在面对这些暴力行为时变得麻木。暴力、恐怖情绪的不断传播会影响社会部分人群的世界观、价值观、人生观，造成他们缺乏对社会主流文化意识的认同，进而产生不满和抵触情绪，为社会安定带来新的威胁。

4.5.2　加剧文化意识冲突

冷战结束伊始，美国政治学家塞缪尔·亨廷顿（Samuel Huntington，1927—2008 年）提出了举世闻名的“文明冲突论”。他认为随着冷战的结束，意识形态的对抗已让位于全球层面不同文明之间的冲突，文明成为一种重要的国际政治行为体。冷战后不断凸显的民族主义国际冲突似乎印证了亨廷顿的假说。基于此，法国国际关系学者多米尼克·莫伊西（Dominique Moïsi）提出当今世界已进入“情绪冲突”的世界。

意识形态和文化是实现国家利益的重要手段和维护国家安全的重要屏障。意识形态领域往往成为敌对势力搞乱社会、颠覆政权的最先选择的突破口。早在 1945 年，美国中央情报局局长艾伦·杜勒斯（Allen Welsh Dulles，1893—1969 年）就曾在众议院国际关系委员会上说道："人的脑子、人的思想是会变的。只要把脑子弄乱，我们就能不知不觉改变人们的价值观念，并迫使他们相信一种经过偷换的价值观念。"这是关于"政治转基因"战略直白而又形象的描述。

在当代世界思想文化领域交流交融频繁、对抗与合作深刻复杂的大背景下，脑科学技术极有可能被用于影响甚至控制人的意识、信仰和价值观等。国外已通过试验证明，实施外部磁场刺激可以改变人的信仰和对事物的认识。例如，2015 年英国和美国的联合团队研究发现，使用磁场将人类大脑内的恐惧中枢关闭，可使人的偏见和信仰发生改变。

第 5 章　国内外推进脑科学发展主要做法

近年来，全球围绕大脑的研究掀起了新一轮热潮，围绕脑科学的国际竞争博弈日趋激烈，多国已积极布局启动重大计划开展专题研究，与大脑有关的科学发现不断涌现，一些重大科学问题和关键技术已呈现出革命性突破的先兆。

5.1　各国争相布局战略计划

近年来，美、欧、日等世界发达国家和地区先后启动了各有侧重的脑科学研究重大计划，从顶层强化战略部署。

20 世纪 80 年代早期，美国国内开展“利用新的计算机技术建立脑数据库或模型”论题研讨。1991 年，决定设立一项专门用于资助神经科学与信息科学相结合的研究计划。1992 年，成立“人类脑计划”联邦协调委员会。1993 年，发布“人类脑计划：第一期可行性研究”项目公告。1995 年发布该计划的修订版本。1997 年“人类脑计划”在美国正式启动，并很快发展成为一个国际性的研究计划。2010 年，美国国家卫生研究院（NIH）推出“人脑连接组工程”（Human Connectome Project，HCP）计划，旨在在五年时间里利用最先进的核磁共振技术（MRI）对 1 200 名成人志愿者进行脑功能成像，获得具有更高时空分辨率的数据以进一步了解人类脑部神经环路的连接情况和功能。HCP 计划分两个阶段实施，第一期要求在 2012 年夏天之前完成主要数据采集和分析方法的改良和优化，第二期从 2012 年秋天至 2015 年，每年完成 400 人的脑功能数据采集，最终实现 1 200 人的目标。2013 年，HCP 计划对外公布第一批研究数据，包括来自 68 位健康成人的脑部扫描图像以及个体性格、认知能力、情感特征、感知功能等行为信息，数据量达 2TB。2013 年 4 月，时任美国总统奥巴马宣布了投资达 30 亿美元的“通过创新神经技术推进脑研究”计划［简称“脑计划”（BRAIN Initiative）］。2014 年 6 月，美国加利福尼亚州出台一项预算法案，划拨 200 万美元实施加利福尼亚神经科学先进创新研究蓝图（Cal - BRAIN）计划，这是第一个借力美国 BRAIN 计划的州立项目。该计划通过明确寻求产业的参与而与 BRAIN 项目区分开来，强调神经科学研究潜在的经济效益，旨在促进将任何相关发现转化为商业应用。2016 年 10 月，美国白宫科技政策办公室（OSTP）下属国家科学技术委员会（NSTC）发布了《国家人工智能研究与发展战略计划》（National Artificial Intelligence Research and Development Strategic Plan），提出了优先发展的人工智能 7 大战略方向和 2 个方面建议。

2013 年 1 月，欧盟将“人脑工程（Human Brain Project）”计划列入未来新兴旗舰技术项目。该计划由 15 个欧洲国家参与、预期 10 年，目标是开发信息和通信技术平台，侧重通过超级计算机技术来模拟脑功能。1996 年，日本推出了“脑科学时代”计划纲要，每年支持 1 000 亿日元，大力推进脑研究。2014 年，日本启动“通过综合神经技术绘制脑疾病图谱”（Brain Mapping by Intergrated Nearotechnologies for Disease Stuies，Brain/MIND）计划，旨在通过融合灵长类动物（狨猴）多种神经技术的研究，弥补曾经利用啮齿类动物研究人类神经生理机制的缺陷，并且建立狨猴脑发育以及疾病发生的动物模型。韩国在《脑科学研究推进计划（2008—2017 年）》基础上，2016 年新发布旨在到 2023 年发展成为脑研究新兴强国的“韩国脑计划”（Korea Brain Initiative）。该计划的核心是破译大脑的功能和机制，开发用于集成脑成像的新技术和工具，研发工作核心领域包括：在多个尺度构建大脑图谱；开发用于脑测绘的创新神经技术；加强人工智能相关研发；开发神经系统疾病的个性化医疗。2011 年，加拿大提出“加拿大脑计划”（Brain Canada），该计划坚持“核心脑”原则，即从复杂系统的角度研究脑的观念，为理解健康人和病人脑提供支持，并强调通过训练和体系来提高合作的重要性，通过增加资金规模来强化加拿大脑研究社群。2016 年 2 月，澳大利亚成立脑联盟并发布“澳大利亚脑计划”（Australian Brain Initiative），重点聚焦三个领域。一是健康：通过揭示神经精神疾病的脑异常机制发展新的治疗手段；二是教育：通过编码神经环路和脑网络的认知功能来帮助提高脑力成长；三是新工业：通过促进工业合作者和脑研究的结合研发新的药物、医疗设备并发展可穿戴技术。此外，德国、法国等国也纷纷部署脑科学相关研究计划，进入抢占科技战略制高点的行列。面向世界智能科技前沿和“健康中国 2030”的战略需要，中国将“脑科学与类脑研究”列为“科技创新 2030——重大项目”。

5.2 聚焦重点领域寻求突破

美国的脑科学研究重点聚焦绘制出显示脑细胞和复杂神经回路快速相互作用的脑部动态图像，研究大脑功能和行为的复杂联系，了解大脑对大量信息记录、处理、应用、存储和检索的过程。其中，美国国家卫生研究院的研究重点是开发和应用新型工具来绘制大脑回路，探索回路中脑细胞的动态活动，研究回路和认知、行为能力之间的关系。国防高级研究计划局重点关注脑部创伤后应激、脑损伤、记忆力减退的诊断和治疗效果，推动有关脑数据处理、成像、先进分析技术的发展。国家科学基金会发挥其长期在基础科学和交叉学科领域的经验，侧重支持新技术、新方法、新工具的开发，以及神经科学、认知科学的基础研究。

欧洲的脑科学研究更加侧重于对脑数据的研究，旨在深入研究和理解人类大脑的运作机理，在大量科研数据和知识积累的基础上，开发出新的前沿医学和信息技术。欧盟“人脑工程”的重点领域主要有三方面：第一，核心是信息和计算技术。这一计划将研发神经信息学、脑仿真和超级计算的 ICT 平台。第二，全新的医学信息学平台将把全世界的临床数据都汇集起来，使医学研究人员得以提取有价值的临床信息，并集成入有关疾病的计算机模型中。第三，仿神经计算平台和神经机器人学平台根据脑的构造和回路研发新型的计算系统和机器人。除了上述三大方面之外，“人脑工程”还有一个“伦理和社会子项目”，研究实现该项目所可能带来的伦理和社会后果。

日本的脑科学研究突出“小、精、尖”特色，主要通过对狨猴大脑的研究来加快对人类大脑疾病，如老年痴呆和精神分裂症的研究。日本 Brain/MINDS 计划根据需求分为 3 个主要部分：一是绘制非灵长类大脑的结构和功能图；二是开发新型尖端性技术支持大脑图谱的绘制；三是人类神经精神性疾病相关技术的开发。其中，狨猴脑部结构图的绘制将会在肉眼、微观与宏观之间以及微观三个层面上开展。

中国脑科学研究重点分两个方面：以探索大脑秘密、攻克大脑疾病为导向的脑科学研究和以建立和发展人工智能技术为导向的类脑研究。与欧美、日本的“脑计划”相比，中国脑科学“一体两翼”的布局研究更为全面，即以研究脑认知的神经原理为“主体”，研发脑重大疾病诊治新手段和脑机智能新技术为“两翼”。目标是致力于在脑科学、脑疾病早期诊断与干预、类脑智能器件三个前沿领域取得国际领先的成果。

5.3　开放共享推进协同创新

脑科学具有跨行业、跨学科、高技术等特点，国外政府、军方、高校、企业等各方力量均积极参与并协同推进脑科学相关研究。美国的“脑计划”发布后，受到各方高度关注。除国家卫生研究院、国家科学基金会、国防高级研究计划局、食品药品监督管理局、情报高级研究计划局等 5 家联邦机构外，还有谷歌公司、波士顿大学、西蒙斯基金会等 16 家私营机构参与研究。甚至很多之前未涉足脑研究的化学家、物理学家、工程师，由于该计划的支持、吸引而进入脑科学领域，与神经科学家合作开展创新性研究。欧盟“人脑工程”由瑞士洛桑理工学院负责总协调，欧盟 130 余家有关脑神经科学、生命科学、临床医学和机器人技术的科研机构参与。2016 年，来自 21 个国家的 60 余名科学家齐聚美国，讨论开展脑科学的全球合作，力图推动“国际大脑站”（International Brain Station）的建设，致力于搭建一个用于在全球范围内进行合作的技术基础设施，其本质是一个综合性云计算平台，各国研究人员均可利用该平台进行收集、存储、分析、共享数据。

5.4　以脑科学助推人工智能

人工智能学科自诞生之初便奠定了其模拟、延伸、扩展人类智能的宏伟目标。60 年来人工智能发展取得了巨大的成就，但是离学科诞生之初提出的实现人类水平智能的目标仍然有很大的距离。研究模拟人脑的结构与运行机制，是人工智能技术的研究前沿，与脑科学交叉融合，为人工智能技术向认知智能阶段发展指明了方向。国外注重利用脑科学研究成果推动人工智能技术步入新的发展阶段。美、欧、日等都将脑结构及运行机制研究列为重要内容，为人工智能技术新发展提供理论支撑。如美国科学家首次提出了基于先验知识的感知学习方法，更接近人类智能特征，实现了人工智能基础理论的新突破。在技术层面，功能磁共振成像技术和脑磁图技术实现“思维成像”，类脑计算芯片已成功模拟人脑工作机制，为脑认知和类脑智能研究奠定坚实基础。

人工智能研究的许多进展反映了一个重要趋势，即来自脑科学的启发，即使是局部的借鉴都能够有效地提升现有人工智能模型与系统的智能水平。脑与神经科学的进展，特别是借助新技术与新设备的研究支持研究者通过不同的实验方法（如生物解剖、电生理信号采集与分析、光遗传技术、分子病毒学、功能影像分析等）得到对脑的多尺度、多类型的生物证据，正在尝试从不同侧面来揭示生物智能的结构和功能基础。从微观神经元、突触工作机制及其特性，到宏观脑区间的链路及其协同特性，这些实验及机理研究得到的有关脑的多尺度结构与功能机制将对构建未来类脑智能计算模型提供重要启发。

5.5　关注军事航天领域应用

脑科学具有巨大的军事应用前景，可直接应用于现代战场的多个领域，包括催生新型脑控武器和智能化装备，提高作战人员知识与作业能力，优化军事训练与决策（见图5-1），改善军人神经与精神损伤的救治，推动心理战的升级等，将可能推动军事领域的重大变革。国外脑科学军事应用重点关注两个方向：一是使现代士兵具备高于常人的视力、听力、学习和记忆能力，战场作战能力及损害修复能力等，并能实现士兵与外界的实时信息接收与传输，进而实现战争的高效、远程控制和战场指挥，为特种作战、“斩首”战术等提供全新的超级士兵，这些战术的运用及超级士兵的参战有可能迅速改变战场态势。二是类脑智能同武器装备结合，充分发挥已有装备性能，大幅提升无人装备的智能化水平，使战场人员与系统具有更强的协同作战能力，可带来多方面的军事优势。美国等发达国家在脑科学军事应用方面已进行了大量的探索研究，以确保其领先地位。例如，美国国防部DARPA专门成立生物办公室，该机构近年来启动了数十项旨在提高对大脑功能和机制的了解、推进相关技术军事应用的项目，包括可靠神经接口技术项目、革命性假肢、恢复编码存储器集成神经装置、重组和可塑性加速损伤恢复以及将模拟大脑用于复杂信号处理和数据分析领域等。

随着脑机接口技术的不断发展，基于各种脑电信号的脑机接口已经实现了对外部设备

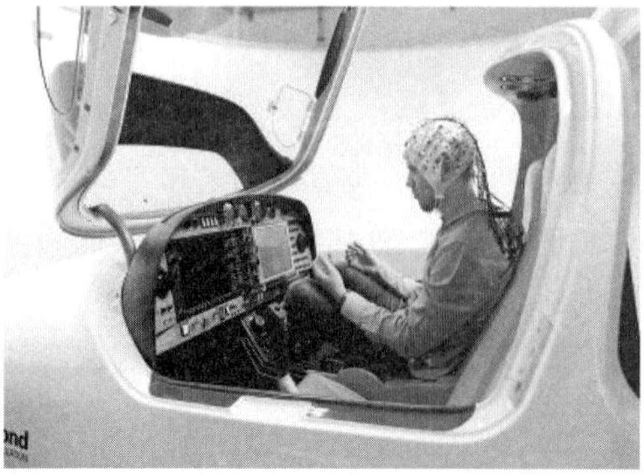

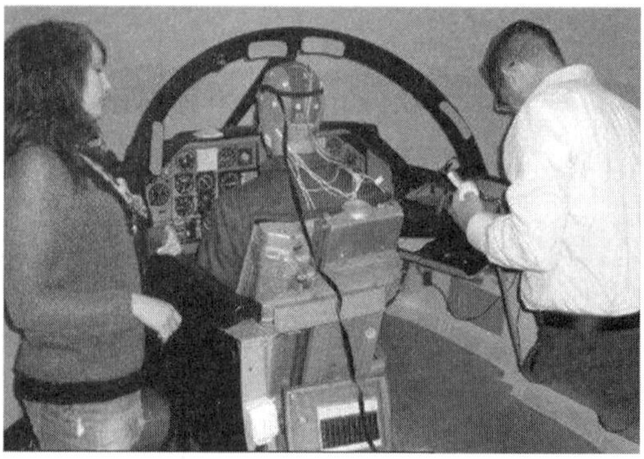

图5-1　军事领域“脑控”应用示意图

的较为精确的控制。如果将脑机接口运用到航天领域中，航天员就可以在航天飞机中完成对外部机械装置（维修用的机械臂等）的遥控操作，而不必进入到充满各种危险的外太空环境中去，这无疑将会对太空探测任务的规划产生巨大的影响。目前，利用自动机器人执行舱外活动任务的一个成功应用是国际空间站移动服务系统的特殊目的灵巧机械臂组件，它能够完成诸如组装、更换和维修等以前只能在舱外活动中完成的任务。但是，远程操控机械臂仍旧复杂、速度慢且应用范围有限。理想的脑控机器人系统是操作者能够通过运动想象十分精确、即时地控制机械臂的移动。未来，可使用脑机接口控制的太空机器人系统的应用包括：通过大脑控制机器人代替航天员进行舱外活动；远程控制自动装置（用于探测、维修和维护，见图 5 - 2）；无需用手实现对舱内装置和设备的直接控制；控制月球表面探测车开展探测活动。

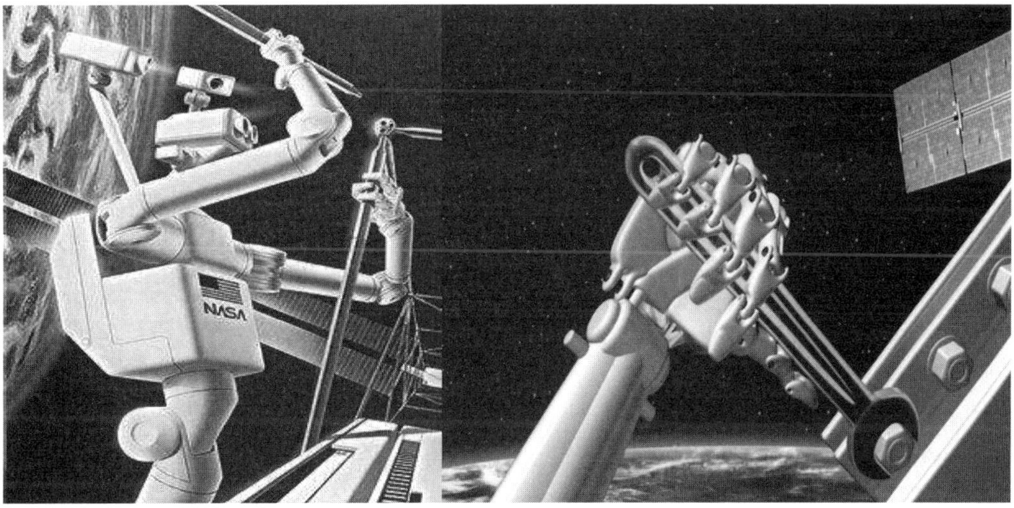

图 5 - 2　航天领域“脑控”应用示意图

5.6　积极防范发展潜在风险

一是积极开展相关理论研究。为建立脑科学研究、发展与应用的伦理准则和管理政策，美国科学家已提出了“神经伦理学”的概念，将其定义为一门“研究人脑治疗和增强以及对人脑干预的对与错、好与坏”的学科。随后，神经伦理学学会、《神经伦理学》等专业研究机构和出版物相继出现，进一步推动了相关问题的研究。

二是探索建立脑科学研究与应用原则。英国纳菲尔德生物伦理学委员会针对脑科学研究所应遵循的原则框架开展了探索性研究，认为脑科学研究的最基本的原则是有利和谨慎。这些原则不仅包括预防干预大脑所存在的潜在安全风险、隐私保护和病人决策中的自主性提升，还包括平等获取创新产品的公正问题，提升公众理解程度和对新技术的信任问题。该委员会建议用严格的监管和问责制度，保护和促进公众利益，尤其是在新技术面对短期利益和经济效益时，拒绝夸大能力、淡化风险的做法。

第 6 章　全球脑科学计划概览

随着全球范围内掀起脑科学研究热潮，许多国家纷纷出台计划发展脑科学。20 世纪 80 年代早期，美国发起设立“人类脑计划”研究计划，该计划成为继“人类基因组”计划之后又一个国际性的科研计划，目前全球已有美国、欧盟各国、日本、韩国、印度和中国等 20 个国家加入了该计划；1996 年，日本制定了为期 20 年的“脑科学时代”计划；2005 年，欧洲启动“蓝脑计划”。这些计划促进了脑科学的蓬勃发展，使其成为近 50 年来发展最快的学科之一。20 世纪 80 年代以来，我国神经科学基础研究逐渐展开，国家对该领域的资金投入也逐年增加，相关项目进入国家“攀登计划”“973”计划，极大地促进了我国脑与认知研究领域的进步。

近年来，国内外兴起一股新的脑科学研究热潮，美国、欧洲和日本相继发布脑科学研究计划，我国也在推动脑科学相关工作，脑科学技术发展出现了新的动向。本章简要介绍世界主要国家和地区出台的脑科学研究计划以及中国脑科学研究相关工作情况。

6.1　国际“人类脑计划”

“人类脑计划”是继“人类基因组计划”之后又一国际性科研大计划，其核心内容是神经信息学。神经信息学是神经科学和信息科学交叉的新兴边缘学科，它的目标是利用现代化信息工具，使神经科学家和信息学家能够将脑的结构和功能研究结果联系起来，建立神经信息学数据库和有关神经系统所有数据的全球知识管理系统，将不同层次有关脑的研究数据进行检索、比较、分析、整合、建模和仿真，绘制出脑功能、结构和神经网络图谱，从而解决目前神经科学所面临的海量数据问题，从基因到行为各个水平加深人类对大脑的理解。

6.1.1　“人类脑计划”及其起缘

在生命科学乃至所有科学中，有关脑的高级功能是最令人感兴趣的问题。以往有关脑的研究包括神经解剖、神经生理、神经药理、神经病理、神经生化、神经免疫、神经电生理、神经心理等，已经获得了大量有关动物脑和人脑的实验数据和研究结果。分子神经生物学研究从基因水平揭示了人脑的一些奥秘，先进的基因芯片技术一秒钟就可以得到大量的实验数据。脑功能成像技术（fMRI、PET、SPECT 等）的应用使人们能够从活体和整体水平来研究脑，好似探视脑的窗口，可以在无创伤条件下了解到人的思维、行为活动时脑的功能活动。这些新方法、新技术极大增强了人们从微观与宏观两个水平上进行脑研究的能力。同时有关脑的研究数据也成为了目前人类实践产生数据量最大的领域。随着研究越来越深入、越来越专门化，几乎没有一个科学家或实验室能够精通脑科学的全部领域，亟需学科之间进行信息交流，成果共享，避免重复性劳动。因此，科学家们呼吁，应尽早启动全球性人类脑计划、建立国际神经信息学电子网络。

20 世纪 80 年代早期，在美国国防部资助下，美国国家卫生研究院（NIH）和美国国家自然科学基金委员会召集有关神经科学、计算机科学方面的专家，集中讨论了“利用新的计算机技术建立脑数据库或模型”的论题。1991 年，美国科学院医学研究所在广泛收集了科学家意见后，建议设立一项研究计划，专门用于资助神经科学与信息科学相结合的研究。1992 年，美国国家精神卫生研究院（NIMH）正式确定支持这一行动，成立“人类脑计划”联邦协调委员会，负责组织协调和指导。当年得到了 4 个部 15 个联邦机构的联合资助，包括美国国立卫生研究院、美国国家自然科学基金会、美国海军、美国国家航空航天局（NASA）和能源部等。

1993 年 4 月 2 日，美国联邦资助小组联合发布了“人类脑计划”的第一个项目公告“人类脑计划：第一期可行性研究”，由美国国立卫生研究院承担。1995 年 10 月发布了该计划的修订版本，对“人类脑计划”的重要性和特殊性予以确认，要求每个课题应包括脑及行为和信息科学两方面的研究内容。神经信息学的重点研究内容是：建立适用于脑和行为研究的数据库、信息咨询方式和修订工具；数据的格式和采集的标准化、整合和合成的研究；在现有信息工具和资源之间建立桥梁的研究。脑的研究包括在器官、组织、细胞、分子、基因水平的研究。行为研究主要是学习、记忆、认知、情感和语言等的研究。

在完成第一期可行性研究的基础上，1997 年“人类脑计划”在美国正式启动，美国 20 多家著名大学和研究所参加了这一研究计划，50 多位神经信息学的课题负责人得到了该计划的基金资助。

1995 年，英国医学研究院申请参加神经信息学研究。同年，在美国与欧共体资助下，建立了 US-EC 神经信息学工作组，以组织协调欧洲与美国之间的合作。1996 年，国际经济合作与发展组织（OECD）全球科学论坛（GSF）批准建立以美国为牵头国家的神经信息学工作组（NIWG），参与国包括美国、英国、德国、法国、比利时、加拿大、丹麦、墨西哥、荷兰、波兰、葡萄牙、挪威、澳大利亚、日本、瑞典、瑞士等国家，欧洲委员会也作为正式成员参加。根据规定，成员国之间可利用电子网络寻求研究协作伙伴，进行数据交换和科研协作，可以免费使用通用神经信息学数据库和信息工具，承担科研任务，同享科研成果和脑研究资源。1999 年，美国与欧盟签署了“人类脑计划”与神经信息学双边科研合作协议。2001 年 10 月，中国科学家赴瑞典参加了“人类脑计划”的第 4 次工作会议，成为参加此计划的第 20 个成员国。

6.1.2 “人类脑计划”研究内容

“人类脑计划”初期的项目包括以下 4 个方面。

1）神经元的功能特性：包括神经元脆弱性与人类疾病信息学、以细胞为中心的三维神经数据库的开发、体感皮层神经元生理学、脑内突触的三维结构与功能、突触的三维重建、多学科感觉数据的整合等 6 个研究项目。

2）神经元模型和神经网络模型：包括神经可塑性、以模拟器为基础的神经元数据库、大规模神经元模型的并行模拟等 3 个研究项目。

3）脑图与脑图谱：包括高分辨率脑图谱、大脑皮层的重建与表达 2 个项目。

4）脑成像：包括表明三维脑差异的扩展薄板样条法，用于脑成像的结构信息框架，神经成像数据分析的高级方法，综合 MRI、MEG 与 fMRI 的脑功能成像，目标定向的磁共振脑显微成像，MRI 脑成像的解剖形态学分析，数字脑图像的空间定向数据库，早期受伤害的脑三维 fMRI 成像方法，功能与神经化学脑模式的增强，人脑的概率性标准，脑发育成像用软件与方法，功能神经成像中的空间与时间模式等 12 个项目。

从 2000 年开始的第二个五年基金资助期，“人类脑计划”暂停对上述 23 个项目中 7 个项目的资助，具体包括神经元脆弱性与人类疾病信息学，表明三维脑差异的扩展薄板样条法，神经成像数据分析的高级方法，综合 MRI、MEG 与 fMRI 的脑功能成像，早期受伤害的脑三维 fMRI 成像方法，功能与神经化学脑模式的增强，人脑的概率性标准。继续保留对其他 16 个项目的资助。同时，新增 3 个资助项目：树突形态的产生与描述，皮层表面为基础的脑成像，癫痫研究用的电子数据库。

6.1.3 “人类脑计划”的意义

“人类脑计划”的目的是要对全世界各种各样的神经信息学数据库和软件程序建立共同的标准，开发各种各样的神经信息学工具，用以对多学科的神经科学数据进行整合、搜索和建模，从而使我们更好地利用和认识脑研究所得的数据，加速人们对脑的认识。归纳起来，“人类脑计划”有以下几方面的意义：

（1）大大加深人类对自身大脑的认识

即进一步对脑的生长、发育、学习、记忆、思维、注意、觉醒、睡眠、神经再生、细胞凋亡以及对其他器官的控制等一系列脑的功能，从基因水平、分子水平到整体水平、行为水平进行系统研究。以往对意识、思维、情绪本质的研究，虽已深入到细胞水平和分子水平，但单纯依靠分析的方法，即使弄清每一细小环节的机理，仍然难以理解脑的整体功能。“人类脑计划”将对上述问题做更进一步阐明。

（2）为预防和控制脑部疾病提供准确资料

据世界卫生组织的资料显示，全球现有约 4.5 亿人患有神经精神疾病，常见的有老年性痴呆、抑郁症、躁狂症、精神分裂症、癫痫、精神发育迟缓等。我国目前精神疾病患者约 1 600 万人，神经精神疾病在我国疾病总负担中排名首位，约占疾病总负担的 20%。“人类脑计划”正在或将为攻克上述脑部疾病提供准确、可行的资料。如美国科学家现已发现，原来被认为是心理疾病的抑郁症、躁狂症等疾病，在患者的大脑功能区域都有不同程度的功能异常，对该区域给予适当刺激，病情就会减轻。

（3）创造性地运用脑知识带动相关领域发展

“人类脑计划”获取的大量知识将带动相关学科和领域的发展，包括智能计算机、数码技术、现代通讯技术、互联网、自动化、军事、航空等。利用人脑原理研制的智能计算机、脑型器件和结构以及模拟大脑的信息产生和处理系统，开发出能识别人的思想和行为的计算机以及能理解人的希望和意图、像人一样思维和动作的机器人，在“人类脑计划”完成后将有可能实现。

6.2　美国脑科学发展计划

2013 年 4 月 2 日，时任美国总统奥巴马在美国首都华盛顿白宫东厅，宣布了“脑计划”（BRAIN Initiative），该计划全称为“通过创新神经技术推进脑研究计划”（Brain Research through Advancing Innovative Neurotechnologies，BRAIN），旨在探索人类大脑工作机制、绘制脑活动全图、针对目前无法治愈的大脑疾病开发新疗法。该计划致力于对人脑每个神经元的活动进行绘图，最终绘制出第一幅囊括大脑所有活动的详图（见图 6－1）。

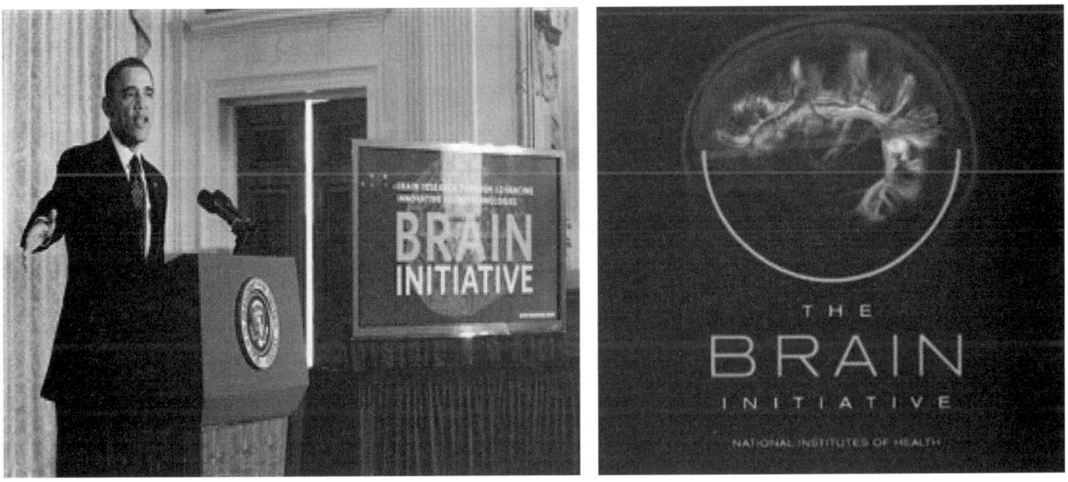

图 6－1　美国总统奥巴马在白宫宣布“脑计划”

6.2.1　“脑计划”提出的背景

2011 年 9 月，美国卡弗里基金会组织哈佛大学、哥伦比亚大学等机构脑科学领域的科学家开展了一次头脑风暴，讨论内容是：通过广泛的、协调一致的努力来开发一项新技术，用于追踪人类大脑的功能连接活动，最终达到可以测量每一个神经元活动的水平。此次头脑风暴最终形成了“脑活动图谱”计划的项目建议书。

2012 年 1 月 6 日，第六届卡弗里基金会未来研讨会再次讨论“脑活动图谱”计划，并将该计划实施的目标、相关细节和初步方案发表在《神经元》（Neuron）杂志上。这一文章很快被白宫科学与技术政策办公室所注意。2013 年，《科学》（Science）杂志最新刊文，详尽解释了“脑活动图谱”计划何以同人类基因组计划相媲美，以及如何值得数十亿美元的投资，力图让公众了解“脑活动图谱”计划的真正价值。

6.2.2 “脑计划”的目标

“脑计划”旨在记录一个神经环路中每一个神经元的动作电位。这一记录必须与行为输出或思维状态在时间上匹配，才能实现对一个神经环路的完整功能描述。该图谱将超越“结构连接组”而实现“功能连接组”。通过将神经环路的放电活动与功能或行为输出相匹配，使人们了解神经编码及其对行为或思维的调控。

“脑计划”目标有 3 个：一是对大脑神经环路中大部分甚至所有神经元同时进行影像学或电生理记录的工具的研发；二是对神经环路中每一个神经元单独进行调控的工具的研发；三是了解神经环路的功能。

6.2.3 “脑计划”的 15 年计划

“脑计划”起初计划对“模式生物”① 进行研究。第一个 5 年，对较小且简单的神经环路（少于 7 万个神经元）的活动进行重构。线虫是这一阶段最合适的“模式动物”，可将其整个大脑连接组作为研究对象，该生物的大脑拥有 302 个神经细胞和大约 7 000 个神经节点。此外，还将果蝇大脑的一些独立区域（如延髓）、小鼠视网膜神经节细胞功能作为这一阶段的研究内容。第二个 5 年，对 100 万个以内的神经元活动进行研究，包括完整的果蝇大脑（拥有大约 13 万个神经细胞）、斑马鱼的中枢神经系统、小鼠视网膜或海马体等，还可对野生或疾病模型小鼠的皮层活动进行重构，甚至对最小的哺乳动物鼩鼱的皮层进行研究。第三个 5 年，预计可以观测斑马鱼的大脑活动，还可对清醒小鼠的整个新皮层进行研究，并推及灵长类动物，不排除人类。

在技术路径方面，通过 4 个阶段完成上述 15 年的研究内容：第一阶段集中研发新的影像工具，如利用光线穿透脑组织，以探测并操控细胞功能；第二阶段利用新一代电子探针，监测和操控大量的细胞；第三阶段利用纳米技术对单个神经细胞内的活动进行实时报告；第四阶段仿照人类基因组计划的做法，建立数据分析和共享系统。

6.2.4 “脑计划”的特点分析

（1）公私合作

美国将采取“集中力量办大事”的思路推进“脑计划”，吸纳公立和私营科研机构共同参与。“脑计划”由 3 家美国联邦政府机构及 4 家私营研究机构共同参与，预计每年经费投入约 2.32 亿美元，其中联邦机构投入 1.1 亿美元，私营机构投入 1.22 亿美元，其中国防高级研究计划局（DARPA）计划投入经费 5 000 万美元，占联邦政府投入的一半。“脑计划”将促进美国公私科研机构之间的合作，推动脑科学各个领域的跨学科交流。美国“脑计划”资金支持情况如图 6 - 2 所示。

---

① 模式生物是指：被动物学家选定并进行科学研究，用于揭示某种具有普遍规律的生命现象的生物物种。常用的模式生物包括：线虫、果蝇、小鼠、斑马鱼等。

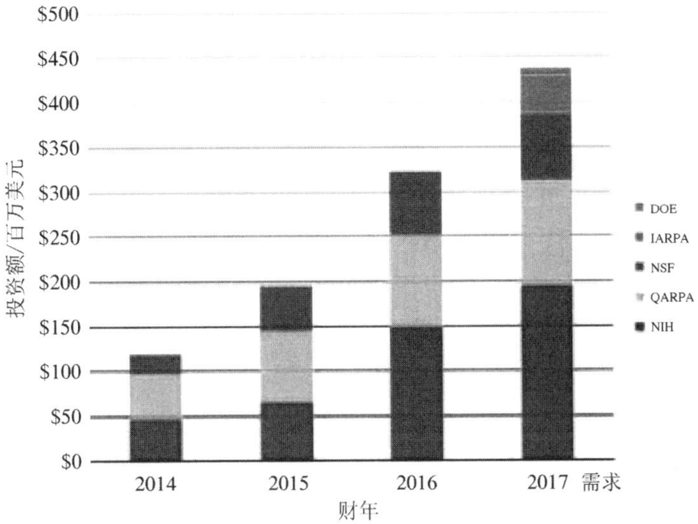

图 6-2　近年来美国“脑计划”投资情况

①联邦公立机构

美国国家卫生研究院在 2014 财年为“脑计划”投入约 4 000 万美元重点资助包括统计大脑细胞类型；建立大脑结构图；开发大规模神经网络记录技术；开发操作神经回路的工具；了解神经细胞与个体行为之间的联系；整合神经科学实验与理论、模型、统计学等；描述人类大脑成像技术的机制；为科学研究建立收集人类数据的机制；知识传播与培训等在内的 9 个研究领域，通过集成其下属的 15 家科研机构和研究中心的资源以及专业技能，开发新工具，寻求训练机会和其他资源。

美国国家科学基金会在“脑计划”中扮演重要角色，为生物学、物理学、工程学、计算机科学和社会与行为科学等跨学科研究提供支持。2014 财年提供 2 000 万美元开展相关研究，如开发用于探测并记录神经网络活动的分子结构探针，并通过大数据分析技术增进对大脑产生思维、情绪、行为、记忆等过程的理解。

美国军方也参与其中，美国国防高级研究计划局 2014 财年投入 5 000 万美元，主要研究目标是了解大脑的动态功能，并根据了解到的内容验证突破性应用。计划开发一套用于获取和处理脑细胞动态神经信号和染色体活动的新工具，重点关注新一代信息处理系统和神经恢复机制等应用领域，以便极大地改善对患脑外伤、失忆等疾病的士兵进行诊断与治疗的方法，但美国国防高级研究计划局明确表示不会公开发布研究路线图。

②私营机构

艾伦脑科学研究所是一家以大规模大脑研究和共享数据及工具为主的重点非赢利医学研究机构，主要开展神经编码研究，每年为此提供 6 000 多万美元的资金支持；霍华德·休斯医学研究所是美国最大的非政府资助基础生物医学研究机构，主要开发成像新技术，以及神经网络存储和处理信息相关研究，每年提供至少 3 000 万美元的资助；萨克生物研究所主要开展传统的神经技术研究，研究人脑从单个基因到神经回路再到行为的活动过程，绘制大脑神经网络及相关关联图谱，为帕金森病等神经系统疾病的预防和治疗奠定基础，每年提供 2 800 多万美元的资金支持；科维理基金会主要负责脑科学研究的相关学术研讨与组织管理，每年提供约 400 万美元资金支持。

（2）影响深远

“脑计划”具备科学、医学、技术、教育等领域的现实意义，并具有良好的经济与社会效益。

1）科学意义：对神经环路的完整功能解析将对神经科学基础研究带来巨大推动，许多基础问题的迎刃而解将最终实现神经编码的解密，同时使神经环路的逆向工程成为可能。

2）医学意义：对重大脑疾病的早期、敏感性诊断，精神疾病的生物标记物的出现，在动物模型上对重大脑疾病病理生理学假说的验证以及新型设备或手段用以精细控制刺激水平使疾病状态下的神经环路回归平衡。最终，将对精神分裂症、孤独症等疾病有新的治疗手段。

3）教育意义：对年轻一代科学家的培养提供了大量机会。

4）技术突破：“脑计划”会带来巨大的技术突破。美国在启动该计划的声明中强调了其技术影响——“脑计划”将加速新技术的开发和应用，这些技术将打开探索大脑如何记录、处理、使用、存储、找回海量信息的大门，加深对大脑功能和复杂行为的理解。

5）经济与社会效益：据统计，对“人类基因组计划”而言，每 1 美元的投资都带来了 141 美元的经济收益。“脑计划”中产生的技术和计算创新也会带来显著的经济效益，可能产生全新的工业和经济模式。美国总统奥巴马认为“脑计划”能促进就业，并具有改善全球数十亿人生活的潜力。

（3）面临挑战

一是技术上的难度。人脑由错综交织的神经元构成。一个多世纪以来，科学界对大脑的探索才刚刚触及这个巨大科学挑战的表层。这类研究的惯例是从动物模型出发，动物研究当前的最高水平是可以同时从约 1 000 个神经元中取样，但人脑却有 850 亿到 1 000 亿个神经元。现在科学家不了解任何一个单个机体的大脑工作机制，就连只有 302 个神经元的线虫，也没法了解它的神经体系。尽管目前人类对单个神经元有了不少了解，但对于小神经元网络工作机制知之甚少。而在细胞解析层面，对于大脑结构的工作机制基本一无所知。

二是数据管理问题。“脑计划”实施后，每年将产生 300 EB 的数据，而 2011 年整个互联网的容量总和不超过 525 EB，海量数据的存储、处理和使用成为一个难题。

三是人体实验问题。迄今为止绝大多数的脑活动精确测量都会对实验人体造成伤害，致使脑科学的人体试验受到限制。

四是伦理方面的问题。“脑计划”中的一些技术设想如果实现，便可用于操纵神经元，这不仅让人担心会产生“读心术”，还对大脑是否被控制感到疑虑。有不少科学家对这项技术引发的伦理问题表示担忧，他们呼吁尽快制订相关法律法规。德国脑科学研究所教授卡尔·凯恩斯指出："这项技术的发展会使人们的隐私暴露无遗，必须就可能产生的不良后果展开伦理讨论。读脑技术有变成强制措施的危险。"英国剑桥大学神经心理学教授芭芭拉·萨哈基安表示，"只有为了正义目的，才能使用这项新技术。我们不能在不考虑后果的情况下，就不明不白地应用这项技术。"为确保该计划的研究成果符合最高的研究保护标准，美国总统将指导委员会研究生物伦理问题，探索该计划及其他神经科学研究项目所引发的道德、法律和社会问题。

6.3　欧洲脑科学发展计划

6.3.1　"蓝脑计划"

"蓝脑计划"（BlueBrain Project）是瑞士洛桑理工学院的神经科学家亨利·马克拉姆于 2005 年提出的，希望在 2015 年制造出"人造大脑"，以达到治疗阿尔茨海默症和帕金森症的目的。

6.3.1.1　"蓝脑计划"目标及思路

"蓝脑计划"旨在通过在神经元的层次上模拟大脑的行为，对大脑实施逆向工程（见图 6-3）。研究人员计划创建一个模型工具，可以让其他的神经科学家在其上做各种实验、验证各种假设、分析药物的功效时比在真正的大脑上取得更高的效率。

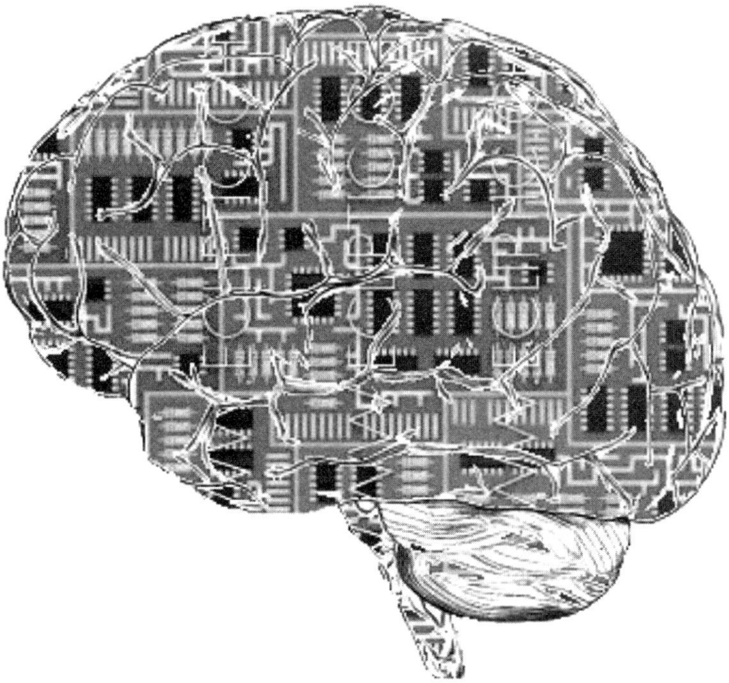

图 6-3　"蓝脑计划"示意图

“蓝脑计划”的初始目标是对构成老鼠新大脑皮层单元（皮层的主要构成模块）的 1 万个神经元及 3 000 万个突触连接进行模拟。选择新大脑皮层单元作为模拟对象是因为它被公认为非常的复杂，由很多不同的结构构成，每一个结构都包括很多的突触和离子通道。

“蓝脑计划”在使用 IBM 公司的“蓝色基因”（eServer blue gene）超级计算机（每秒钟能够进行 22.8 万亿次浮点运算）的构思基础上，企图应用超级计算机的高速度来模拟人类大脑的多种功能，比如认知、感觉、记忆等。其基本思路是：先从模拟人脑开始，用电脑“复制”人脑所有的活动以及在其内部发生的各种反应，以此探索人脑活动的原理。这一思路基于 15 年来的各种实验数据——神经形态学、基因表达、离子通道、突触连接以及很多老鼠的电生理记录。为分析处理这些信息以及自动重建生理学神经元及相应突触连接的 3D 模型，还开发了很多相关的软件工具。

6.3.1.2 “蓝脑计划”研究进度安排及进展

“蓝脑计划”将分为几个阶段：2008 年先用啮齿动物做实验（见图 6－4），2011 年后将试图组装猫的大脑，在 2015 年正式组装人类大脑之前可能还会制造猕猴的大脑。

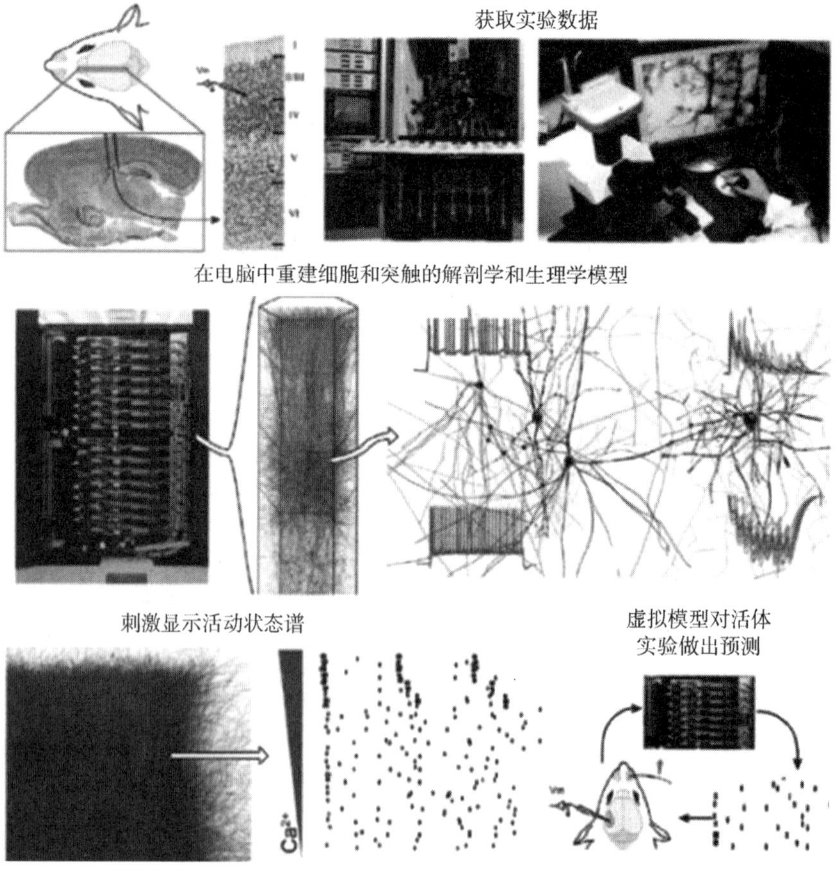

图 6－4 “蓝脑计划”的工作流程简图

1）研究人员将重点放在皮层单元上，皮层单元是哺乳动物的大脑所独有的结构，也叫新大脑皮层。“蓝脑计划”试图模拟老鼠的大脑新皮层单元（NCC）中 1 万个高度复杂的神经元行为。NCC 延伸到整个大脑灰质中，执行高级的计算任务，它们的直径为 0.5 mm，像蜂巢中的小格子一样排列在大脑中。

2）“蓝脑计划”的第一个目标是在两三年内通过软件复制 NCC，或者说设计出 NCC 的模板，然后根据大脑不同区域或者不同动物的大脑对这个模板进行修改，这样就可以模拟各种各样的 NCC。

3）“蓝脑计划”已经取得了突破性进展。研究团队在 2005 年完成了单细胞模型的构建；2007 年完成新皮层单元研究的数据驱动处理阶段工作；2008 年构建了含有上百万细胞的人造新皮层单元；2011 年成功构建了含有 100 个新皮层单元的脑部微回路；2012 年能够模拟的最大神经网络包括 100 万个神经元与 10 亿个突触，其规模相当于蜜蜂的大脑，仿真速度比实时慢约 300 倍；2015 年，该项目重构出了幼龄大鼠新皮层中一小部分的认知功能和电学行为，实现人类首次成功用计算机真实模拟了一个含有 207 种亚型、共计约 31 000 个神经元的大鼠神经网络（见图 6－5）。预计 2023 年完成人类大脑结构的构建。

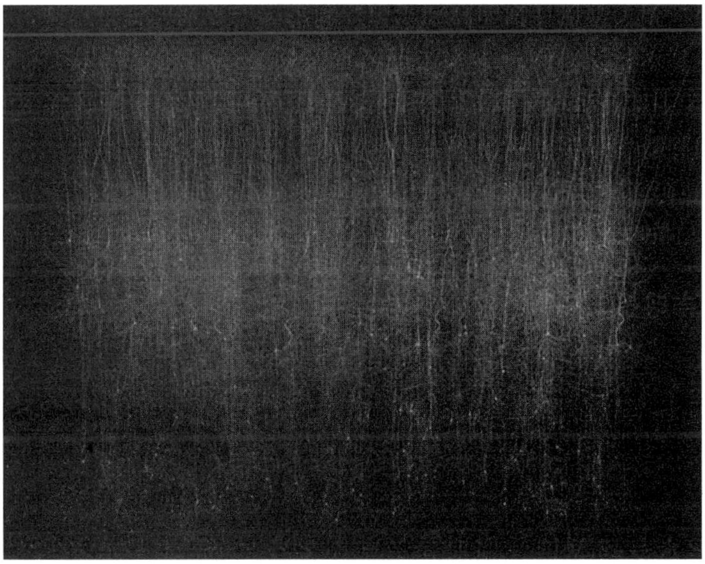

图 6－5　采用超级计算机重构的大鼠脑神经网络照片

6.3.2　“人脑工程”计划

2013 年 1 月 28 日，欧盟委员会宣布，“人脑工程”（Human Brain Project，HBP）计划成为欧盟“未来新兴旗舰技术项目”之一，并将在未来 10 年内获得 10 亿欧元（约合人民币 82 亿元）的科研经费。其中的部分研究试图集成整个欧洲的医疗档案，以对成千上万的患者数据进行研究。

6.3.2.1　“人脑工程”计划的目标

“人脑工程”计划的总目标是整合已有的神经科学数据和知识，建立为未来神经科学、医学和计算所需的信息和计算技术基础，在超级计算机上建模和仿真重建人脑，通过模拟人脑来达到对大脑新的理解、找到脑疾病的新治疗方案和新的类脑计算技术（见图6 -6）。

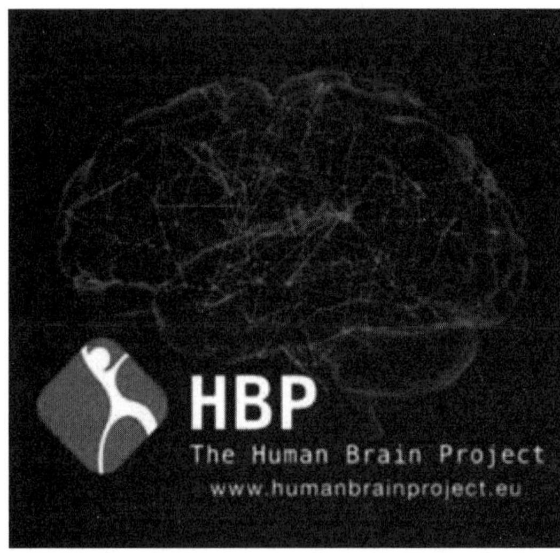

图 6－6　欧洲“人脑工程”计划示意图

根据计划，研究人员需将人类大脑切成 8 000 片，而后利用高性能扫描仪进行数字化处理、绘制人脑详图。同时，利用超级计算机描绘和模拟大脑所需的海量数据，最后将成千上万的神经元模型组装为一个可正常运转的、完整的人类大脑模型。技术性研究手段如图 6－7 所示。

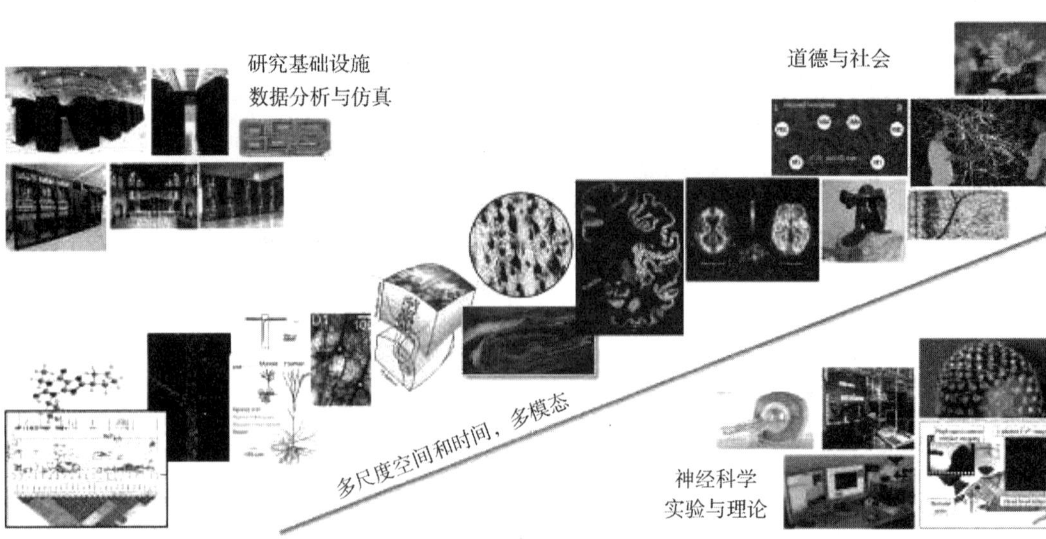

图 6－7　人脑研究不同尺度的各种技术手段

6.3.2.2　“人脑工程”计划的内容

根据欧盟委员会的决定，“人脑工程”计划将由瑞士洛桑理工学院教授亨利·马克拉姆（Henry Makram）牵头，由 87 个来自世界各地的研发团队承担任务，力争以神经系统学、医学应用、计算机三大领域为突破口开展研发计划，即使用超级计算机模拟所掌握的人类大脑的所有情况，其中包括模拟脑细胞活动、大脑各部位的化学特性和相互间的连接性等问题。“人脑工程”计划将有助于诊断疾病、进行药物测试，甚至有助于开发基于人类大脑模型的超级计算机。

依据“人脑工程”计划向欧盟提交的报告，其主要内容包括三个方面：

（1）研发神经信息学、脑仿真和超级计算机的 ICT 平台

在这个计划中，实验科学家和信息学家将从脑结构和功能的各个层次——从微观到宏观层次，搜集和生成数据。理论家将提出脑的概念模型，开发可进行跨层次研究的数学工具。建模和仿真专家将开发新的软件，从而把全世界所有的神经科学数据、知识和理论整合到多尺度的统一脑模型中，并对脑进行仿真，使神经科学家能够把从基因、分子、细胞直至人脑的认知和行为的种种细节都联系起来，由此还可找出尚缺失的信息并填补空白，借以不断改进模型的生物学精确性。计算机科学家和工程师则研制新型的超级计算机，并用脑模型控制虚拟的机器人，使之能感知虚拟环境并与虚拟环境相互作用。这样就可以把自下而上的方法与自上而下的方法结合起来，系统追踪从基因到认知的极为复杂的因果关系链。

（2）研发全新的医学信息学平台

将把全世界的临床数据都汇集起来，使医学研究人员得以提取有价值的临床信息，并集成入有关疾病的计算机模型中。其目的是为了开发客观诊断脑疾患的新技术，认识发病机制，并加快开发新的治疗方法，也为通过仿真筛选药物、预测其效果和副作用提供全新的途经。“人脑工程”计划的目标之一就是研究怎样直接对神经病和精神病进行客观的分类和诊断，找出特定疾病的生物学标记。该平台使研究人员能把求诊病人的失常模式跟数据库中大量其他病人的资料进行比较，从而避免在诊断方面的主观性。此项工作对药物的研发也是至关紧要的。研发药物需知道药物对脑各个层次的影响，直至对脑内信息处理、存储和提取的影响，而这正是现在所缺少的。缺少了就难于选择药物的靶体，难于选择受试病人、测量疗效和进行早期诊断。脑模型仿真将为药物的开发节省大量时间和金钱。

（3）研发仿神经计算平台和神经机器人学平台

根据脑的构造和回路研发新型的计算系统和机器人。这些新系统将利用有关脑的详尽知识，解决计算技术所面临的一些关键问题——节能、可靠性以及编程极其复杂的计算系统所遇到的困难，为开发类脑智能系统开辟道路。

6.3.2.3　“人脑工程”计划进度安排及最新进展

“人脑工程”计划分为三个重要阶段，分别是 2013 年 10 月至 2016 年 3 月的“快速启动”阶段，2016 年 4 月至 2018 年 8 月的“运作阶段”，以及最后 3 年的“稳定阶段”。

2016年3月，欧盟“人脑工程”计划取得了重要的阶段性成果，公开发布信息及通信技术平台（ICT）的最初六个版本，通过平台开放共享促进神经科学、医学和计算机学的合作研究。ICT平台包括大脑仿真工具、可视化软件和一对可远程访问的超级计算机，由原型硬件、软件工具、数据库和编程界面组成。ICT六大版本平台包括：神经信息平台（登记、搜索、分析神经科学数据）；大脑模拟平台（重建并模拟大脑）；高性能计算平台（用计算和储存设备去运行复杂的仿真计算并分析大量数据集）；医学信息平台（搜索真实的病人数据，从而理解不同大脑疾病的异同）；神经形态计算平台（借助计算机系统模仿大脑微回路并应用类似于大脑学习方式的原则）；神经机器人平台（通过将大脑模型与仿真机器人体和周围环境连接起来，来对其进行测试）。其中，大脑模拟平台是模拟大脑神经形态的计算系统，通过大脑模拟平台和通用电路模型实现简化版大脑的仿真模型。研究重点是构建和调试网络架构设备以及其下一代计算机网络架构。德国海德堡大学的BrainScaleS平台和英国曼彻斯特大学的SpiNNaker平台是大脑模拟平台的典型代表。

6.4 日本脑科学发展计划

6.4.1 “脑科学时代”计划

日本科技厅1996年推出了“脑科学时代”计划纲要（以下简称“纲要”），这一“纲要”从1997年开始实施，拟在20年内，以每年1 000亿日元的支持强度，大力推进脑研究，将使日本的脑科学达到甚至领先于国际水平。

“纲要”由3个部分组成。首先，分析了目前国际脑科学研究现状及日本脑科学研究中存在的问题；其次，针对脑科学未来的发展方向及应用前景提出了具体的“脑科学时代”计划；最后，为了确保计划的顺利实施，制定了一系列的推进措施。

6.4.1.1 分析国际脑科学研究现状及日本脑科学研究中存在的问题

在这部分中，“纲要”首先充分肯定了脑科学的重要性，并分析了这门学科的现状：一是硬件研究，其目标是在分子水平上阐明脑神经元发育和分化，以及神经网络的形成过程；二是软件研究，目的是阐明脑的各种功能，如感知、情感、意识以及通讯等。

“纲要”接着分析了全球范围内的脑科学研究动态，在此基础上，转向了日本脑科学研究中存在的具体问题：一是研究分散，缺乏全国性的协作体制；二是研究经费（100亿日元/年）与美国（1 200亿日元/年）相比差距巨大；三是研究人员不足等。因此，必须制定具体的措施，从战略上推进脑科学研究。

6.4.1.2 阐述“脑科学时代”计划的内容

在第二部分中，针对日本脑科学研究中存在的上述问题，“纲要”明确提出“脑科学时代”计划旨在把各学科的研究人员聚集起来，并通过对关键研究领域给予重点资助，来推动日本脑科学的发展。

“纲要”计划从“认识脑”“保护脑”和“创造脑”3 个领域来推动日本脑科学，并且以各领域中那些对未来发展有重要意义的课题作为战略目标。

（1）“认识脑”领域战略目标——阐明脑功能

①阐明行使“感知”“情感”和“意识”的脑区结构和功能

目的是确定行使“感知”“情感”和“意识”等功能的脑区位置及其活动机制。在第一阶段，将致力于详尽绘制脑功能图谱，并阐明各个脑区中神经网络形成和活动的机制。在第二阶段，研究将转向一些人类特有的脑功能，如“思维”“直觉”和“自我意识”。

具体进程：阐明脑的组织原理（10 年内）；阐明感知、情感和意识的脑代表区（5 年内）；了解记忆和学习的脑机制（5 年内）；了解认知和运动功能的脑机制（10 年内）；了解情感、行为和生物节律的脑机制（10 年内）；了解注意和思维的脑机制（15 年内）；了解自我意识和社会意识的脑机制（20 年内）。

②阐明脑通讯功能

脑通讯功能是脑作为一个信息器官最有象征性的特征。这些功能对于在信息社会中的人类生活具有极其重要的意义，它的阐明将为“创造脑”提供必需的基本资料。在第一阶段，将定位人的语言脑区，阐明语言信息在脑神经网络中表达的机制。在第二阶段，将通过了解人类获得语言能力的过程，以及语言、思想和智力之间的关系来认识“人之所以为人”这个根本性问题。

具体进程：阐明脑的语言代表区（5 年内）；阐明脑的文字信息代表区（10 年内）；认识语言在思维和智力中的作用（15 年内）。

（2）“保护脑”领域战略目标——征服脑疾病

①控制脑发育和衰老过程

在具有大量神经元的极其复杂的脑结构形成过程中有无数个基因参与，并提供设计信息和控制发育过程。在第一阶段，识别与发育和脑分化相关的基因家族，并发展调节动物脑发育和分化的技术手段。在第二阶段，把这些研究成果应用于人类，有助于大脑健全发育和防止发育异常。

具体进程：控制脑的发育过程（15 年内）；控制人脑的衰老过程（20 年内）。

②神经性和精神性疾病的康复和预防

在第一阶段，阐明外因性疾病和一些单内因性疾病的发病机制，并开发药物和预防措施。在第二阶段，阐明一些由混合内因引起的功能紊乱的机制，并建立药物疗法，发展基于基因疗法的治疗和预防方法。

具体进程：阐明神经性和精神性疾病的机制（15 年内）；移植神经组织（10 年内）；发展脑疾病的基因疗法（15 年内）；发展人工神经和肌肉（20 年内）；预防外部因素引起的脑疾病（10 年内）；预防神经退行性疾病（15 年内）；预防精神性疾病（20 年内）。

（3）“创造脑”领域战略目标——开发仿脑计算机

①发展脑型器件和结构

具体进程：开发思维机制的神经结构（10 年内）；开发自组织联想记忆器件（10

年内)。

②脑型信息产生和处理系统的设计和开发

在第一阶段，发展脑型系统设计原理。在第二阶段，开发未来的机器人系统。

具体进程：开发自组织记忆系统（10 年内)；开发直觉思维与逻辑推理的整合（10 年内)；设计和开发创造性信息生成系统（15 年内)；开发与人类共生的个人神经计算机（20 年内)；开发协助人类智力活动的机器人系统（20 年内)。

(4) 实现上述目标的基本战略

包括：确定重点研究项目；建立各种战略性研究中心；提供充裕的研究基金；促进全国性的研究合作；培养年轻的科研人员；计划的评估和总结等。

6.4.1.3 第一个 10 年计划的具体研究项目及策略

(1)“认识脑”——阐明脑功能

①阐明行使感知、情感和意识的脑区结构和功能

具体包括：阐明脑发育和分化的机制（第 0～10 年)；阐明神经元网络结构和功能及其形成机制（第 0～10 年)；阐明记忆和学习的脑机制（第 0～5 年)；行使感知、情感和意识的脑区的影像分析（第 0～5 年)；阐明运动功能的神经元机制（第 0～10 年)；阐明行为计划形成和判断的脑机制（第 0～10 年)；了解认识和感知的神经元表征及其动力学（第 0～10 年)；阐明情感、行为和生物节律的脑机制（第 0～10 年)；阐明非符号思维的脑机制（第 5～10 年)；阐明符号思维的脑机制（第 5～10 年)；阐明注意、自我意识和社会意识的脑机制（第 5～10 年)；整合的组织原理和功能原理（第 0～10 年)。

②阐明脑的通讯功能

具体包括：行使语言功能的脑区的影像分析（第 0～5 年)；阐明语法、语言和理解编码的脑机制（第 0～10 年)；阐明灵长类和人类概念理解、语言和思维的脑机制（第 0～10 年)；非语言通讯的行为研究（第 0～10 年)；关于语言获得及其疾病的神经科学（第 5～10 年)。

(2)“保护脑”——征服脑疾病

①控制脑的发育和衰老过程

具体包括：阐明与脑发育和分化有关的基因家族（第 0～5 年)；开发正常动物脑发育的调节方法（第 0～10 年)；阐明与脑衰老有关的内部因素（第 0～5 年)；阐明与脑衰老有关的外部因素（第 0～5 年)；控制培养神经元的衰老过程（第 0～10 年)；控制人和动物脑的衰老过程（第 5～10 年)。

②治疗和预防神经性和精神性疾病

具体包括：阐明外源性因素引起的脑疾病的机制（第 0～5 年)；阐明外源性因素引起的脑疾病的宿主因素（第 0～5 年)；鉴定单一基因产生的脑疾病的基因（第 0～10 年)；阐明单一基因产生的脑疾病的病理生理（第 0～10 年)；阐明中枢神经系统多基因疾病的机制（第 0～10 年)；阐明神经和肌肉多基因疾病的机制（第 0～10 年)；移植神经组织或

细胞（第 0～10 年）；发展脑疾病的基因疗法（第 5～10 年）；预防外源性因素产生的神经性和精神性疾病（第 5～10 年）；预防内源性因素产生的神经性和精神性疾病（第 5～10 年）。

（3）“创造脑”——开发仿脑计算机

①开发脑型器件和结构

具体包括：开发生物感受器和生物界面（第 0～5 年）；开发有多模感受器的智力神经芯片（第 0～5 年）；开发有学习能力的神经芯片（第 0～5 年）；开发有整合性学习能力的神经芯片（第 0～10 年）；开发多种思维方式的整合结构（第 0～10 年）；开发有联想记忆的神经芯片（第 0～10 年）；开发整合符号和图形的神经结构（第 0～10 年）。

②开发模拟大脑的信息产生和处理系统

具体包括：建立感知和认知系统（第 0～10 年）；建立运动命令计划和执行系统（第 0～10年）；建立思维、语言计划系统（第 0～10 年）；建立评价和感情系统（第 0～10 年）；建立记忆系统（第 0～10 年）；建立感知、情感和意识的整合系统（第 0～10 年）；建立硬件综合体及其应用（第 0～10 年）。

（4）具体的策略

具体包括：建立相应的研究体制；培养青年研究人员；建立研究中心；增加研究辅助人员；保证项目基金；保证所需资金；设立“脑科学基础设施研究中心”；设立“仪器和信息中心”；评估和总结计划。

6.4.2 “脑智”计划

日本在 2014 年启动了新的脑科学发展计划，计划全称为“通过综合神经技术绘制脑疾病图谱”(Brain Mapping by Integrated Neurotechnologies for Disease Studies，Brain/MINDS)，简称“脑智”计划，其核心任务是制造出转基因狨猴，利用这种动物模型研究人类的认知功能，并开展相关疾病研究。该计划将在 10 年内获得日本教育部、文化部以及日本医学研究与发展委员会共 400 亿日元（约合 3.65 亿美元）的资助。

2014 年 9 月 11 日，日本科学省宣布了“脑智”计划的首席科学家和组织模式。“脑智”计划由日本 47 家研究单位的 65 个实验室组成，分为三个小组，第一小组由庆应大学 Hideyuki Okano 负责，用狨猴模型绘制大脑的区域、结构和功能；第二小组由理化研究所大脑科学研究部 Atsushi Miyawaki 负责，该小组分成 17 个独立小组，分别开发相关新型尖端性技术支持大脑图谱的绘制；第三小组由东京大学 Kiyoto Kasai 负责，负责人脑脑图的绘制和神经科学研究。这三个小组紧密合作，旨在通过融合灵长类动物（狨猴）多种神经技术的研究，弥补曾经利用啮齿类动物研究人类神经生理机制的缺陷，并且建立狨猴脑发育以及疾病发生的动物模型（见图 6 - 8），帮助人类理解大脑疾病和功能。

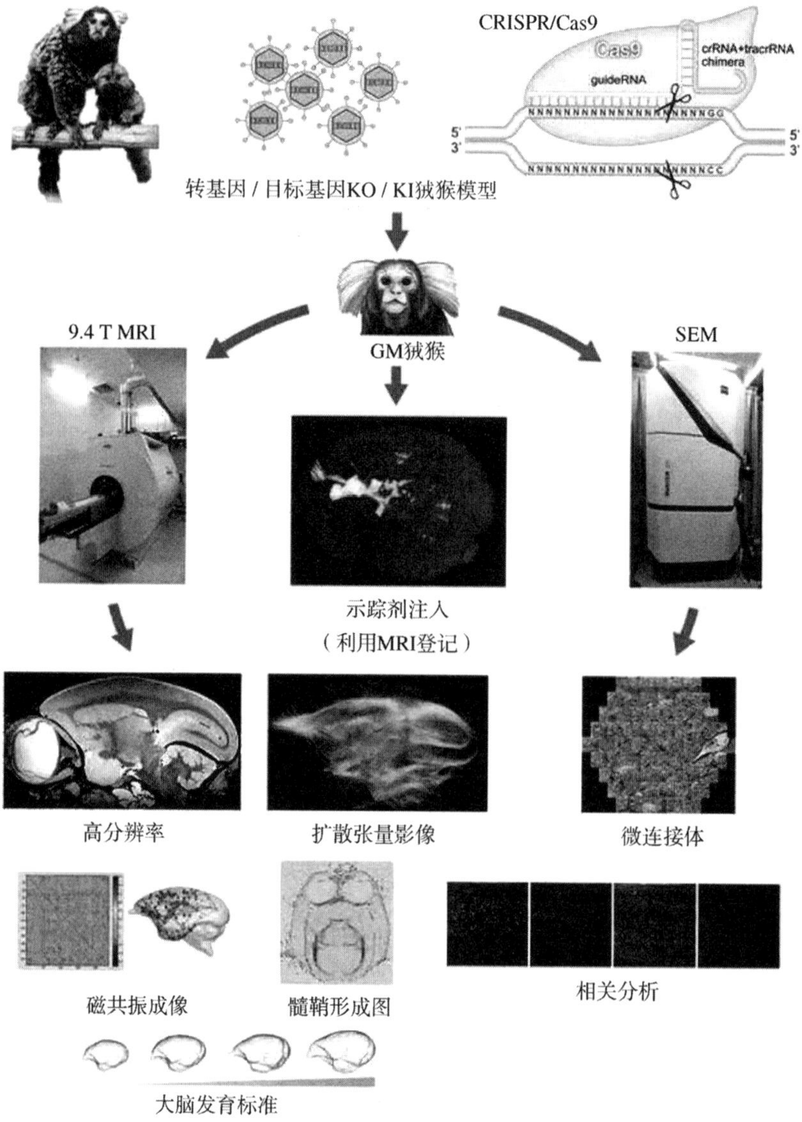

图 6-8　转基因狨猴模型

6.5　中国脑科学发展计划

20 世纪 80 年代以来，我国神经科学基础研究逐渐展开，国家对该领域的资金投入也逐年增加。虽然目前我国尚未针对脑科学发展出台专门的研究与发展计划，但为了系统性谋划脑科学发展，更好地进行前瞻性布局，国家陆续启动了一系列脑科学领域相关研究项目。特别是在 2016 年印发的《“十三五”国家科技创新规划》中，将“脑科学与类脑研究”作为面向 2030 年体现国家战略意图的 6 个重大科技项目（即科技创新 2030——重大项目）之一。同时，科技部、教育部、中国科学院、国家自然科学基金委员会在 2017 年 5

月联合印发《“十三五”国家基础研究专项规划》，明确了“脑科学与类脑研究”重大科技项目的“十三五”期间重点工作，这为我国脑科学发展进一步指明了前进方向。

6.5.1　中国脑科学发展的历史背景

（1）“脑科学与认知”列入基础研究科学前沿领域，在国家层面确立了脑科学的战略地位

在 2005 年发布的《国家中长期科学和技术发展规划纲要（2006—2020）》中，“脑科学与认知科学”被列入基础研究 8 个科学前沿问题之一。在 2015 年印发的《国民经济与社会发展第十三个五年规划纲要》中提出，要强化脑与认知等基础前沿科学研究，推动战略前沿领域创新突破。由此体现出我国从国家层面确立了脑科学的战略地位。此外，我国地方层面也在全面推进脑科学研究与发展。上海市已将脑科学与人工智能列为市重大科技项目，将其作为建设具有全球影响力的科技创新中心的一个重要举措，并成立了“脑科学协同创新中心”，推进脑科学研究和转化应用；北京市也启动了“脑科学研究”专项，并成立了重点布局“脑认知与脑医学”和“脑认知与类脑计算”两个任务。

（2）积极部署脑科学研究，积极抢占未来科技创新战略制高点

国家对脑科学研究领域一直给予高度支持，《国家“十二五”科学和技术发展规划》《“十二五”生物技术发展规划》和《国家自然科学基金“十二五”发展规划》等均对脑科学研究进行布局，科技部、国家自然科学基金委等也资助了一系列脑科学研究项目。“十二五”期间，“973”计划共资助脑科学相关项目 50 项，投入近 10 亿元，主要资助脑功能、脑发育分子机理，脑疾病发生机制，以及认知过程等方向；国家自然科学基金委也发布了“情感和记忆的神经环路基础”重大研究计划，并持续资助“视听觉信息的认知计算”重大研究计划。中科院于 2012 年启动“脑功能联结图谱”先导科技专项（B 类），计划在 10 年内投入 5 亿元，在中观层面研究重要脑功能的神经环路工作原理。2012 年 9 月，复旦大学牵头成立脑科学协同创新中心；2014 年 1 月，中国科学院成立了中国科学院脑科学与智能技术卓越创新中心；2015 年 4 月，清华大学成立了类脑计算研究中心。这些脑科学研究项目的部署和研究机构的相继成立，为全面推动中国脑科学发展、积极抢占未来科技创新战略制高点提供了人才和技术积累。

（3）汇聚专家力量，积极研讨我国脑科学发展方向

2013 年，为跟进世界脑科学研究步伐，在我国脑科学研究领域颇有造诣的院士、知名学者成立了中国“脑计划”建议教育部专家咨询组和工作组，启动了中国“脑计划”相关论证工作，主要目的是为我国“脑计划”论证提供指导，增强我国“脑计划”制定的系统性、科学性。

在科技部的组织下，中国脑科学和智能技术相关领域的专家举行了 10 余次讨论。这些会议达成的基本共识是，我国亟需启动一项国家级“脑科学和类脑研究”计划，并建议此计划应依据我国的特色、优势、需求和目前的科研力量，以理解脑认知功能的神经基础为研究主体，以脑机智能技术和脑重大疾病诊治手段研发为两翼，在未来 15 年内使我国

的脑认知基础研究、类脑研究和脑重大疾病研究达到国际先进水平，并在部分领域起到引领作用。

6.5.2 中国脑科学发展的主要内容

在2016年印发的《“十三五”国家科技创新规划》中，明确提出了“脑科学与类脑研究”重大科技项目的总体推进思路，就是以脑认知原理为主体，以类脑计算与脑机智能、脑重大疾病诊治为两翼，搭建关键技术平台，抢占脑科学前沿研究制高点。

科技部、教育部、中国科学院、国家自然科学基金委员会在2017年5月联合印发的《“十三五”国家基础研究专项规划》中明确了“脑科学与类脑研究”重大科技项目的主要工作内容，即脑科学与类脑研究重大科技项目将围绕脑与认知、脑机智能和脑的健康3个核心问题，统筹安排脑科学的基础研究、转化应用和相关产业发展，形成“一体两翼”的布局，并搭建相关关键技术平台。具体而言，以脑认知原理（认识脑）为主体，阐述脑功能神经环路的构筑和运行原理，绘制人脑宏观神经网络、模式动物介观神经网络的结构性和功能性全景式图谱；发展类脑计算理论，研发类脑智能系统（模仿脑）。基于对脑认知功能的网络结构和工作原理的理解，研究具有更高智能的机器和信息处理技术；促进智力发展、防治脑疾病和创伤（保护脑），围绕高发病率重大脑疾病的机理研究，揭示相关的遗传基础、信号途径和治疗新靶点，实现脑重大疾病的早期诊断和干预。

第7章　展望与建议

人类正经历一场向智能社会的革命性转变过程，其最核心内容是理解认知大脑高级功能的物质及结构基础，在防治认知障碍性疾病的同时，发展认知技术并广泛应用，从而实现由“信息时代”向“脑智时代”的跨越。脑科学研究已经成为时代潮流不可阻挡，脑科学的大规模进步必将为人类带来一个日新月异的新世界。

7.1　发展前景与趋势

（1）沟通脑科学宏观与微观研究持续深入

未来研究将特别关注如何把脑组织结构的宏观与微观层有机融合，寻求对于脑组织结构的系统性把握。重点集中在三个方面：一是进一步探明脑组织结构；二是进一步认识大脑各种高级认知功能的脑神经机理；三是进一步理解人类认知能力的心理学和神经生理学基础。

（2）大脑神经网络群体协同研究将更受关注

以往的研究对脑工作原理的模拟一直停留在细胞水平上，很少考虑其群体协同工作方式。今后研究将重点在现有细胞层次的基础上，从不同系统层次模拟脑功能，建立不同系统水平的人工神经系统。这种人工神经系统是对不同层次生物神经系统的直接借鉴和模拟。

（3）类脑智能技术向实用化发展

一是美、欧、日等国通过脑科学计划的实施，深化对大脑功能与信息处理机制的认识，为进一步发展类脑智能奠定基础；二是美、欧等重点发展功能和机制更接近人脑的类脑微处理器和类脑计算体系结构，将推动类脑计算效能和效率接近人脑水平；三是从机器感知、推理与智能、人与设备依靠自然语言交流合作等方面重点推进系统自主能力实现。

（4）脑科学与类脑智能深度融合

脑科学和智能技术是科学界研究的热点，虽然近年来分别取得了很大成就，但是其相互之间借鉴和交叉仍然较少。人工智能发展面临新的瓶颈，亟需从脑科学和神经科学获得启发，发展新的理论与方法，提高机器的智能水平。同时，智能技术发展也有助于脑科学取得进一步突破，类脑智能研究将为脑功能联结图谱研究提供仿真手段，以仿真系统与平台的方式支持脑功能联结图谱研究的科学假设验证，并为脑功能联结图谱研究成果提供广泛的应用前景。

（5）发展可自适应的类脑学习方法与认知结构

在类人认知行为的机器学习方面，越来越多的研究着眼于提高神经网络、认知计算模型和智能系统的自适应能力。让机器像人一样不断地从周围环境对知识、模型结构和参数进行学习和自适应进化，是机器学习的最高目标，这种学习方式被称为终生学习。发展可持续的类人学习机制，需要通过脑科学建立适合这类学习机制的认知结构；同时直接从大脑神经网络中通过学习演化出类脑的认知结构则更是期望的基础性突破。

7.2 中国脑科学发展展望

在2014年两院院士大会上，习近平总书记指出，要重视人工智能机器人开发，抢占技术和市场制高点。在2016年全国科技创新大会及两院院士大会上，习近平总书记指出，脑连接图谱研究是认知脑功能并进而探索意识本质的科学前沿，这方面探索不仅有重要科学意义，而且对脑疾病防治、智能技术发展也具有引导作用。目前，“脑科学与类脑研究”在“十三五”规划纲要中被确定为体现国家战略意图的重大科技创新项目和工程之一。在此背景下，必须高度关注脑科学这一重大战略前沿发展，确保我国在激烈的竞争中抢占先机。

（1）充分重视脑科学发展的必要性和紧迫性

在中国特色社会主义进入新时代的大背景下，我国科技、经济、国防、社会发展进入了新阶段，这对脑科学发展提出了巨大的需求。特别是当前我国人口和经济发展转型期，保障未来一段时期我国社会人力资源相对稳定，应对青少年神经发育性疾病、中青年情绪精神类疾病、老年痴呆症等各类精神认知和智力损害挑战，必须加快推进应对神经重大疾病的预防、临床诊断和干预治疗的技术方法开发。发展脑科学也是促进神经计算、仿真记忆存储、智能机器人等新技术、新经济的快速发展，使其成为新的战略性经济增长点，抢占未来20～30年社会发展先机的关键。

（2）成立专项工作组织机构

脑科学领域已成为世界各国科技竞争的“兵家必争之地”，建议由国家相关部门牵头，组建成立“国家脑科学与类脑智能专项工作组”，并赋予其科技方案制定和科学决策咨询职责，统筹协调各方建议和研究力量，抓紧提出我国发展脑科学的系统性综合方案。可在“国家脑科学与类脑智能专项工作组”下，设立若干业务小组，吸收各方的代表，细化、精准论证当前我国脑科学领域迫切需要发展的战略重点和行动路线。

（3）充分调动和利用社会资源

社会和企业研发机构的参与是脑科学研究取得突破性成果的关键。鼓励北京、上海等科技创新资源丰富的地方充分利用社会科技创新资源，加快人才、成果的集聚和流动，释放体制活力，提升脑科学领域的综合竞争力。建设脑科学基础设施和国家公共开源平台，推动我国一批原始创新成果落地，解决智能产业发展中的关键技术和共性技术，带动产业链上下游企业快速提升技术创新能力和产品供给能力。

（4）推动脑科学国家实验室建设

面对西方国家在脑研究方面的强势竞争，应从创新型国家建设的长远目标出发，推动建设“脑科学国家实验室”，借助国家创新体系下的科研基地，统筹安排脑科学研究，聚焦基础研究的重点突破方向，强调脑科学成果面向重大需求的转化应用，打造脑科学与类脑智能的学科创新基地，高层次、复合型、创新性人才培养基地和国际交流与合作基地，为推动脑科学进一步发展和提升我国脑科学领域的综合竞争力提供强有力的支撑。

（5）加快实施中国特色脑计划

根据我国国情，推动实施有中国特色的脑计划。一是以脑认知原理基础研究为主体，利用国内外先进技术着重研究脑内部结构和功能图谱；二是以脑重大疾病研究和类脑人工智能研究为两翼，尤其在脑重大疾病研究上体现中国疾病多样性，以中国发病率高、致残致死率高的病种为切入点，解决疾病对患者的困扰；三是针对国家重大需求，开展脑疾病机理研究与早期诊断和干预手段研发等有应用前景的前沿工作，充分发挥学科交叉优势和非人灵长类动物模型的优势，力争在脑科学前沿领域取得国际领先的地位；四是加快类脑计算和人工智能发展，加强国内各高校和科研院所多学科合作，紧跟发达国家步伐。

（6）形成国际科技合作的新策略

学科交叉和跨界协作是脑科学研究与发展的显著特点。为进一步提高我国脑科学的研发高度和深度并尽早达到国际先进水平，必须根据我国的具体需要和必要性，有针对性地形成我国脑科学国际合作的基本策略，力争在脑科学的若干领域，由我国牵头发起国际性重大科技计划。

（7）将脑科学列入军事领域长远布局

进一步提高脑科学在航空、航天等军事领域的战略层次，加大对军事领域脑科学研究的支持力度，设立重大项目专项和专题经费，组织相关科研院所、军工企业、高校等开展专项研究，聚焦重点领域，围绕“仿脑”“脑控”“控脑”等专项应用，研制脑机智能结合装备，积极发展智能武器装备，并向人机协同与自主化方向加速迈进。

（8）开展法律和道德规范研究

当前，我国在脑科学研究伦理、立法等方面研究方面整体处于起步阶段，相关法规制度基本处于空白。鉴于脑科学这一颠覆性技术对安全、社会、道德、法律等有着深远影响，应着手开展法律、规范与政策研究，分析脑科学在具体领域内存在的潜在威胁与风险，建立规范脑科学研究及其行业应用行为的法律框架，在促进脑科学发展的同时全面保障国家和社会安全。

参考文献

[1] 贝尔，柯勒斯，帕罗蒂斯．神经科学——探索脑［M］．2 版．王建军，译．北京：高等教育出版社，2004.

[2] 王静，张思玮．神经环路：脑认知领域可能的突破方向［N］．科学时报，2009 - 6 - 4（A2）．

[3] 孙久荣．脑科学导论［M］．北京：北京大学出版社，2001.

[4] 国家自然科学基金委员会，中国科学院．脑与认知科学［M］．北京：科学出版社，2012.

[5] 朱大奇，史慧．人工神经网络原理及应用［M］．北京：科学出版社，2005.

[6] 许建强，栾文忠．人类最早的神经外科手术——环钻术［J］．中华现代临床医学，2012（7）．

[7] 萧静宁．脑科学概要［M］．武汉：武汉大学出版社，1986.

[8] 贝内特，哈克．神经科学的哲学基础［M］．张立，等，译．浙江：浙江大学出版社，2008.

[9] 刘融．脑科学研究的哲学问题初探［D］．华中科技大学，2016.

[10] 巴甫洛夫．条件反射演讲集：动物高级神经活动（行为）的二十五年客观研究［M］．中国科学院心理研究室，译．北京：人民卫生出版社，1954.

[11] 达尔文. 物种起源［M］．北京：商务印书馆，1995.

[12] 唐孝威，等．脑科学导论［M］．浙江：浙江大学出版社，2006.

[13] 李继硕，等．脑科学丛书——初级传入中枢联系的形态学基础［M］．上海：上海科技教育出版社，1997.

[14] 李雨民，陈洪．诺贝尔奖和诺贝尔奖学：生命科学诺贝尔奖五十年评介与思考［M］．上海：上海科学技术出版社，2008.

[15] 克里克．狂热的追求［M］．吕向东，唐孝威，译．合肥：中国科学技术大学出版社，1994.

[16] 维纳．控制论［M］．2 版．郝季仁，译．上海：科学出版社，1963.

[17] 顾凡及．从蓝脑计划到人脑计划：欧盟脑研究计划评介［J］．科学，2013，65（4）：16 - 20.

[18] 高诺，鲁守银，张运楚，等．脑机接口技术的研究现状及发展趋势［J］．机器人技术与应用，2008（7）：16 - 19.

[19] 石海明．BCI：改变未来战争面貌的脑-机接口技术［J］．军事科技，2009（8）：58 - 59.

[20] 张剑慧．基于 P300 的在线脑机接口系统［D］．浙江大学，2010.

[21] 白雪．脑电波实时控制电动轮椅［J］．机器人技术与应用，2010（4）：10 - 12.

[22] 何庆华，彭成琳，吴宝明．脑机接口技术研究方法［J］．重庆大学学报，2002（12）：106 - 109.

[23] 尧俊瑜，邬长杰．脑机接口技术研究综述［J］．现代计算机，2017（9）：80 - 84.

[24] 槐瑞托，杨俊卿，李东．脑机接口中脑电信号提取方法和技术的研究进展［J］．生命科学，2010（4）：396 - 400.

[25] 高上凯．无创高通信速率的实时脑-机接口系统［J］．中国基础科学，2007（3）：25 - 26.

[26] 赵丽，马彦臻，李卫东，等．脑机接口及其应用研究［J］．电子测量计术，2011（7）：8 - 12.

[27] 李勃．脑机接口技术研究综述［J］．数字通信，2013（8）：5 - 9.

[28] 刘辉，杜玉晓，彭杰，李伟研．脑-机接口技术发展［J］．电子科技，2011，24（5）：116 - 119.

[29] 刘铁军等．基于脑电的脑-机接口：关键技术和应用前景［J］．电子科技大学学报，2009（9）：550－554.
[30] 黄铁军，施路平，唐华锦，等．多媒体技术研究：2015——类脑计算的研究进展与发展趋势［J］．中国图像图形学报，2016，21（11）：1411－1424.
[31] 陶建华，陈云霁．类脑计算芯片与类脑智能机器人发展现状与思考［J］．中国科学院院刊，2016，31（7）：803－811.
[32] 蒲慕明，徐波，谭铁牛．脑科学与类脑研究概述［J］．中国科学院院刊，2016（7）：725－739.
[33] 王雨辰，胡华．类脑计算新发展——“TrueNorth”神经元芯片［J］．计算机科学，2016（6）：17－21.
[34] 曾毅，刘成林，谭铁牛．类脑智能研究的回顾与展望［J］．计算机学报，2016（1）：212－222.
[35] 韩雪，阮梅花，王慧媛，等．神经科学和类脑人工智能发展：机遇与挑战［J］．生命科学，2016（11）：1295－1307.
[36] 张超超，尚杰，郝健，等．忆阻器在神经突触仿生中的应用研究进展［J］．材料导报，2015（8）：76－80.
[37] 陈骞．人工大脑 抢占脑科学制高点［J］．上海信息化，2013（12）：82－84.
[38] 王斐，杨广达，张丹，等．脑机接口在机器人控制中的应用研究现状［J］．机器人技术与应用，2012（6）：12－15.
[39] 薛匡正．脑控机器人系统运动控制算法研究［D］．大连理工大学，2010.
[40] 杨鑫．脑机接口技术在航天领域的潜在应用［J］．载人航天，2012（5）：87－92.
[41] 郭继卫．战争生物观与制生权预见［M］．北京：解放军出版社，2009.
[42] 杨雄里．对中国脑科学研究的思考［J］．科技导报，2013，31（35）：3.
[43] 罗焕敏．人类脑计划：神经科学领域划时代的里程碑［J］．暨南大学学报（医学版），2002（12）：31－34.
[44] 杜久林，杨雄里．日本“脑科学时代”计划纲要简介［J］．生命科学，1997（12）：292－295.
[45] 张婷，王晓民．美国脑活动图谱计划解析［J］．首都医科大学学报，2013（6）：472－474.
[46] 脑科学研究回顾与展望［J］．中国基础科学·973计划十周年专题研讨会，2008（5）：44－47.
[47] BAARS B J，GAGE N M. Cognition，Brain and Consciousness：Introduction to Cognitive Neuroscience（Second Edition）［M］. Amsterdam：Academic Press，2010.
[48] FURSHPAN E J，POTTER D D（1957）．“Mechanism of nerve－impulse transmission at a crayfish synapse” Paid subscription required［J］．Nature，180（4581）：342－343.
[49] WIENER N，SCHADE J P. Progress in biocybernetics［M］．NewYork：Elsevier Pub. Co.，1964.
[50] MCCULLOCH W，PITTS W. A logical calculus of the ideas immanent in nervous activity［J］．Bulletin of Mathematical Biophysics，1943，5：115－133.
[51] ROSENBLATT F. Principles of neurodynamics ：perceptrons and the theory of brain mechanisms［M］．Baltimore：Spartan Books，1962.
[52] SCHWARTZ E L. Computational neuroscience［M］．MA：The MIT Press，1990.
[53] LEBEDEV M A，NICOLELIS M A. Brain－machine interfaces：past，present and future［J］．Trends Neuroscience，2006，29（9）：536－546.
[54] MOURINO J，MILLAN J，DER R，et al. Spatial filtering in the training process of a brain computer interface，2001（25），ADA412411.

[55] Word Technology Evaluation Center, Inc. Interational assessment of research and development in brain - computer interfaces. 2007.

[56] DONATI ARC, SHOKUR S, MORYA E, et al. Long - Term Training with a Brain - Machine Interface - Based Gait Protocol Induces Partial Neurological Recovery in Paraplegic Patients. Scientific Reports, 2016, 6: 30383.

[57] JIANJUN MENG, SHUYING ZHANG, ANGELIKI BEKYO, et al. Noninvasive Electroencephalogram Based Control of a Robotic Arm for Reach and Grasp Tasks. Scientific Reports, 2016, 6, Article number: 38565.

[58] VELLISTE M, PEREL S, SPALDING M C, et al. Cortical control of a prosthetic arm for self - feeding. Nature, 2008, 453 (7198): 1098 - 1101.

[59] HOCHBERG L R, SERRUYA M D, FRIEHS G M, et al. Neuronal ensemble control of prosthetic devices by a human with tetraplegia. Nature, 2006, 442 (7099): 164 - 171.

[60] BIRBAUMER N. Breaking the silence: brain - computer interfaces (BCI) for communication and motor control. Psychophysiology, 2006, 43 (6): 517 - 532.

[61] WODLINGER B, DOWNEY J E, Tyler - Kabara E C, et al. Ten - dimensional anthropomorphic arm control in a human brain - machine interface: difficulties, solutions, and limitations. Journal of neural engineering, 2015, 12 (1): 016011.

[62] JAROSIEWICZ B, SARMA A A, BACHER D, et al. Virtual typing by people with tetraplegia using a self - calibrating intracortical brain - computer interface. Science Translational Medicine. 11 Nov 2015: Vol. 7, Issue 313, pp. 313ra179.

[63] JAROSIEWICZ B, CHASE S M, FRASER G W, et al. Functional network reorganization during learning in a brain - computer interface paradigm. Proceedings of the National Academy of Sciences, 2008, 105 (49): 19486 - 19491.

[64] PANDARINATH C, NUYUJUKIAN P, BLABE CH, et al. High performance communication by people with paralysis using an intracortical brain - computer interface. eLife, 2017, 6: e18554.

[65] HAN - JEONG HWANG, SOYOUN KIM, SOOBEOM CHOI, et al. EEG - Based Brain - Computer Interfaces A Thorough Literature Survey. International Journal of Human - Computer Interaction. 23 Sep 2013.

[66] ALI BASHASHATI, MEHRDAD FATORUECHI, RABAB K WARD, et al. A survey of signal processing algorithms in brain - computer interfaces based on electrical brain signals. Journal of Neural Engineering 4 (2007) R32 - R57, 27 March 2007.

[67] HUBERT CECOTTI. A Self - Paced and Calibration - Less SSVEP - Based Brain - Computer Interface Speller. IEEE Transactions on Neural Systems and Rehabilitation Engineering. VOL. 18, NO. 2, April 2010.

[68] DENNIS J MCFARLANDL, DEAN J KRUSIENSKI, WILLIAM A SARNACKI, et al. Emulation of computer mouse control with a noninvasive brain - computer interface. Journal of Neural Engineering 5 (2008) 101 - 110. 5 March 2008.

[69] SHINSUKE INOUE, YOKO AKIYAMA, YOSHINOBU IZUMI, et al. The Dvelelopment of BCI Using Alpha Waves for Controlling the Robot Arm. IEICE Transactions on Communications, Vol. E91 - B No. 7 pp. 2125 - 2132. 1 July 2008.

[70] HOCHBERG L R, et al. Reach and grasp by people with tetraplegia using a neurallycontrolled robotic arm. Nature, 2012, 485 (7398): 372 - 375.

[71] SERRUYA M D, et al. Brain - machine interface: Instant neural control of a movement signal. Nature, 2002, 416 (6877): 141 - 142.

[72] ZHANG D, et al. Toward a minimally invasive brain - computer interface using asingle subdural channel: a visual speller study. Neuroimage, 2013, 71: 30 - 41.

[73] WOLPAW J R, et al. Brain - computer interfaces for communication and control. Clinical neurophysiology, 2002, 113 (6): 767 - 791.

[74] CHEN X, et al. High - speed spelling with anoninvasive brain - computer interface. Proceedings of the National Academy of Sciences, 2015, 112 (44): E6058 - E6067.

[75] G BUZSAKI, C A ANASTASSIOU, C KOCH. The origin of extracellular fields and currents -- EEG, ECoG, LFP and spikes. Nature reviews. Neuroscience, 2012, 13: 407 - 420.

[76] MOHAMAD H H, VAMSY C, SAM M. NeuroMEMS: Neural Probe Microtechnologies [J]. Sensors, 2008, 8 (10): 6704 - 6726.

[77] KENNEDY P R, BAKAY R A. Restoration of neural output from a paralyzed patient by a direct brain connection. Neuroreport, 1998, 9: 1707 - 1711.

[78] KENNEDY P R, BAKAY R A, MOORE M M, et al Direct control of a computer from the human central nervous system. IEEE transactions on rehabilitation engineering : a publication of the IEEE Engineering in Medicine and Biology Society, 2000, 8: 198 - 202.

[79] HOCHBERG L R, SERRUYA M D, FRIEHS G M, et al. Neuronal ensemble control of prosthetic devices by a human with tetraplegia. Nature, 2006, 442: 164 - 171.

[80] SIMERAL J D, KIM S P, BLACK M J, et al. Neural control of cursor trajectory and click by a human with tetraplegia 1000 days after implant of an intracortical microelectrode array. Journal of neural engineering, 2011, 8: 025027.

[81] WODLINGER B, DOWNEY J E, TYLER - KABARA E C, et al. Ten - dimensional anthropomorphic arm control in a human brain - machine interface: difficulties, solutions, and limitations. Journal of neural engineering, 2015, 12: 016011.

[82] HILIT SERBY, ELAD YOM - TOV, et al. An Improved P300 - based Brain Computer Interface. IEEE Transactions on Neural System Engineering, 2005, 13 (1): 89 - 98.

[83] BIRBAUMER N, FLOR H, et al. A spelling device for the paralysed. Nature, 1999, 398: 297 - 298.

[84] HINTERBERGER T, HILL J, BIRBAUMER N. An auditory Brain - Computer communication device. IEEE International workshop on Biomedical circuits & Systems, Dec 1 - 3, 2004: 15 - 18.

[85] MIDDENDORF M, MDMILLAN G, et al. Brain - Computer interface based on steady - state visual evoked responace. IEEE Transactions on Rehabilitation Engineering, 2000, 8 (2): 211 - 213.

[86] CHENG MING, GAO XIAO RONG, et al . Design and implementation of a brain computer interface with high transfer rates. IEEE Transactions on Biomedical Engineering, 2002, 49 (10): 1181 - 1186.

[87] FARWELL LA, DONCHIN E. Talking off the top of your head: A mental prosthesis utilizing event - related brain potentials. Electroenceph. Clin. Neurophysiol, 1988, 70 (6): 510 - 523.

[88] MIKHAIL A. LEBEDEV, MIGUEL. A. L. NICOLELIS. Brain - machine interfaces: past, present and future, Trends Neurosci, 2006, 29 (9): 536 - 546.

[89] Word Technology Evaluation Center, Inc. Interational Assessment of Research and Development in brain - computer interfaces, 2007.

[90] HWANG H J, LIM J H, et al. Development of an SSVEP - based BCI Spelling system adopting a QWERTY - style LED keyboard [J] . Journal of Neuroscience Methods, 2012, 208: 59 - 65.

[91] L WELBERG. Brain - machine interfaces: Restoring movement in a paralysed hand [J] . Nature Reviews Neuroscience, 2012, 13 (6): 360 - 361.

[92] PRESACCO A, AGASHE H, PAEK A. Restoration of whole body movement: Toward a noninvasive brain - machine interface system [J] . IEEE Pulse, 2012, 3 (1): 34 - 37.

[93] POURATIAN N. Editorial note on: On the feasibility of using motor imagery eeg - based brain - computer interface in chronic tetraplegics for assistive robotic arm control: a clinical test and long - term post trial follow - up [J] . Spinal Cord, 2012, 1 - 10.

[94] M GROSSE - WENTRUP, D DEVLAMINCK, B WYNS, et al. High gamma - power predicts performance in sensorimotor - rhythm brain - computer interfaces [J] . Journal of Neural Engineering, 2012, 55: 1991 - 2000.

[95] FARWELLLA, DONCHINE. Talking off the top of yourhead : Amental prosthesis utilizing event - related brain potentials [J] . Electroenceph Clin Neurophysiol, 1988, 70 (6): 510 - 523.

[96] DONCHIN E, SPENCER K M, WIJESINGHE R. The mental prosthesis: Assessing the speed of a P300 - based brain - computer interface [J] . IEEE Trans Rehab Eng, 2000, 8 (2): 174 - 179.

[97] DEWAN E M. Occipital alpha rhythm eye position and lens accommodation [J] . Nature, 1967, 214: 975 - 977.

[98] WOLPAW J R, MCFARLAND D J, NEAT G W, et al. An EEG - based brain - computer interface for cursor control [J] . Electroenceph Clin Neurophysiol, 1991, 78 (3): 252 - 259.

[99] WOLPAW J R, MCFARLAND D J. Multichannel EEG - based brain - computer communication [J] . Electroenceph Clin Neurophysiol, 1994, 90 (6): 444 - 449.

[100] BIRBAUMER N, KüBLER A, GHANAYIM N, et al. The Thought Translation Device (TTD) for completely paralyzed patients [J] . IEEE Trans Rehab Eng, 2000, 8 (2): 190 - 193.

[101] BIRAN R, MARTIN D C. 2007. The brain tissue response to implanted silicon microelectrode arrays is increased when the device is tethered to the skull. J. Biomedical Materials Research Part A 82A (1): 169 - 178.

[102] FELTON E A, WILSON J A. Electrocorticographically controlled brain - computer interfacesusing motor and sensory imagery in patients with temporary subdural electrode implants. Report of four cases. J. Neurosurg, 2007, 106 (3): 495 - 500.

[103] MARKRAM H, MULLER E, RAMASWAMY S, REIMANN M W, ABDELLAH M, SANCHEZ C A, Muñoz - Céspedes A. Reconstruction and Simulation of Neocortical Microcircuitry. Cell, 2015, 163 (2): 456 - 492.

[104] Alzheimer's Disease International. World Alzheimer Report 2015, The Global Impact of Dementia - An analysis of prevalence, incidence, cost and trends [EB/OL] . [2016 - 12 - 10] . http: // www. alz. co. uk/research/world - report - 2015.

[105] STEVE MURRAY, MATTHEW A YANAGI. Transitioning Brain Research - From the Laboratory to the Field, 2011, ADA541342.

[106] MCFARLAND D J, WOLPAW J R. Sensorimotor rhythm - based brain - computer interface (BCI): feature selection by regression improves performance. IEEE Trans. Neural Syst. Rehab. Eng., 2005, 13: 372 - 379.

[107] LEUTHARDT E C, SCHALK G. A brain - computer interface using electrocorticographic signals in humans. J. Neural Eng., 2004, 1: 63 - 71.

[108] BOOSTANI R, MORADI M H. A new approach in the BCI research based on fractal dimension as feature and Adaboost as classifier. J. Neural Eng., 2004, 1: 212 - 217.

[109] WOLPAW J R, MCFARLAND D J. Control of a two - dimensional movement signal by a noninvasive brain computer interface in humans. Proceedings of the National Academy of Sciences, 2004, 101: 17849 - 17854.

[110] POO M - M, et al. China Brain Project: Basic Neuroscience, Brain Diseases, and Brain - Inspired Computing. Neuron, 2016, 92: 591 - 596.

[111] JEONG S - J, et al. Korea Brain Initiative: Integration and Control of Brain Functions. Neuron, 2016, 92: 607 - 611.

[112] JABALPURWALA I. Brain Canada: One Brain One Community. Neuron, 2016, 92: 601 - 606.

[113] RICHARDS LINDA R, et al. 2016. Australian Brain Alliance. Neuron 92: 597 - 600.

[114] MARTIN CHRISTOPHER L, CHUN M. The BRAIN Initiative: Building, Strengthening and Sustaining. Neuron, 2016, 92: 570 - 573.

[115] AMUNTS K, et al. The Human Brain Project: Creating a European Research Infrastructure to Decode the Human Brain. Neuron, 2016, 92: 574 - 581.

[116] OKANO H, et al. Brain/MINDS: A Japanese National Brain Project for Marmoset Neuroscience. Neuron, 2016, 92: 582 - 590.

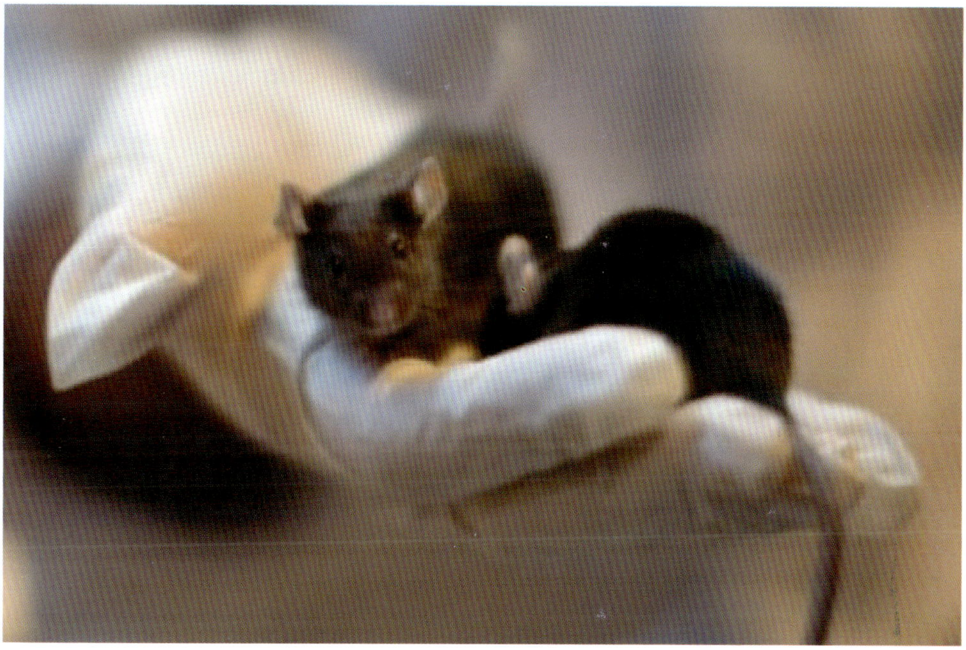

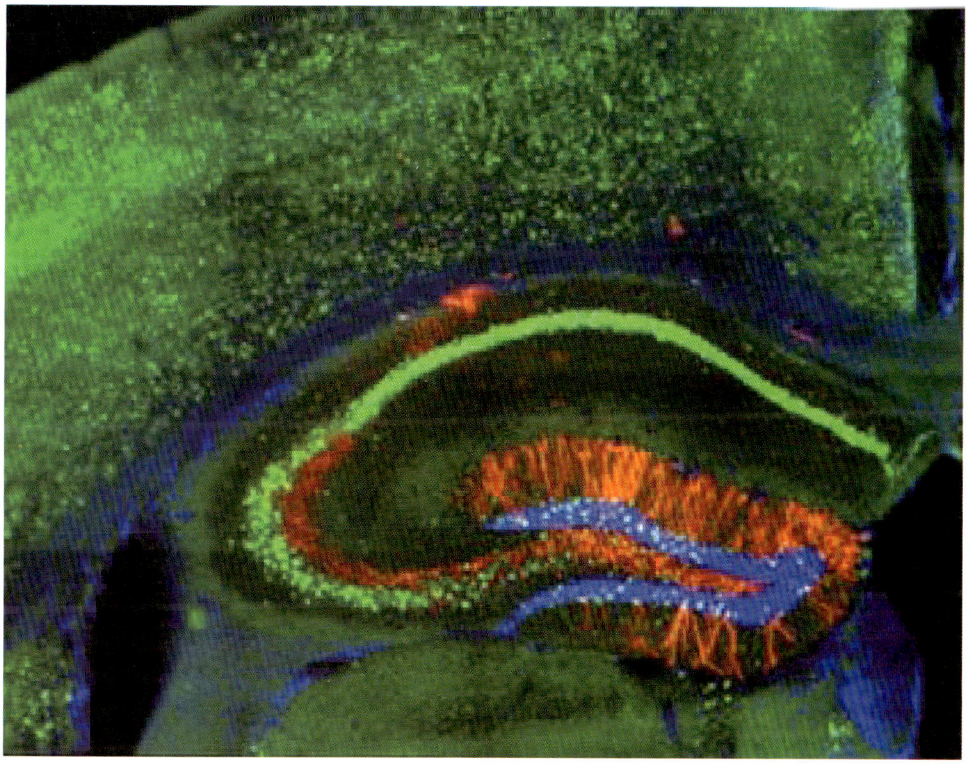

图 2 - 113　被“制造”了一段记忆后的老鼠大脑海马体。红色细胞记录着一个特定环境下遭受特别危险的记忆，可以随时被激活

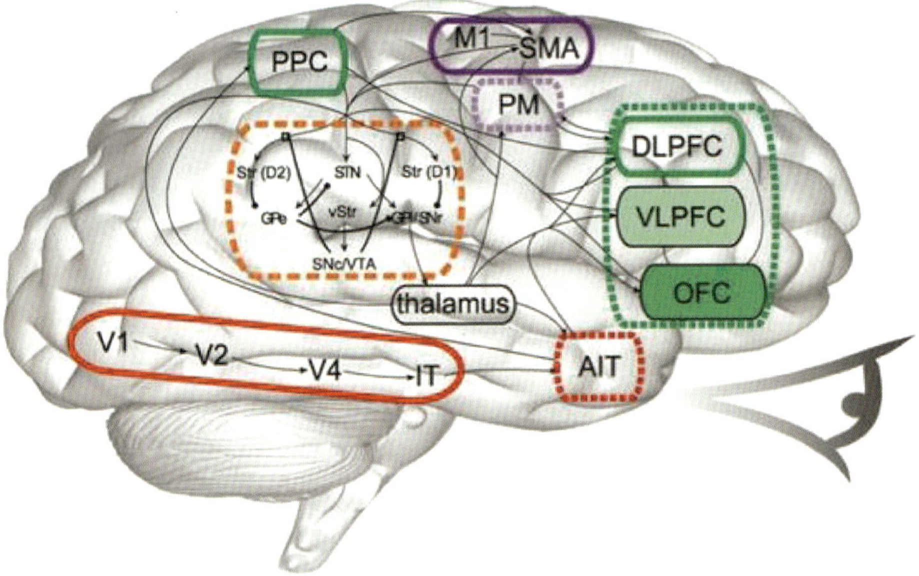

(a)

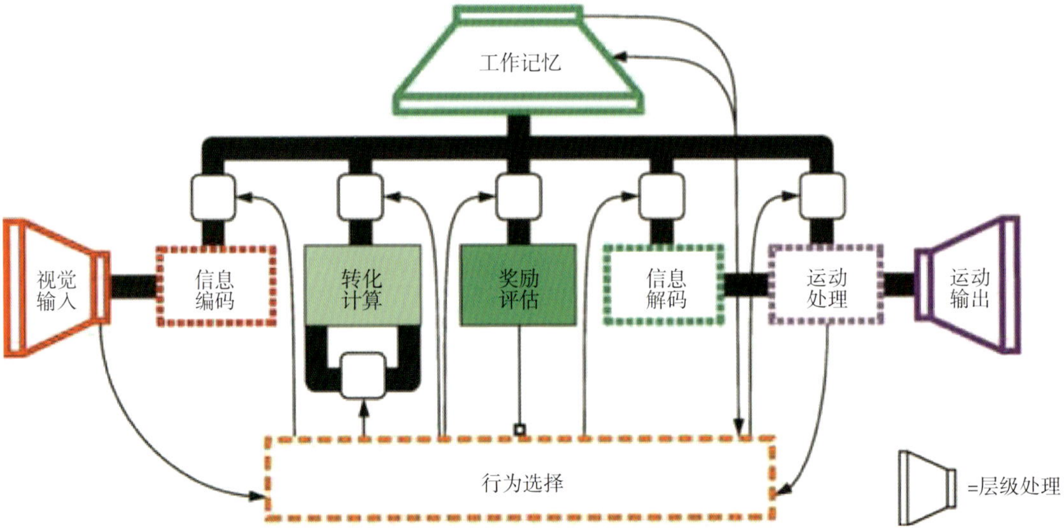

(b)

图 3－23　SPAUN 的解剖结构和功能结构

（a）SPAUN 的解剖结构展示了此系统相关的大脑结构和脑部连接。圆圈内为 GABA 能连接。方点虚线内为调节多巴胺能连接。相应图形与颜色与（b）中功能相对应。PPC，后顶叶皮层；M1，主要运动皮层；SMA，辅助运动区；PM，运动前皮层；VLPFC，腹外侧前额叶皮层；OFC，眼窝前额叶皮层；AIT，前颞皮层；Str，纹状体；vStr，腹侧纹状体；STN，丘脑底核；GPe，侧核；GPi，内苍白球体；SNr，黑质下网状部分；SNc，黑质致密部；VTA，腹侧被盖区；V2，次级视皮层；V4，外纹状皮层；（b）SPAUN 功能结构。黑色粗线表示皮层内部各部分交流过程；细线表示行为选择机制和皮层之间的交流。圆角框内表示行为选择机制可以利用行为变化调整次级系统的信息输入